JN201741

平松類
医学博士・眼科専門医

医者の家族は知っている！

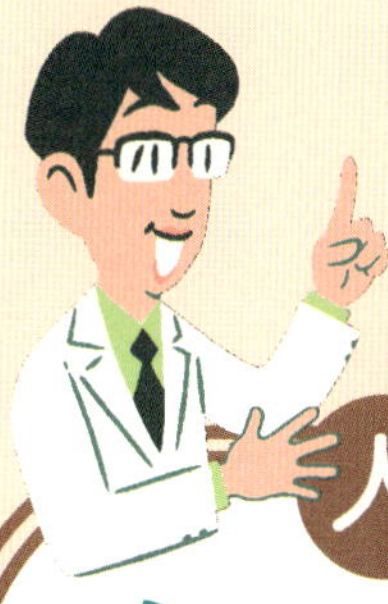

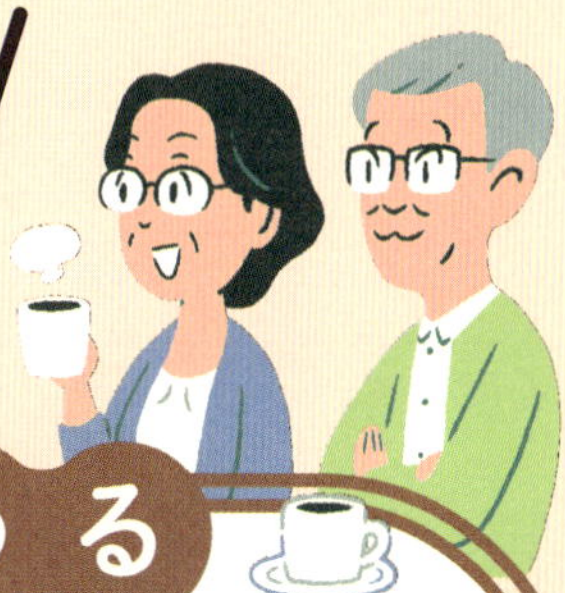

人生が変わる緑内障の超本質

ライフサイエンス出版

私が治療を受けるなら

私の両親は緑内障です。実は研究では「1親等以内に緑内障患者がいると、9倍緑内障になりやすい」ことがわかっています。そのため、私にとって緑内障は決して他人事ではありません。そこで、私が緑内障になったらどのような治療を受けるかを紹介したいと思います。

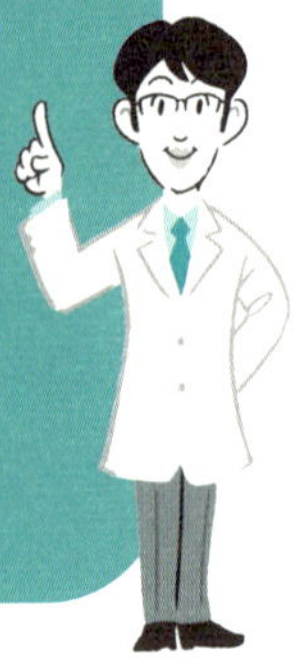

●病院やクリニックの通いやすさ

緑内障は自覚症状がなく、治療を中断してしまう患者さんが大勢いらっしゃいます。また仕事や家庭の事情で病院やクリニックへの通院が疎かになってしまうこともあります。したがって、私が緑内障の治療を受けるのであれば、なるべく治療を続けられるように自宅の近くの病院やクリニックを探します。

●緑内障を専門とする医者を探す

緑内障は治療がとても難しい病気のため、医者側にも高度な専門性が要求されます。そこで、病院やクリニックを探す際はホームページの医者の経歴を見て眼科専門医や日本緑内障学会の会員であるかをチェックしてみましょう。緑内障の専門性を判断する一つの目安になるはずです。

●病院やクリニックの設備が整っている

眼科の中にはOCTが導入されていない病院やクリニックがあります。そこで、病院やクリニックを選ぶ際はホームページなどでOCT検査が受けられるかどうかを確認してみましょう。もし、OCTがない場合は他の病院やクリニックと連携しているか尋ねてみるとよいでしょう。

●医者との相性

緑内障は生涯にわたって治療が続く病気です。そのため、困ったことがある時に相談できる医者を選ぶことも大変重要になります。また患者さんのほうでもコミュニケーションを積極的にとり、信頼関係を築いておくことも緑内障治療では大切になります。

●手術の症例数

緑内障手術は大変高度な技術が要求されます。そのため、眼科医だからといって緑内障手術が得意というわけではなく技術に大きな差があります。したがって、病院やクリニックのホームページを見て緑内障手術の症例数をチェックしてみましょう。症例数は緑内障手術の技術を測る目安となるのであればなお良いでしょう。

登場人物紹介

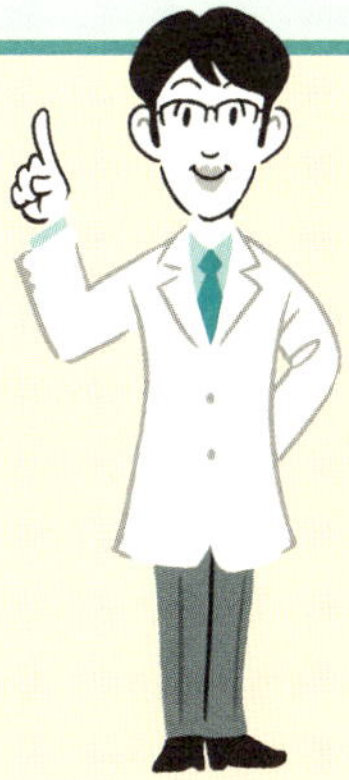

平松 類

40代男性。眼科医。本書ではツッコミ役を担当。緑内障治療を専門とし、1万人以上の患者さんの治療を行い、悩みに向き合ってきた。YouTubeチャンネルでは目の健康に関する情報をわかりやすく解説。本書では、冷静で的確な回答をする半面、ユーモラスな一面も覗かせる。

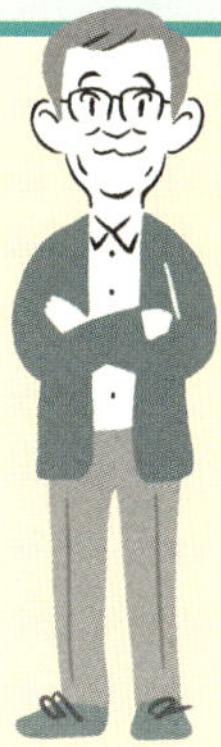

平松 陽一

70代男性。平松類の父。中期の緑内障と診断され治療中。健康オタクだが、緑内障治療には積極的でなく度々目薬を忘れることも。

お酒を飲むのとセール品を買うのが楽しみで、人の話を話半分に聞いて独自の解釈をしてしまう癖がある。

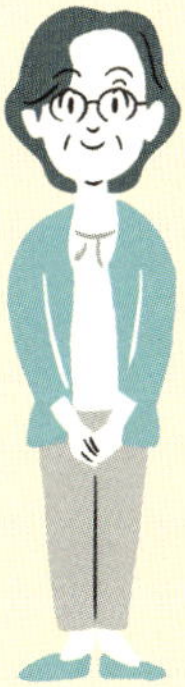

平松 厚子

70代女性。平松類の母。初期の緑内障と診断され治療中。自らも緑内障の情報を得ようと積極的に治療に向き合う。Netflixでドラマを見るのが楽しみで、目に良くないと知りつつも長時間見てしまうことも。誰とでも仲良くなるのが得意だが、誤って怪しげな集まりに顔を出してしまうところが玉に瑕。

完全図解!

緑内障の治療方針チャート

緑内障治療は人生100年時代を見据えて取り組む必要があります。視野欠損で生活に支障が出ないようにするためにも、MD値が-20未満で100歳を迎えられるように治療方針を組み立てることが目標となります。そこで本書では、参考として父のMDスロープと治療方針のモデルケースを掲載しました。あなたが今受けている治療と比べてみてください。

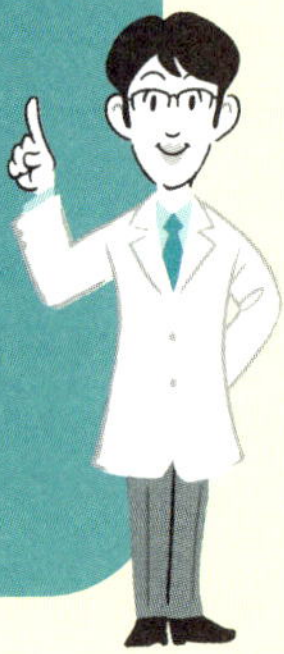

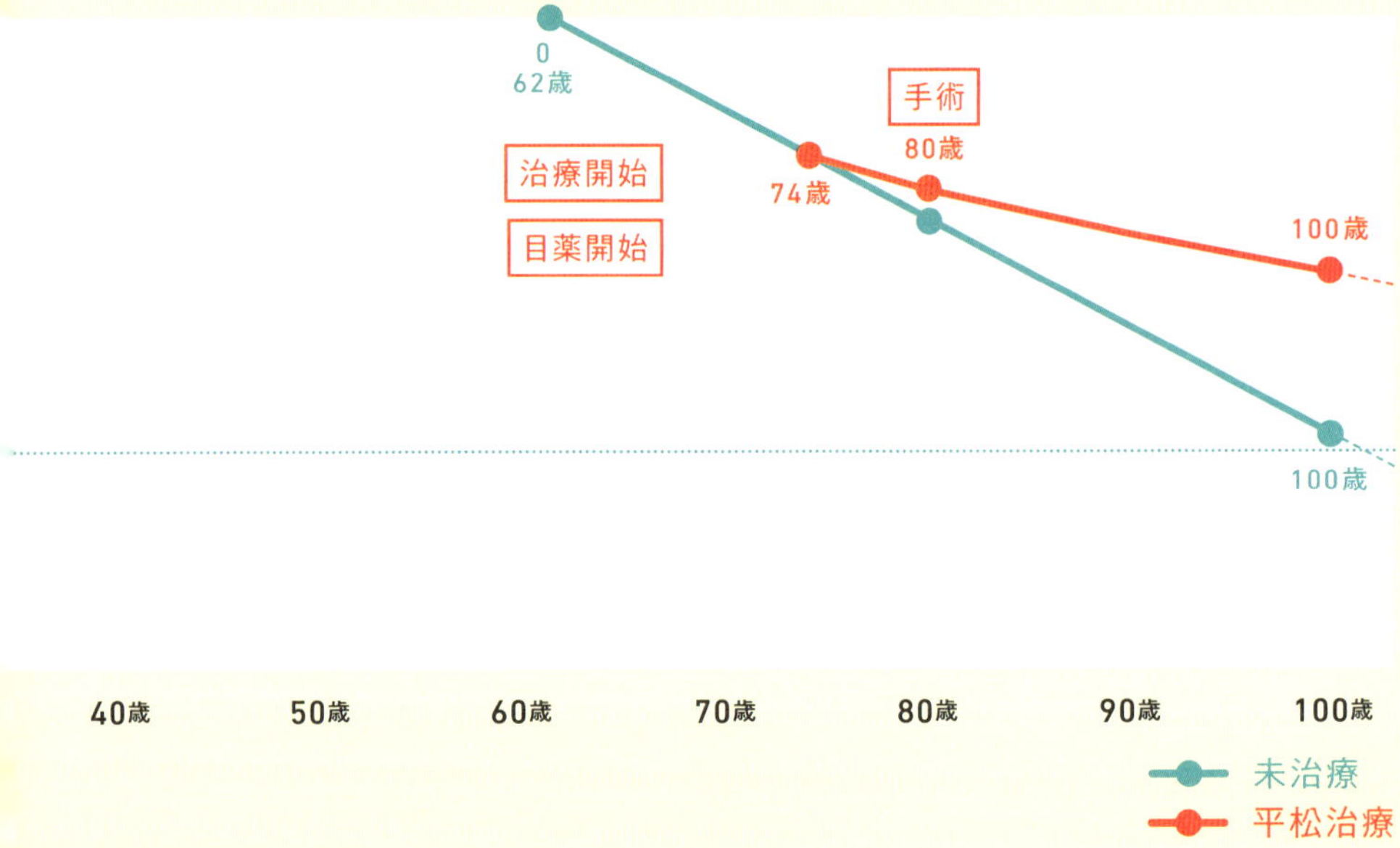

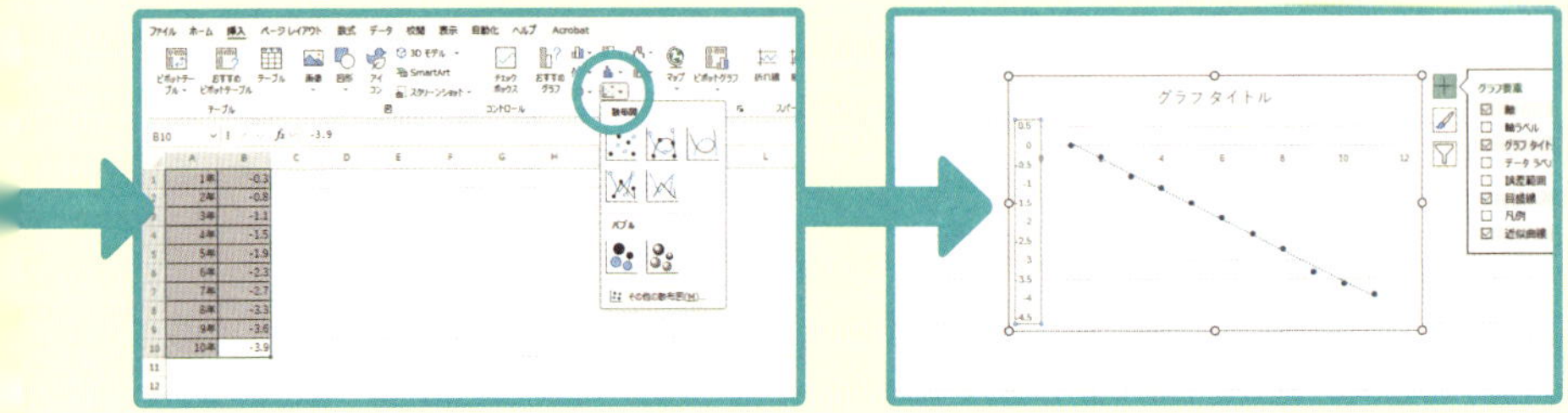

2 挿入タブの散布図をクリックし、グラフを選ぶとMDスロープが表示。スロープをクリックし、+タブをクリックしたら、「近似曲線」にチェックを入れる。横軸を下にする場合は、横軸をクリック後、右クリックで「軸の書式設定」→「ラベル」→「ラベルの位置」で変更できる。

私が主治医ならこうする！　治療方針のポイント

私の父が緑内障を発見した時にはすでに中期に差し掛かっている状態でした。まず目薬を3~4剤処方し、最大限眼圧を下げることを目標にします。MDスロープを見ると、生活に支障が出るMD値−20に至るのを何とか回避できそうですが、十分な体力があるうちにレーザー治療や手術を行い、しっかりと視野の悪化を止めることも検討すべきでしょう。

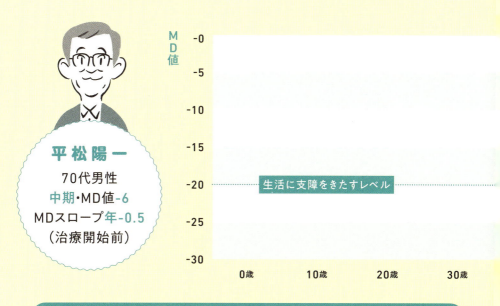

平松陽一
70代男性
中期・MD値-6
MDスロープ年-0.5
（治療開始前）

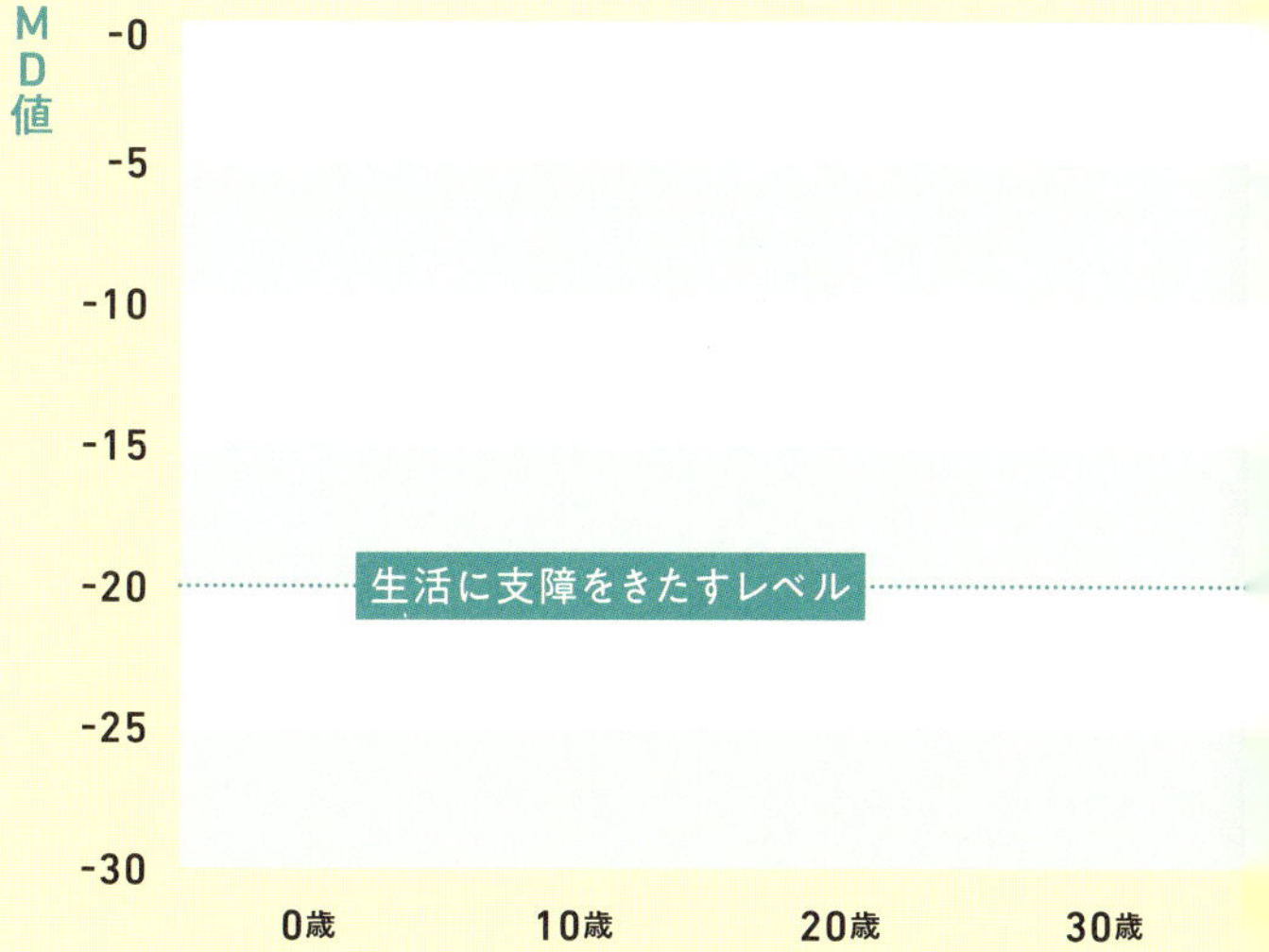

MDスロープをつくってみよう

MDスロープは緑内障の進行予想に役立ちます。病院やクリニックで視野検査の結果をもらったら、ExcelでMDスロープをつくってみましょう。つくり方は簡単。緑内障の視野の状態が一目でわかるので試してみてください。

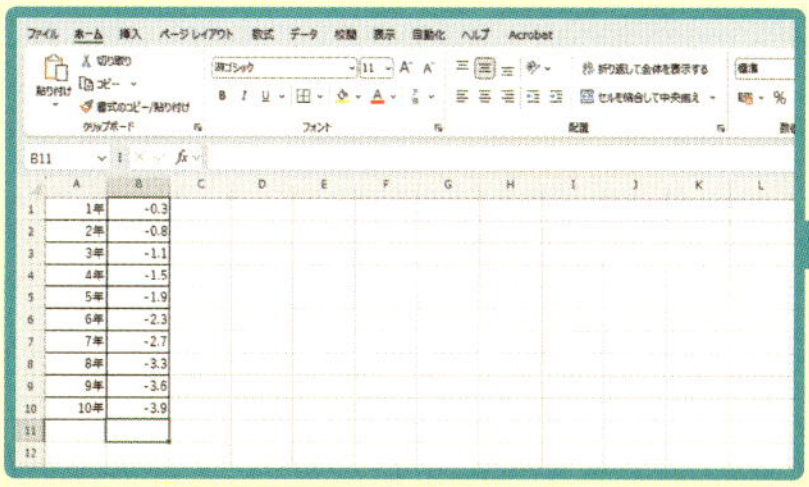

	A	B
1	1年	-0.3
2	2年	-0.8
3	3年	-1.1
4	4年	-1.5
5	5年	-1.9
6	6年	-2.3
7	7年	-2.7
8	8年	-3.3
9	9年	-3.6
10	10年	-3.9

1 Excelを開いたら2列に枠線を引き、期間とMD値を入力。その後表を選択する。

完全図解!

病院では教えてくれない OCT検査の見方

病院やクリニックでは定期的にOCT検査を受けることになります。OCT検査の画像を見ると、緑内障の方は視神経が薄い場所が赤などの色で表示されることから、ご自分の状態が心配になった方も多いのではないでしょうか?

しかし、OCT検査に関しては病院やクリニックではくわしく説明されることはほとんどありません。そこでOCT検査では何を見ているのか、はたまた何がわかるのかについて母の検査結果(左目)をもとに解説したいと思います。

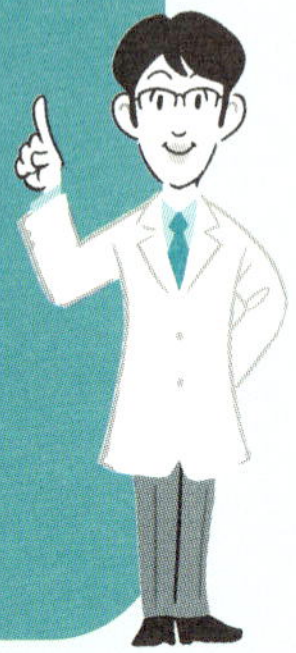

1 視神経の周囲の厚みを表した画像。一般的なOCTでは赤は視神経が薄い箇所、黄はボーダーライン、緑は異常なしを示す(機械によって色は異なる場合がある)。緑内障になると帯状に赤い場所が出てくる。

2 視神経乳頭を分割して評価した図。一般的なOCTでは赤は視神経の異常、黄はボーダーライン、緑は異常なしを示し、数値が低いほど視神経が薄いことを示す(機械によって色は異なる場合がある)。

OCT検査のポイント

- OCT検査の視神経の状態は視野検査の結果よりも早く進行する傾向がある。
- 視神経の異常がある場所の視野が欠けて初めて緑内障と診断される。OCT検査と視野検査はセットで見る。
- OCT検査に異常があっても視野検査に問題がない場合を前視野緑内障と言い、治療をするかどうかは医者によって判断が分かれる。

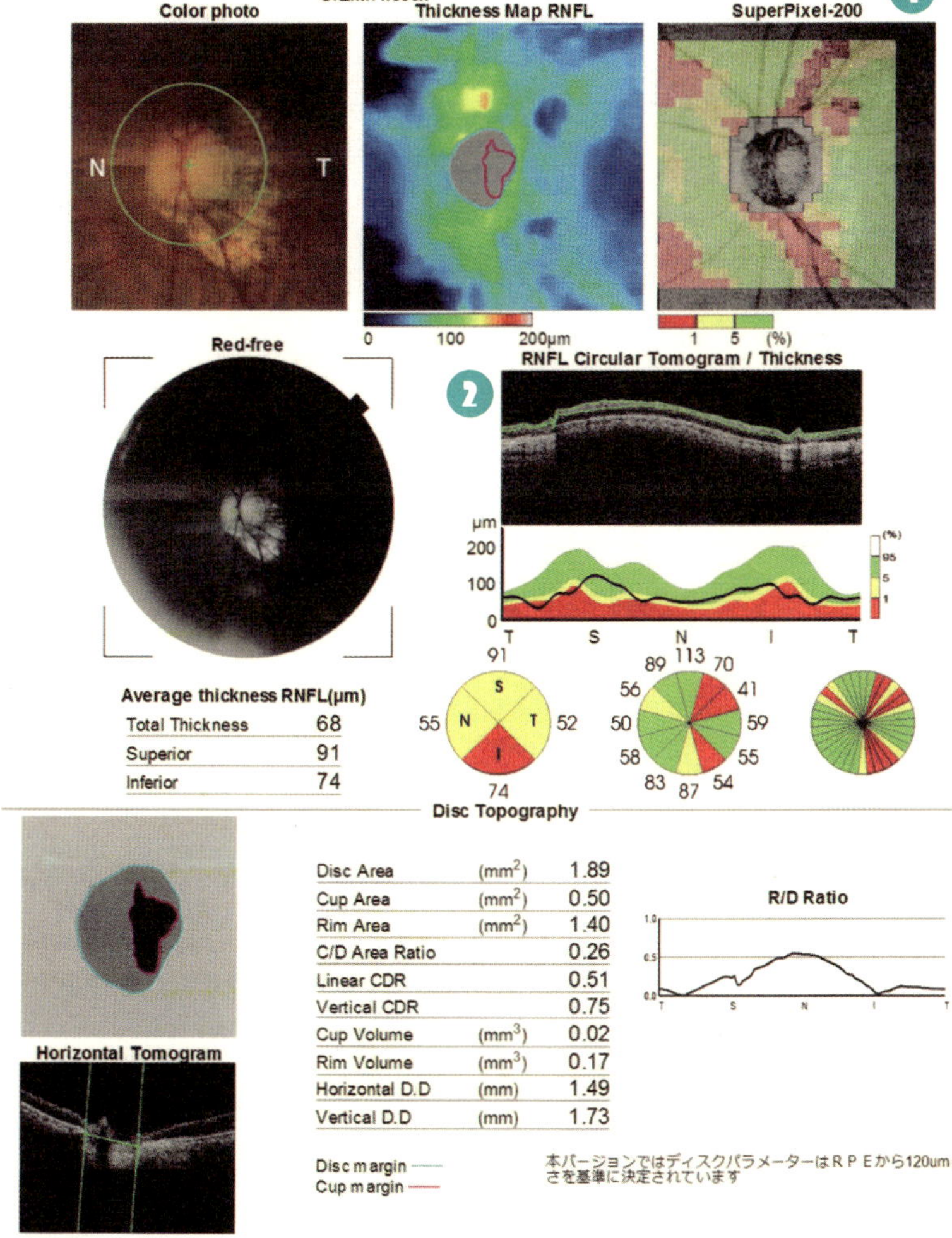

3D Disc Report w/ Topography Triton(Ver.10.18) TOPCON

ID :
Name:ひらまつ　あつこ

Ethnicity :
Gender : Female
DOB :

Technician :
Fixation : OS(L) Disc
Scan : 3D(6.0 x 6.0mm - 512 x 128)

OS(L) TopQ Image Quality: 49 mode: Fine(2.0.7)
O.E.M:1.000x

Average thickness RNFL(μm)

Total Thickness	68
Superior	91
Inferior	74

Disc Topography

Disc Area	(mm^2)	1.89
Cup Area	(mm^2)	0.50
Rim Area	(mm^2)	1.40
C/D Area Ratio		0.26
Linear CDR		0.51
Vertical CDR		0.75
Cup Volume	(mm^3)	0.02
Rim Volume	(mm^3)	0.17
Horizontal D.D	(mm)	1.49
Vertical D.D	(mm)	1.73

Disc margin
Cup margin

本バージョンではディスクパラメーターはＲＰＥから120umの高さを基準に決定されています

Comments : Signature : Date :

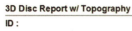

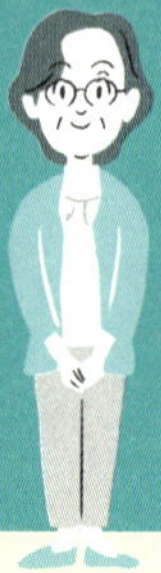

完全図解！
病院では教えてくれない 視野検査の見方

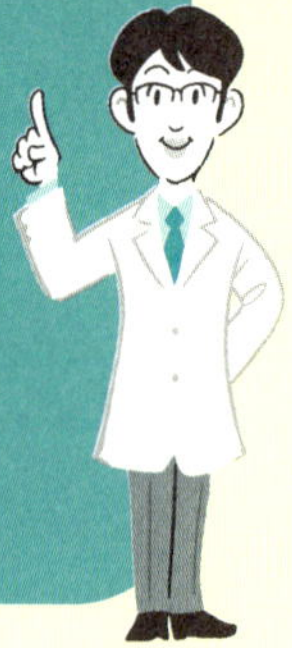

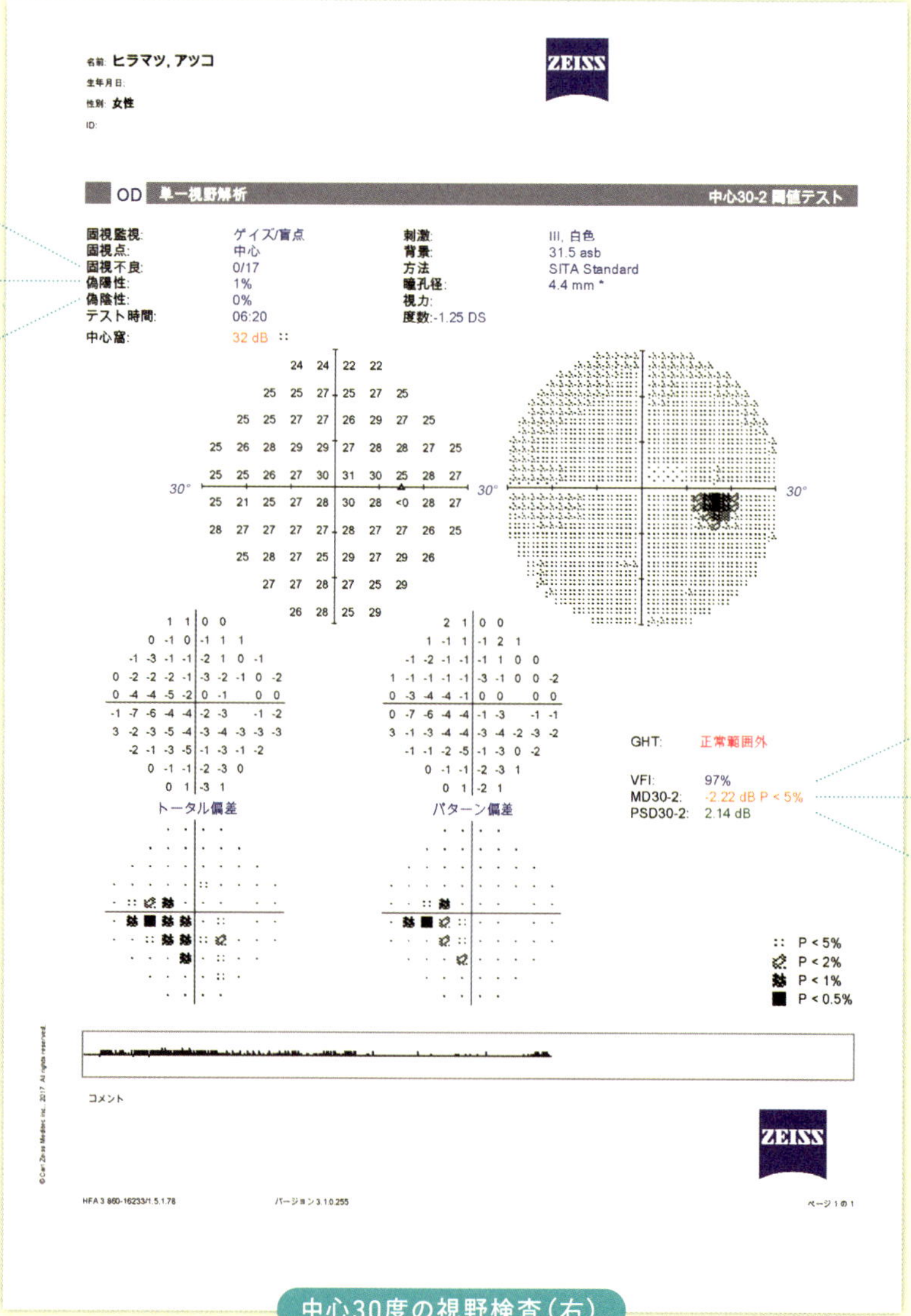

中心30度の視野検査（右）

緑内障になると、病院やクリニックで定期的に視野検査を受けることになります。視野検査の結果は患者さんにとって緑内障の状態を把握し、より積極的に治療に向き合う指針となりますが、くわしく解説してくれる医者が少ないのが現状です。そこで、本書では母の視野検査の結果をもとに病院やクリニックではほとんど教えられることがない視野検査のポイントと見方を解説したいと思います。

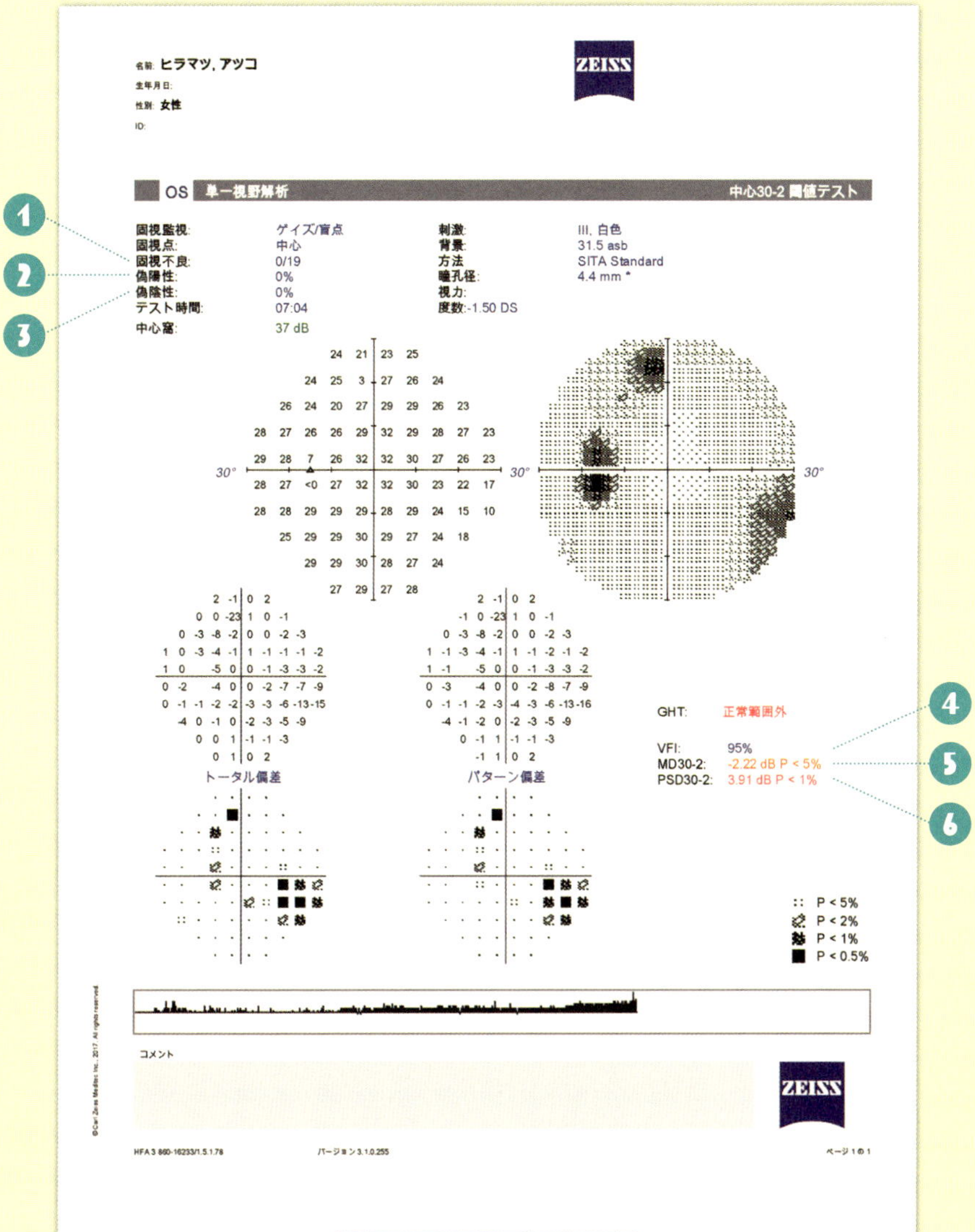

中心30度の視野検査（左）

視野検査の種類

中心30度（24度）の視野の範囲を見るのが一般的。最近では見え方に直結する中心10度の視野を調べることも多い。なお、1回の視野検査は5分前後かけて行われる。

❶固視不良

検査中にどれだけ目を動かしてしまったかを表す指標。
20%以下だと信頼できるデータとなる。

❷偽陽性

見えるはずのない光に反応した割合。15%以下だと信頼できるデータとなる。

❸偽陰性

見えるはずの光に反応しなかった割合。33%以下だと信頼できるデータとなる。

❹VFI

全体を100%として何%が見えているかを測る指標。
視野が欠けると数値が減っていく。

❺MD値

視野欠損の進行の指標としてもっとも重要な数値。正常の場合は0、初期は-6未満、中期は-6以上-12未満、後期は-12以上となり、-30で中心30度の視野がほぼ見えなくなる。個人差はあるが-20程度になると日常生活に支障が出ることが多いため、治療目標はこの数値未満で寿命を迎えるように設定することが多い。

❻PSD

視野のばらつきを測る指標。初期の緑内障の進行度の参考になる。

視野検査のポイント

- 指標が見えているか判断に困る時はボタンを押すタイミングを毎回統一すると信頼度の高いデータが得られ、治療効率が高まる。
- 視野検査の結果はばらつくため、一喜一憂しない。
- 視野検査の結果は緑内障以外の目の病気でも悪化することがある。
- 下側の視野が欠ける人は要注意。
  上側の視野が欠ける人よりも早めに日常生活に支障が出やすいため積極的に治療する必要がある。

緑内障レーザー治療一覧

<table>
<tr><th>対象</th><th>治療名</th><th>治療方法</th><th>治療時間（目安）</th><th>効果・効果持続</th><th>費用（1眼あたり）</th><th>副作用</th><th>備考</th></tr>
<tr><td rowspan="4">開放隅角</td><td>SLT</td><td rowspan="3">線維柱帯にレーザーを当てて房水が流れるようにする</td><td rowspan="3">5~10分程度</td><td>●効果は2~3年持続し、成功率は60~70%
●治療後すぐに効果が出ない場合がある</td><td rowspan="3">1万円程度
=1割負担
2万円程度
=2割負担
3万円程度
=3割負担
10万円程度
=保険なし</td><td>炎症、眼圧上昇など</td><td>●もっとも一般的なレーザー治療
●目薬を差す前・目薬の効果が薄い人・目薬を差しても進行するケースなどにも有効
●再治療が可能</td></tr>
<tr><td>ALT</td><td>●SLTに比べて劣る</td><td>眼圧上昇、隅角が癒着する恐れなど</td><td>●レーザー光線が強いため組織が破壊され癒着する恐れ
●一時的に眼圧が上昇する
●再治療がしにくい</td></tr>
<tr><td>MLT</td><td>●SLTに比べてやや劣る</td><td>眼圧上昇など</td><td>●新しい試み</td></tr>
<tr><td>毛様体光凝固術</td><td>毛様体にレーザーを当てて房水量を抑える</td><td>5~20分程度</td><td>●眼圧下降効果が高いが、副作用のリスクもあり</td><td>6千円程度
=1割負担
1万2千円程度
=2割負担
1万8千円程度
=3割負担
6万円程度
=保険なし</td><td>炎症、治療後の痛みなど</td><td>●炎症眼内炎や目のピント調節機能が落ちる恐れ
●治療経過が悪い場合に行われることが多い</td></tr>
<tr><td>閉塞隅角</td><td>LI</td><td>レーザーを虹彩に当てて小さな穴をつくり、房水が流れる道をつくる</td><td>10~20分程度</td><td>●閉塞隅角緑内障であれば眼圧は下降する</td><td>1万円程度
=1割負担
2万円程度
=2割負担
3万円程度
=3割負担
10万円程度
=保険なし</td><td>虹彩炎、水疱性角膜症など</td><td>●急性緑内障で眼圧が急上昇した場合は薬で眼圧を下げてから治療する
●隅角が極端に狭く虹彩と角膜が接近している場合は治療ができない</td></tr>
</table>

緑内障手術一覧

分類	手術名	手術方法	手術時間（目安）	効果・効果持続	費用（1眼あたり）	副作用	備考
線維柱帯切除術	トラベクレクトミー	強膜と虹彩に小さな穴をあけ、新しい房水の出口をつくる	40～50分程度 術後管理として入院が必要なこともあり	●もっとも高い（眼圧10㎜Hg台前半が目標） ●3年もつのが72％	2万5千円程度=1割負担 5万円程度=2割負担 7万5千円程度=3割負担 25万円程度=保険なし	異物感、感染症、出血、視力低下、乱視など	●コンタクトレンズが使えなくなる ●眼圧をもっとも下げる手術だが、副作用のリスクも大きい ●定期的な経過観察が必要
	エクスプレス	眼球の中に極小チューブを入れて房水の通り道をつくる	30～60分程度	●高いがトラベクレクトミーにはやや劣る	3万5千円程度=1割負担 7万円程度=2割負担 10万5千円程度=3割負担 35万円程度=保険なし		●手術をできる施設が少ない ●コンタクトレンズが使えなくなる ●定期的な経過観察が必要
	マイクロシャント	線維柱帯に極小チューブを入れて房水の通り道をつくる	30分程度 日帰りあるいは術後管理として入院が必要なこともあり	●眼圧の下降効果が高い ●5年もつのが5～7割	3万5千円程度=1割負担 7万円程度=2割負担 10万5千円程度=3割負担 35万円程度=保険なし		●トラベクレクトミーに比べて出血しにくい ●トラベクレクトミーに比べて簡易な手術
線維柱帯切開術	トラベクロトミー	線維柱帯を切開して房水が流れるようにする	30分程度 日帰りあるいは術後管理として入院が必要なこともあり	●やや低い（眼圧10㎜Hg台後半が目標） ●3年もつのが約7割	2万円程度=1割負担 4万円程度=2割負担 6万円程度=3割負担 20万円程度=保険なし	異物感、感染症、出血、視力低下、白内障など	●出血による一時的な見えにくさや眼圧上昇が起きる ●手術後の制約が少なくリスクもほとんどない

MIGS（低侵襲緑内障手術）		チューブシャント手術	
マイクロフックトラベクトームカフーク	iStent inject W	バルベルト	アーメド
線維柱帯を切る	シュレム管にチタン製のチューブを埋め込む	極小チューブとその先端についたプレートという穴のあいたタンクを眼球の中に入れて房水を排出する	
10分程度 日帰りも可能	10分程度	30～60分程度	
●やや低い ●トラベクロトミーよりも効果は低い ●5年以上もつのが約7割		●高いがトラベクレクトミーにはやや劣る ●3年もつのが67％	●高いがトラベクレクトミー、バルベルトにはやや劣る
1万5千円程度 =1割負担 3万円程度 =2割負担 4万5千円程度 =3割負担 15万円程度 =保険なし	2万8千円程度 =1割負担 5万6千円程度 =2割負担 8万4千円程度 =3割負担 28万円程度 =保険なし	4万5千円程度 =1割負担 9万円程度 =2割負担 13万5千円程度 =3割負担 45万円程度 =保険なし	
出血が少なく、副作用のリスクが低い		異物感、感染症、充血、出血、視力低下、乱視など	
●手術をできる施設が少ない	●白内障手術と同時も可能	●手術をできる施設が少ない ●トラベクレクトミーより低感染リスク ●チューブが詰まるリスクがある	●手術をできる施設が少ない ●バルベルトよりは手術が簡易 ●チューブが詰まるリスクがある

緑内障目薬（単剤）・内服薬一覧／緑内障目薬ランキング

作用	分類		商品名	一般名	目薬ランキング	眼圧下降値（mmHg）	点眼回数・服用量	副作用	備考
房水産生抑制＋排出促進	交感神経α_2受容体作動薬	α_2作動薬	アイファガン	ブリモニジン酒石酸塩	6	3.59	1日2回	結膜アレルギー、充血、瞼の腫れ、目の痛み、目のかゆみなど	●血圧低下、眠気やお酒に注意 ●使っているうちに充血することがある
	交感神経β受容体遮断薬	$\alpha_1\beta$遮断薬	ニプラノール	ニプラジロール			1日1〜2回		●プロスタノイド受容体関連薬・炭酸脱水酵素阻害薬が効果がない場合にも追加可能 ●ぜんそく、徐脈、血圧低下などに注意
			ハイパジール						
房水排出促進	プロスタノイド受容体関連薬	EP2受容体作動薬	エイベリス	オミデネパグイソプロピル			1日1回	角膜が厚くなる、充血、羞明、目の痛みなど	●視力低下時は早めに診察を受けること
		FP受容体作動薬	キサラタン	ラタノプロスト	2	4.85	1日1回	結膜アレルギー、充血、ぶどう膜炎、まつ毛が伸びる、瞼が落ちくぼむ、目の周りの黒ずみなど	●眼圧下降効果がもっとも高い ●キサラタンは歴史がある目薬 ●ジェネリックが多い ●手術がしにくくなることがある
			タプロス	タフルプロスト	4	4.37			
			トラバタンズ	トラボプロスト	3	4.83			
			ルミガン	ビマトプロスト	1	5.61			
	交感神経α_1受容体遮断薬	α_1遮断薬	デタントール	ブナゾシン塩酸塩			1日2回	異物感、霧視、結膜アレルギー、充血、頭痛など	●眼圧下降効果は低い ●血圧低下 ●副作用が少ない ●補助的に使用する
	ROCK阻害薬		グラナテック	リパスジル塩酸塩水和物			1日2回	結膜アレルギー、充血、瞼の腫れ、目の痛みなど	●血流が良くなる ●房水の自然な流れを促進

目薬ランキングは「Comparative Effectiveness of First-Line Medications for Primary Open-Angle Glaucoma: A Systematic Review and Network Meta-analysis」のデータをもとに作成。

房水排出促進	イオンチャネル開口薬	レスキュラ	イソプロピルウノプロストン	10	1・91	1日2回	異物感、結膜アレルギー、充血、まつ毛が伸びる、瞼の腫れ、目の周りの黒ずみなど	●しみるなどの症状もあり
	副交感神経作動薬	サンピロ	ピロカルピン塩酸塩			1日3～5回	結膜アレルギー、充血、白内障、瞼の腫れ、目のかゆみなど	●暗く感じやすい ●継続的には使わないことが多い ●緑内障発作に使う
房水産生抑制	炭酸脱水酵素阻害薬（CAI）	エイゾプト	ブリンゾラミド	9	2・42	1日2～3回	異物感、悪心、結膜アレルギー、充血、頭痛、瞼の腫れ、目の痛み、目のかゆみ、流涙など	●エイゾプトは懸濁性で使用感が悪い ●霧視が起こることがある
		トルソプト	ドルゾラミド塩酸塩	8	2・49			
	交感神経β受容体遮断薬／β遮断薬	チモプトール	チモロールマレイン酸塩	5	3・7	1日1～2回	異物感、角膜炎、霧視、結膜アレルギー、充血、視力低下、瞼の腫れ、目の痛み、目のかゆみなど	●1日1回のものもあり ●ゲル化剤などがある ●ぜんそく、徐脈、心不全などの心臓に何らかの病気がある人は医者に相談
		リズモン						
		ミケラン	カルテオロール塩酸塩	7	3・44			
内服薬		ダイアモックス	アセタゾラミド			1日1～4錠	カリウム減少、腎臓や肝臓に負担をかける、手足のしびれなど	●内服薬のため、全身とのバランスを考慮する必要がある

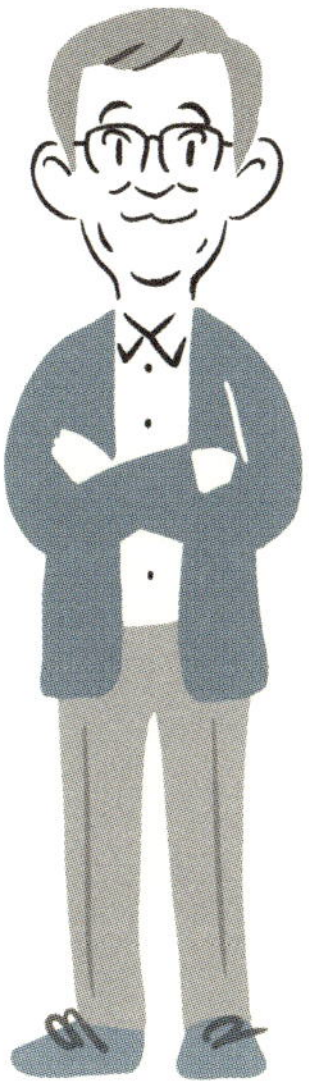

緑内障目薬（合剤）一覧

商品名	作用	分類	一般名	配合目薬	点眼回数	副作用	備考
ザラカム	房水排出促進+房水産生抑制	プロスタノイド受容体関連薬+β遮断薬	ラタノプロスト、チモロールマレイン酸塩	キサラタン+チモプトール	1日1回	血圧低下、充血、心拍数低下、ぜんそく、肺の調子が悪くなる、まつ毛が伸びる、瞼が落ちくぼむ、目の傷、目の周りの黒ずみなど	●ぜんそく、心不全患者に投与不可 ●糖尿病患者は慎重に投与
タプコム	房水排出促進+房水産生抑制	プロスタノイド受容体関連薬+β遮断薬	タフルプロスト、チモロールマレイン酸塩	タプロス+チモプトール	1日1回	血圧低下、充血、心拍数低下、ぜんそく、肺の調子が悪くなる、まつ毛が伸びる、瞼が落ちくぼむ、目の傷、目の周りの黒ずみなど	●ぜんそく、心不全患者に投与不可 ●糖尿病患者は慎重に投与
デュオトラバ	房水排出促進+房水産生抑制	プロスタノイド受容体関連薬+β遮断薬	トラボプロスト、チモロールマレイン酸塩	トラバタンズ+チモプトール	1日1回	血圧低下、充血、心拍数低下、ぜんそく、肺の調子が悪くなる、まつ毛が伸びる、瞼が落ちくぼむ、目の傷、目の周りの黒ずみなど	●ぜんそく、心不全患者に投与不可 ●糖尿病患者は慎重に投与
ミケルナ	房水排出促進+房水産生抑制	プロスタノイド受容体関連薬+β遮断薬	ラタノプロスト、カルテオロール塩酸塩	キサラタン+ミケラン	1日1回	血圧低下、充血、心拍数低下、ぜんそく、肺の調子が悪くなる、まつ毛が伸びる、瞼が落ちくぼむ、目の傷、目の周りの黒ずみなど	●ぜんそく、心不全患者に投与不可 ●糖尿病患者は慎重に投与
アイベータ	房水排出促進+房水産生抑制	α_2作動薬+β遮断薬	ブリモニジン酒石酸塩、チモロールマレイン酸塩	アイファガン+チモプトール	1日2回	血圧低下、心拍数低下、見づらくなる、目がしみる、目の傷など	●ぜんそく、心不全患者に投与不可 ●糖尿病患者は慎重に投与
アイラミド	房水排出促進+房水産生抑制	α_2作動薬+炭酸脱水酵素阻害薬	ブリモニジン酒石酸塩、ブリンゾラミド	アイファガン+エイゾプト	1日2回	血圧低下、心拍数低下、見づらくなる、目がしみる、目の傷など	●ぜんそく、心不全患者に投与不可 ●糖尿病患者は慎重に投与
グラアルファ	房水排出促進+房水産生抑制	α_2作動薬+ROCK阻害薬	ブリモニジン酒石酸塩、リパスジル塩酸塩水和物	アイファガン+グラナテック	1日2回	血圧低下、心拍数低下、見づらくなる、目がしみる、目の傷など	●ぜんそく、心不全患者に投与不可 ●糖尿病患者は慎重に投与
アゾルガ	房水産生抑制+房水産生抑制	炭酸脱水酵素阻害薬+β遮断薬	ブリンゾラミド、チモロールマレイン酸塩	エイゾプト+チモプトール	1日2回	血圧低下、心拍数低下、見づらくなる、目がしみる、目の傷など	●ぜんそく、心不全、重篤な腎障害患者に投与不可 ●糖尿病患者は慎重に投与
コソプト	房水産生抑制+房水産生抑制	炭酸脱水酵素阻害薬+β遮断薬	ドルゾラミド塩酸塩、チモロールマレイン酸塩	トルソプト+チモプトール	1日2回	血圧低下、心拍数低下、見づらくなる、目がしみる、目の傷など	●ぜんそく、心不全、重篤な腎障害患者に投与不可 ●糖尿病患者は慎重に投与

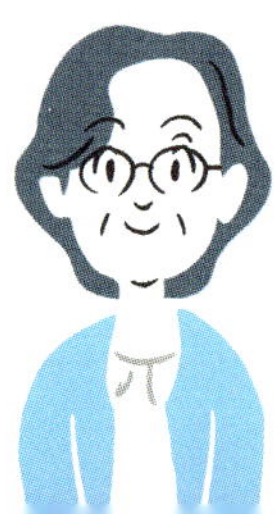

まえがき

正直、この本を出したくないなと思いました。患者さんからはちょっとふざけているように思われるかもしれない。「患者さんに余計な情報を与えるな」と言う医者もいます。

私の父と母は緑内障です。父は病気に対してそれほど前向きではありませんが、それとは反対に母は積極的に病気に関する情報を得ようとしています。そうした両親を傍から見ていて感じるのは緑内障に関する情報はとにかくわかりにくいということです。

実際に私自身も短い外来診察の中で患者さん一人ひとりに対し、病気や治療の取り組み方についてお伝えするのが非常に難しいと感じていました。そうした課題を解決しようとYouTubeチャンネルを始め、情報発信をするようになりましたが、どうしてもネットの情報というのは断片的な知識になってしまいます。結果として「緑内障の手術は怖いから必要ない」「○○を食べれば緑内障が良くなる」といったように一部の情報だけが一人歩きしてしまっている場面にも遭遇しました。

そこで、私はエビデンスに基づいた医学情報をきちんとお伝えする目的で前著『自分でできる！人生が変わる緑内障の新常識』をまとめ、緑内障の知識を網羅的に紹介することにしました。すると、この本は多くの方々から「緑内障と診断されて絶望していたが、この本を読んで人生が変わった」という大変ありがたい感想の数々を頂きました。そうした反応を見ていて「緑内障の情報を一通り伝えられたかな」と思う一方で、前著は学校の授業のように説明的で難しく感じる部分があるようにも感じていました。

それは私自身が緑内障を専門としていることもあり、読者の方々に情報をきちんと伝えなければという想いが強過ぎてしまった側面があったと思います。もちろん情報をきっちり伝えることは大切なことですが、もっとわかりやすく噛み砕いて伝える手段があるのではないかと考え続けてきました。すると、両親と病気について話している時には、私自身が診察やYouTubeチャンネルでは使わないようなわかりやすい表現をしていることに気がつきました。それなら、「両親との会話をみなさんに聞いてもらえれば緑内障の理解が深まるかもしれない」。そう思ってこの本をつくることにしました。

結果として、まだほとんど知られていない緑内障に良い食事や生活の方法、病院やクリニックでは教えられない視野検査やOCT検査の結果の見方、主治医には聞けないちょっとした疑問・質問などについて前著より深掘りした内容をお届けできるようになりました。前著『自分でできる！人生が変わる緑内障の新常識』と併せて読んで頂ければ、緑内障の理解をより深めることができるはずです。ちなみに、両親とは普段緑内障の生活に関する話をすることが多いため、本書は生活の注意点に関するトピックが多くなっています。しかし、実際は病院やクリニックで治療を受けることがもっとも大切です。本書で「緑内障に良い」と言っている場合でも実際の治療を超える効果はないことをご理解頂ければと思います。

本書は脚色している部分もありますが、あえて実際の両親との会話の雰囲気を残すようにしました。また、両親との会話で緑内障の患者さんが生活の中で遭遇する「あるある」も取り上げ、クスッと笑って頂けるようなエピソードも紹介しています。とはいえ、本書を読んだ方の中には私と両親の会話を見て不謹慎だと感じる方もいるかもしれません。実はこうした構成にしているのにはいくつかの理由があります。

緑内障は周囲に悩みを打ち明けることができず、一人で抱えがちな病気です。そのため、時にナーバスになったり、孤独を感じたりしている方が多くいらっしゃいます。そこで、本書では両親の治療への向き合い方を紹介することで、緑内障で悩んでいるのはあなただけではないことを知って頂きたいと思いました。また研究では「笑いがストレスを減らし、緑内障を良くする」ということもわかっています。緑内障は気持ちが落ち込みがちな病気ですが、本書に登場する両親のように病気をあまり深刻にとらえずに前向きに治療に取り組んで頂けたらと思います。

私自身みなさんに自信を持ってこの本をお届けできることに対し、喜びを感じています。しかし、それと同時に同業者からは決して賞賛されることはないこともわかっています。たとえそうした不安を抱えたりリスクを冒したりしたとしてもこの本が充実した内容になっているのは間違いありません。だからこそ、あなたがこの本を手に取ったのであれば、ぜひ一度お読み頂ければと思います。本書の内容をみなさんの緑内障の治療に役立てて頂ければこんなにも嬉しいことはありません。

もくじ

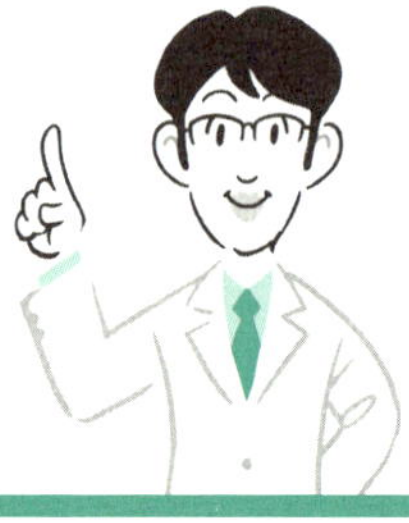

第2章 食事・栄養編

第3章
生活編

129

第4章
診察・検査編

197

第5章

目薬・治療編

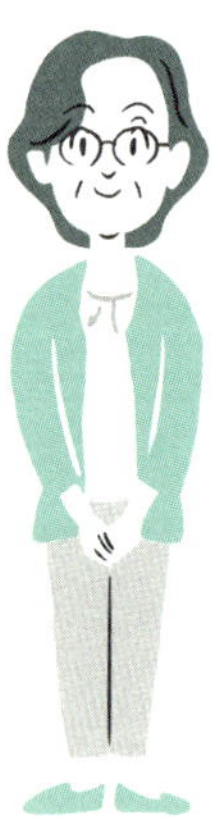

プロローグ

喫茶店でスパゲッティを食べながら

「久しぶり」

「そうだね。1年ぶりぐらいかな」

「そういやさ。最近お前、テレビで緑内障を見つけるセルフチェックを紹介しただろ。あれ見たよ」

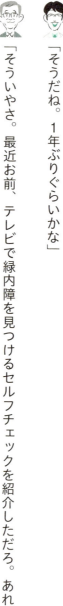

「ありがとう。どうだった？」

「それをやってみたら、欠けて見えるところがあってさ」

「ありゃ、そうなの？　それなら眼科に行ってチェックしてもらったほうがいいよ」

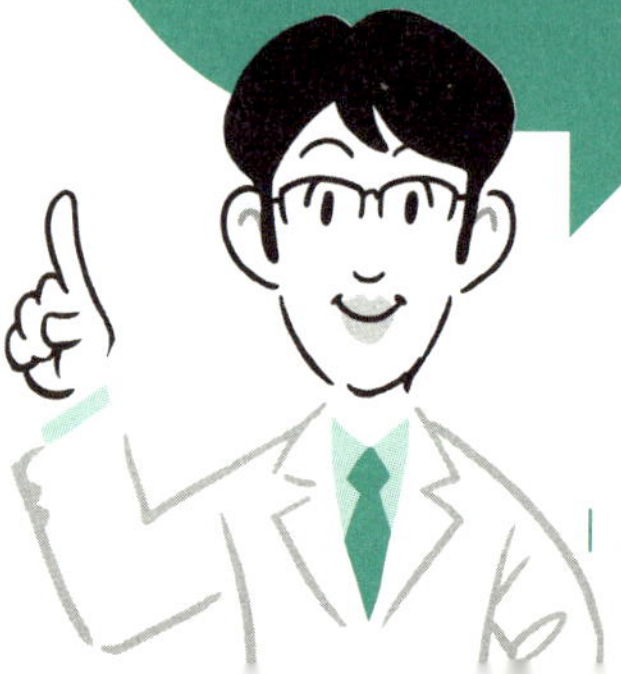

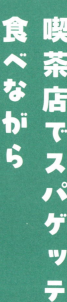

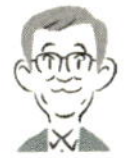

「いや、実はもう行ったんだよ。そしたら、緑内障って言われたんだよ」

「あれ？　お父さん定期的に目のチェックをしてなかったの？　やったほうがいいって言ってたじゃん」

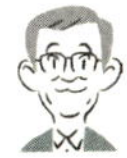

「面倒臭くてやってなかったんだ。ところで緑内障って治るんだろ？」

「白内障と勘違いしていない？　緑内障は治らないよ」

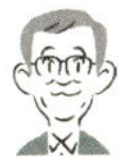

「え？　でも、治療はするんだろ？」

「医者はそう言うけど、**現在の医学では緑内障を悪くしないようにしかできない**んだよ。治療も進行を緩やかにする方法しかないんだ。高血圧も治療するって言うけれど治らないでしょ？」

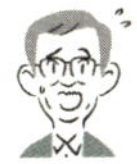

「うーん。そうなのか。じゃあ、オレはこの医者にもらった目薬を一生しなきゃいけないのか？」

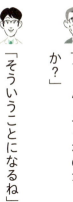

「そういうことになるね」

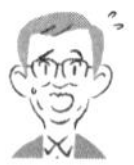

「えー！　ヤダよ〜」

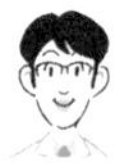

「そう言われてもなぁ。まあそれ以外に手術（p298）やレーザー治療（p290）って方法もあるけど」

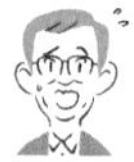

「それもヤダなぁ。目の手術って怖いだろ」

「何でも嫌なんじゃん」

「そうだよ。お前どうにかならないのか？　眼科医なんだろ。息子なんだから何とかしろよ」

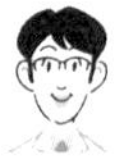

「そういう問題じゃないからさぁ。というか、眼圧とか視野の状態はどうなの？」

「眼圧って何だ？」

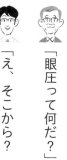

「え、そこから？　眼科で目に空気を当てる検査をやらなかった？」

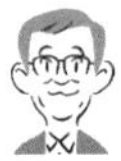
「あぁ、そう言えばやったな。ビュッて空気が出てくるやつな。あれ嫌だよな。何であんなのやるんだ？」

「あの検査は空気を目に当ててへこませているんだよ」

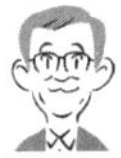
「目がへこんだら困るだろ」

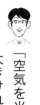

「空気を当てて一瞬目をへこませることで眼球の硬さを見てるんだよ。ちなみに、へこみが大きければ、目は柔らかいってこと。反対にへこみが小さければ目は硬いってこと。その硬さを数値化したのが眼圧なんだ。ところでどのぐらいの数値なのか聞いた？」

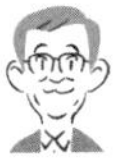
「そういう難しいことはわかんねーな」

「視野検査（p206）もしたでしょ？　暗い場所で機械をのぞき込んで光ったらボタン押す検査」

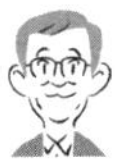
「あれ眠くなるよな。途中で寝たら怒られちゃった」

「おいおい、大丈夫かよ。それで結果は？」

「わかんない」

「それじゃあ、緑内障の状態がどうなのか僕にもわからないよ」

「えー！　お前使えないなぁ」

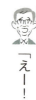

「あのね。そういうものなの。じゃあ、次回の診察の時に、**眼圧の数値と視野検査の結果を聞いてきてよ**」

「えー……。どう聞いたらいいんだよ」

「そこは控えめなのな。じゃあ眼圧は測った時に聞けばいいんじゃない？」

「その時なら聞きやすいか」

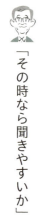

「視野検査の結果は医者に聞けばいいんだけど聞けるかな？　ＭＤ値を聞けるといいんだけど」

「え……。何だそれ？」

「うーん。視野検査後に紙で結果が出るんだ。それを医者に見せてもらって、円に黒いところが多いか、少ないかをざっと見ておくといいよ。その下の辺りを見るとMDって文字が書いてあるんだ（p8）。その後に数字が書いてあるから、そこだけでも見せてもらえればある程度状態がわかるよ」

「そういうもんなんだな。ところで、お母さんも緑内障になったみたいでさ。今度お母さんがお前に話を聞きたいって言っていたから説明してくれよ」

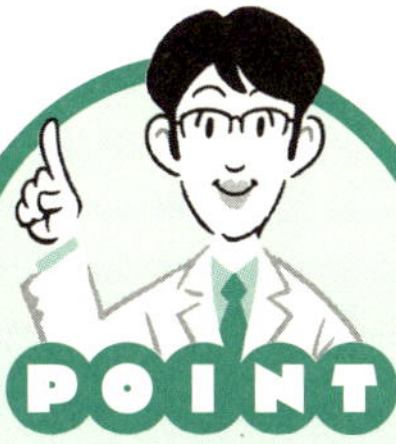

POINT

- **緑内障は現在の医学では治らない病気。治療は進行を緩やかにする方法しかない。**
- **緑内障は眼圧の数値や視野検査の結果を知っておくことが大切。**

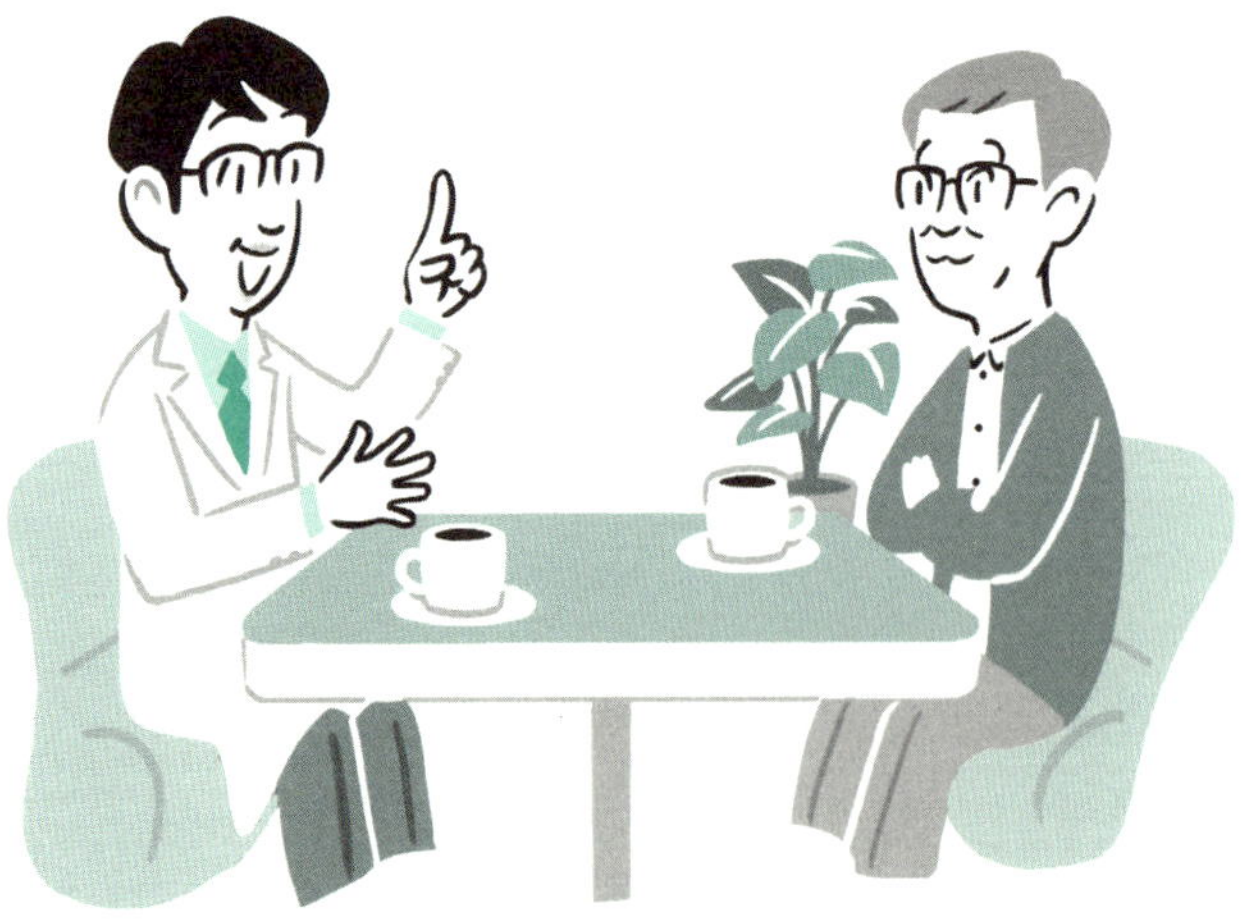

図1 スパゲッティを食べ終わった後にコーヒーを飲みながら会話する平松先生と陽一さん

第1章

病気編

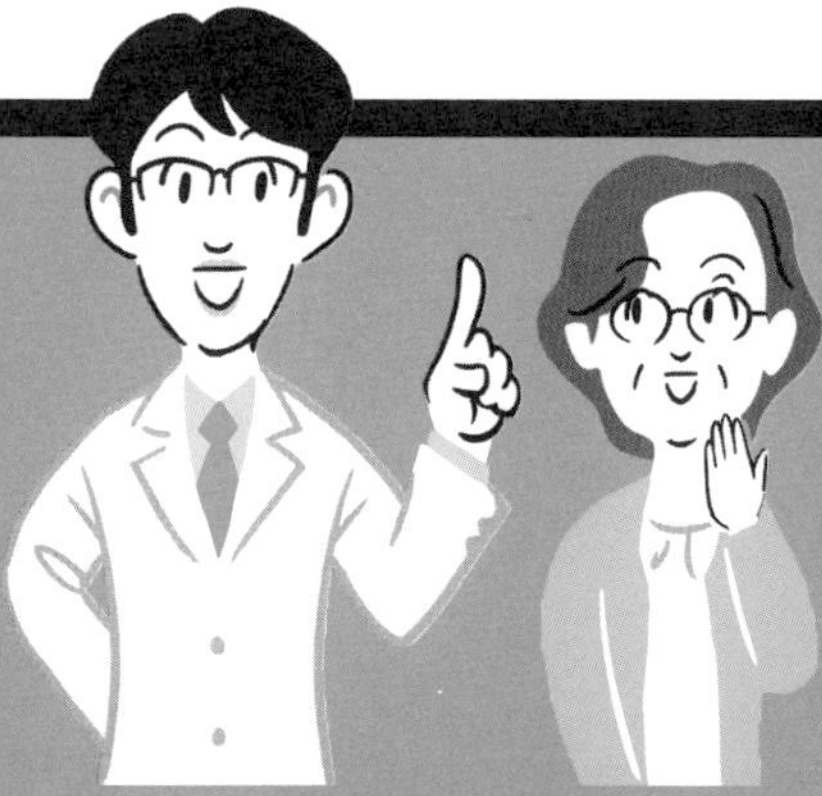

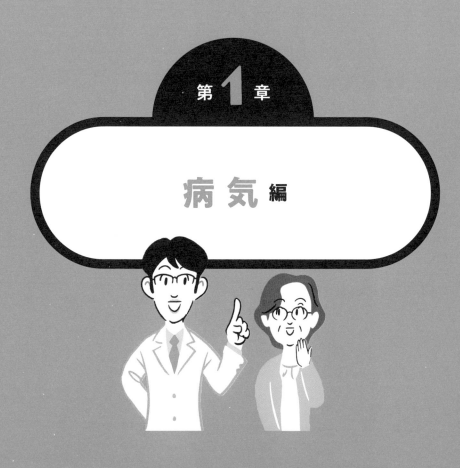

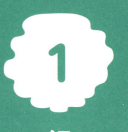

1 緑内障は99%失明しない

緑内障が日本人の失明原因第1位なのに99%失明しない理由

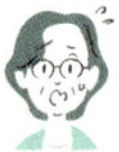

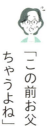

「この前お父さんが緑内障になったばかりなのに……。私も緑内障になっちゃってさ。困っちゃうよね」

「まさか二人同時期になるとはなぁ。僕も心配になるよ」

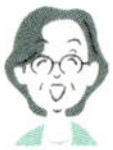

「あら、心配してくれているの？」

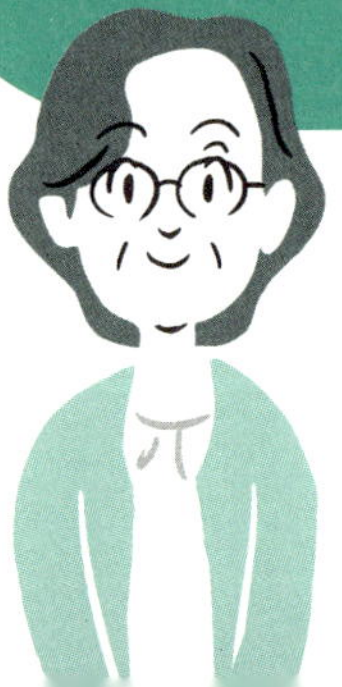

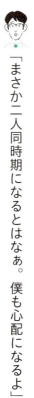

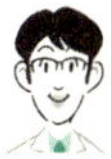

「研究で『緑内障患者と血縁関係がある場合は緑内障になるリスクが高い』[*1]ことがわかっているんだ。特に『**1親等以内だと緑内障の発症リスクは9倍**』になるんだ。だから、僕も緑内障になりやすいなぁと思って」

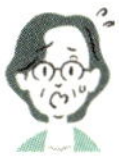

「あなた私たちを心配しているんじゃないのね。冷たいなぁ。だって緑内障って失明する病気なんでしょ。私たちが失明したらあなたも大変でしょ」

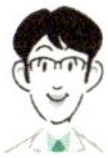

「えっと。お父さんにはこの説明はしないでね。研究では『20年間で両眼を失明する人は1・4%しかいない』[*2]ことがわかっているんだ」

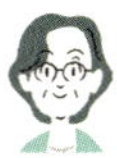

「そうなの？　だって、緑内障は失明する病気っていうじゃない」

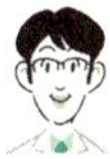

「確かに、『**緑内障は日本人の失明原因第1位の病気**』[*3]（表1）だけれども、失明率は低いんだ。しかもこの研究は2015年の発表で20年以上も前に治療を始めた人のデータだから、今はもっと治療が進歩していて失明率は低いはずだよ」

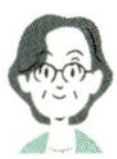

「そうなのね。少し安心したわ。でも、緑内障は失明原因第1位の病気なのに99%失明しないなんてなんだかおかしくない？」

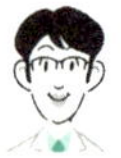

「**個人単位で見ると99％は失明しない病気**なんだ。でも、緑内障ってすごく人数が多いんだよ。40歳以上の20人に1人がなる病気だから[*3]」

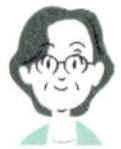

「それってどういう意味かしら？」

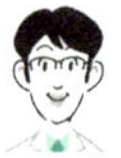

「緑内障で失明した人の総数は失明率×患者数で計算できるわけ。だけど、あまりにも**緑内障の患者数（推定患者数約500万人）が多い**から失明率が低くても総数は一番になってしまうんだ。実は『日本人の失明原因第2位の網膜色素変性症（推定患者数約2万人）や第3位の糖尿病網膜症（推定患者数約150万人）は緑内障より失明率が高い[*4]』んだけど、そもそも患者数が少ないから緑内障が失明原因第1位の病気となるんだよ」

表1 日本人の失明原因の病気割合
（厚生労働省科学研究費補助金 難治性疾患克服研究事業網膜脈絡膜・視神経萎縮症に関する研究より引用）

疾患名	%
緑内障	28.6
網膜色素変性症	14
糖尿病網膜症	12.8
黄斑変性症	8
網脈絡膜萎縮症	4.9
視神経症	3.5
白内障	3
脳卒中	2.6
角膜の病気	1.8
強度近視	1
その他	19.8

緑内障は知識を得ることが大切

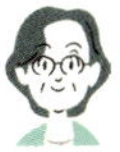
「じゃあ、早く見つかりさえすれば緑内障は怖くないってことかしら？」

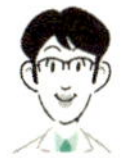
「そうそう。でも、緑内障が失明原因第1位の病気だって聞くと、お父さんみたいな人でも治療をやる気になるでしょ。世の中にはお母さんみたいに真面目に緑内障に向き合う人ばかりじゃないんだよ。反対にお母さんの場合は気にし過ぎないほうがいいよ」

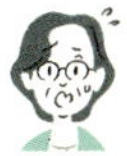
「でも心配になっちゃうじゃない？」

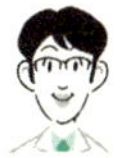
「心配して病気をよく知ることは悪い面ばかりでなくて良い面もあるんだよ」

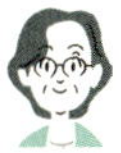
「どういうこと？」

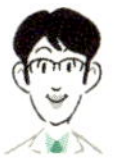
「緑内障は**国内では経済事情で治療内容が変わらない**んだ。そこで、大切になるのが緑内障の知識なんだよ。研究でも『**薬や病気のことをきちんと知って治療を受ける人は治療効果が高まる**』[*5]ことがわかっているんだ」

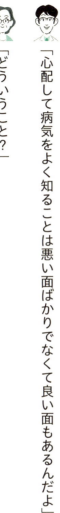

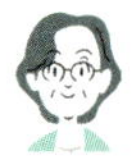

「そうなの？　お金持ちのほうが良い治療が受けられるかと思ってた」

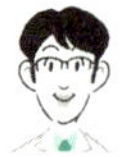

「日本では『国民皆保険制度』があるから恵まれている部分があるんだ。だから、病院やクリニックで治療を受けるだけじゃなくて自分でできることはたくさんあるんだよ」

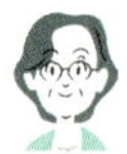

「緑内障は知ることが大切なのね」

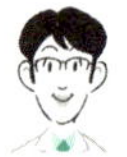

「そうそう。緑内障は病気についてしっかりと知ったうえで生活を改善していったほうがいいんだ」

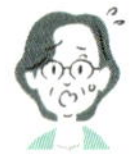

「でも、忙しそうだから緑内障のことを今通っているクリニックの先生に聞くのは気が引けるな」

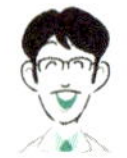

「確かに、病院やクリニックで緑内障のことは聞きづらいよね。でも、緑内障についてなら僕が教えてあげるから何でも聞いてよ」

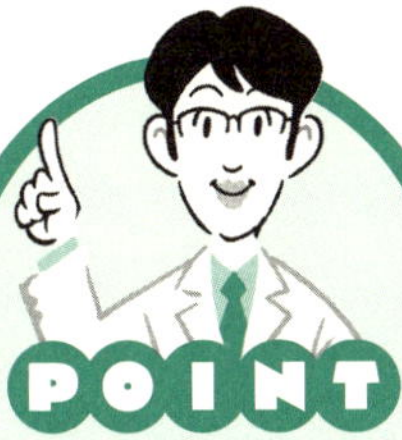

- 1親等以内の家族が緑内障だと発症リスクは9倍になる。
- 個人単位では緑内障の99%は失明しないが、患者数が多いので日本人の失明原因第1位になっている。
- 緑内障は国内では経済状況で治療内容が変わることはない。そのため、薬や病気についてよく知ることができればさらに治療効果を高めることができる。

2 緑内障ってそもそもどんな病気？

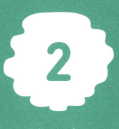

医者が緑内障で失明すると言う理由

「今さらなんだけれども、緑内障ってどういう病気なの？　先生に何度説明されてもよくわからないのよ」

「確かに、わかりにくい病気だと思うな。簡単に言うと、『眼圧が一つの原因で視神経が傷んで視野が欠けて失明に至る』病気なんだ」

「その説明だと患者側はわかりにくいと思うわ。もっとわかりやすく言ってよ」

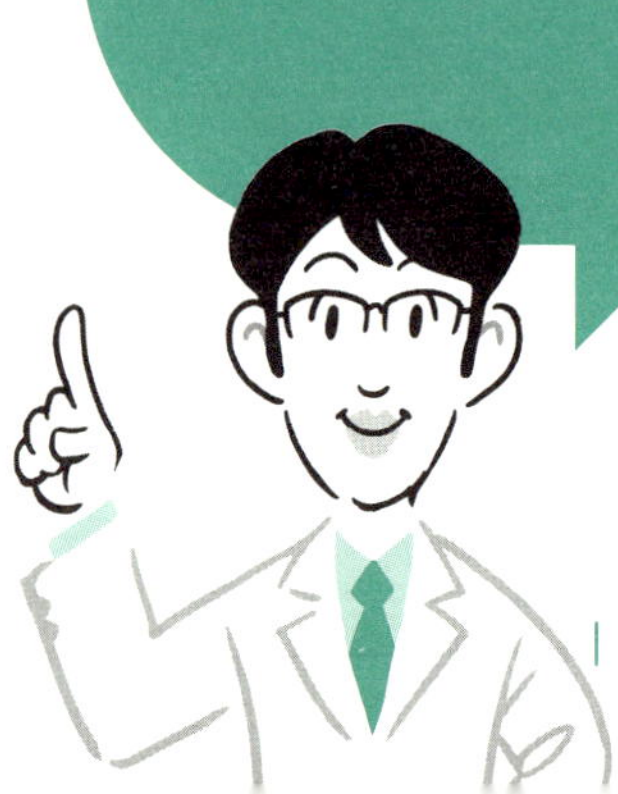

「目の神経が傷んでどんどん見えなくなる病気。つまり、正確に言うと、**緑内障は目じゃなくて神経の病気**なんだよ」

「それならわかりやすいわ。ところで、何で目の神経が傷むと見えなくなるのかしら？」

「ものを見る時って目だけじゃ見えないんだよ」

「どういうこと？　ものを見るのは目でしょ？」

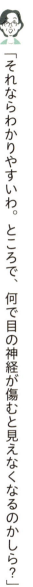

「確かにそうなんだけど、まずものを見る時に情報は光として目の中に入るんだ（図2）。そして、カメラのフィルムの役目がある網膜って場所に光が届いて電気信号に置き換えられるんだよね。そこで、電気信号を脳に送る役割をしているのが視神経。つまり、**視神経が傷んじゃうと、電気信号が受け取りにくくなるから目には問題がなくても見えなくなっちゃう**んだ。さらに視神経が死んで完全に視野が欠けてしまうともう元には戻らなくなるんだよね」

「断線するみたいなイメージかな。それで、何で視神経が傷んじゃうのよ？　どこかにぶつけたわけでもあるまいし」

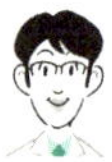

「そこで、眼圧が問題になってくる。眼圧って目を押し続けている圧力のことなんだ。眼球だけじゃなくて視神経も押しているから、その圧力で断線しちゃうこともあるんだよね」

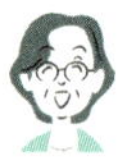

「私の断線の例えとったわね。私の例えわかりやすいでしょ？　あなたの話わかりづらいから、私と同じようにわかりやすく患者さんに話したほうがいいわよ」

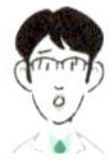

「はいはい。わかりづらくてすいませんね」

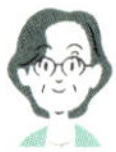

「ところで緑内障のメカニズムって、病院やクリニックに行ってもなかなか教えてくれないわよね」

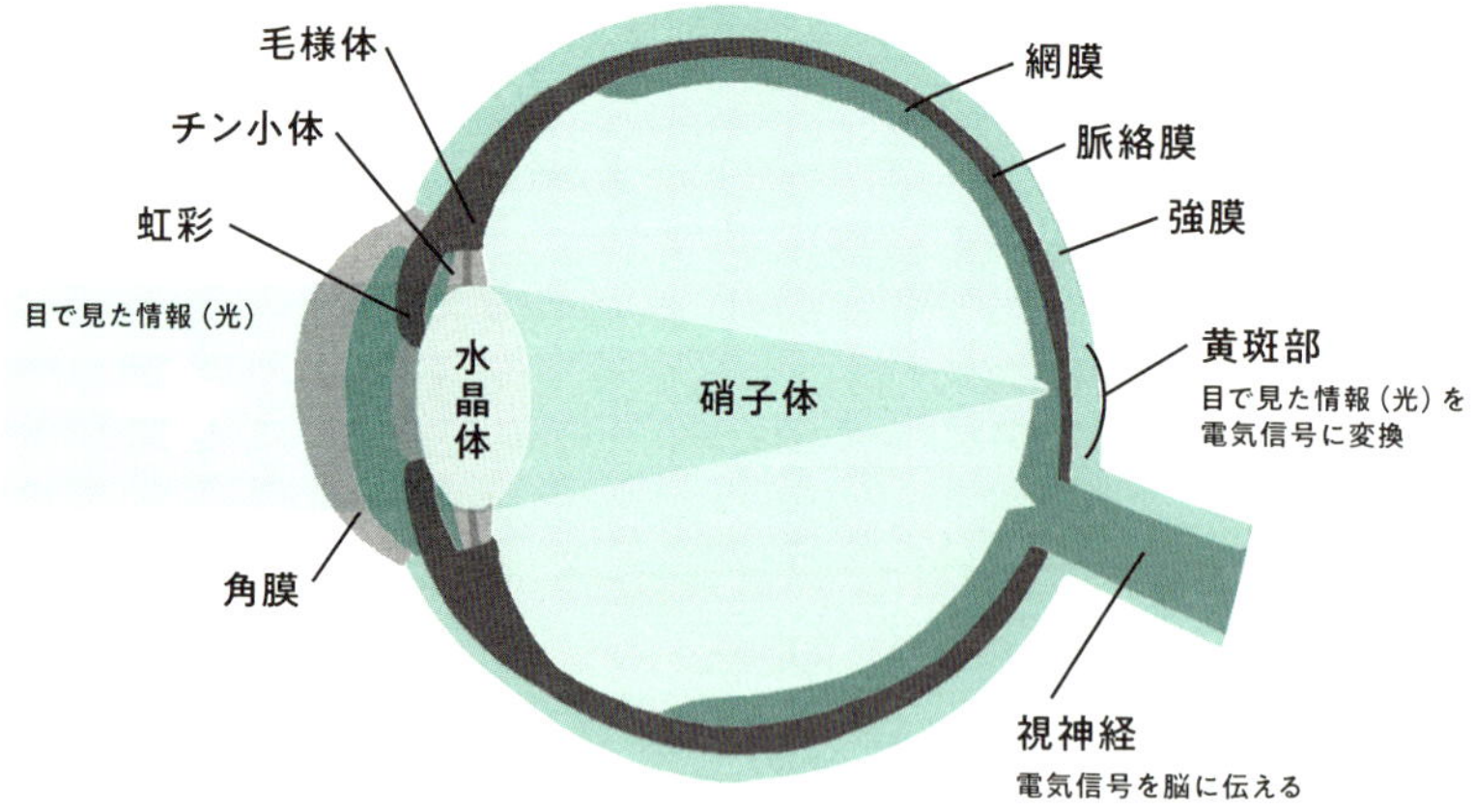

図2 目の構造

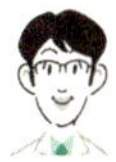

「これでも患者さんと話す時よりもだいぶわかりやすく話しているつもりなんだけど難しく感じるでしょ？　だから、医者側も患者さんに説明するのは一苦労。そうなると、医者側は患者さんに『失明する病気だから目薬しなさい』って言ったほうが早いし、何よりも治療を続けてもらいやすくなるんだよね」

「確かにそうだけど、そんなこと言われたら不安になるじゃない？　患者側としてはもっと優しく言ってほしいんだけど」

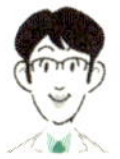

「お母さんならきちんと目薬をするから、強めに言わなくても大丈夫だと思うけど、お父さんみたいな人は治療を止めちゃうこともあるでしょ？　実は僕のクリニックでも治療を止めちゃう人は少なからずいるんだよ。データによると『**半年後までに緑内障患者の3人に1人が受診を中断していて、1年後には60％程度しか通院していない**[＊6]』ことがわかっているんだ」

「えっ！　そんなに治療を止めちゃうの？」

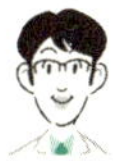

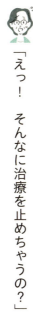

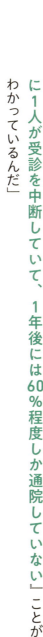

「ビックリでしょ？　だから、医者はとにかくクリニックに来てもらおうと思って強めの言い方をするんだよ」

緑内障に症状はあるの？

「そういえば、最近目がゴロゴロするんだけれどもこれも緑内障のせいかしら？」

「緑内障で目はゴロゴロしないよ。視神経の病気だから目に直接影響が出ることはほとんどないかな」

「じゃあ、すごく眠いのは緑内障のせい？」

「夜中までNetflixのドラマ見てるでしょ。そのせいだよ」

「あれ、バレてたの」

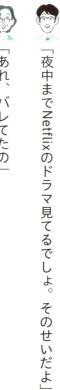

「とにかく**緑内障は目ぼしい症状がない**んだよね。たまに初期でも虹が見えたり、ものが見えにくかったりという人がいるけれども、**基本的には中期以降にならないと症状はない**かな」

「中期って何？　中ぐらい⁉」

「ああ、説明してなかったか。緑内障は初期・中期・後期って進んでいくんだよ（図３）」

「なら中期以降まで自覚症状はないのね。じゃあ、後期だとどんな自覚症状があるの？」

「後期になると視野の欠けを実感したり、見えにくく感じたりすることもあるかな」

「でも、緑内障になるとズーンと頭が重いって言うじゃない？　私も目の奥が重いことがあるんだけど」

「よく知っているね。でも、眼圧で目が痛くなるのは40㎜Hgを超えるような高眼圧の時かな。眼圧の正常値は10～20㎜Hgと言われているから、何倍もの圧力がかかっていれば当然目も痛くなるよね。これは一般的ではない緑内障で起こることがある症状なんだけど、たいていの場

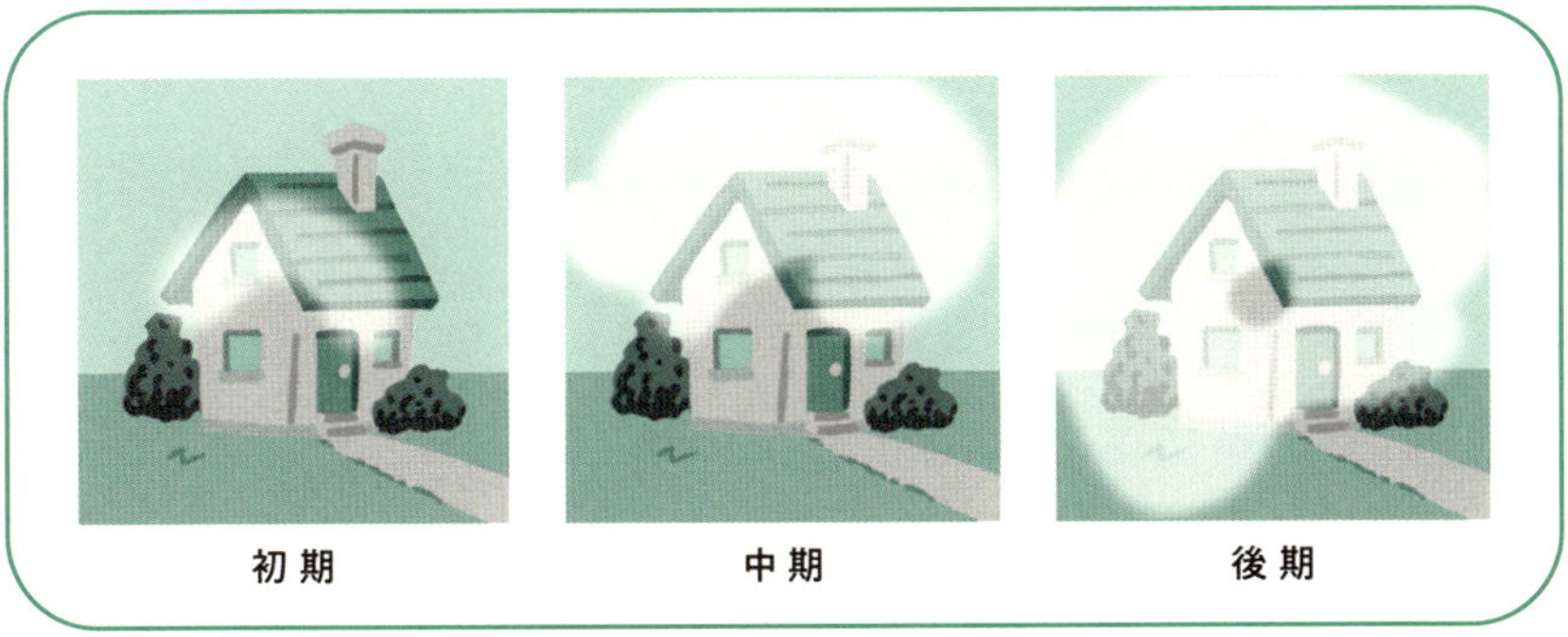

図3 緑内障の進行とものの見え方

合は目が痛くなるなら別の原因を考えたほうがいいと思うな」

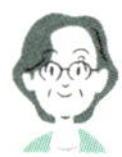

「一般的な緑内障とそうじゃない緑内障があるの？　私は先生から特に何も言われていないんだけど」

「クリニックで先生に開放隅角《ぐうかく》か、閉塞隅角なのかを聞いてみてよ。**一般的な緑内障は『開放隅角緑内障』**（図4）って言うんだけれども、緑内障患者の約78％[*3]（表2）がこれに該当するんだ。これは目の中のフィルターが詰まっている状態で、房水っていう目の中の水の流れが悪くなって眼圧が上がるんだよね」

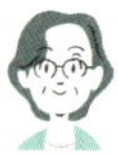

「目の中にも水が流れているんだね」

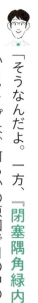

「そうなんだよ。一方、『**閉塞隅角緑内障**』（図5）っていうタイプは、何らかの原因で目の中の水が流れなくなって眼圧が上がってしまうんだ。このタイプの緑内障は約12％[*3]しかいなくて、もともと視力が良い遠視気味の中高年

表2 緑内障の種類と割合（日本緑内障学会Webサイトより改変引用）

病名	男性	女性	計
開放隅角緑内障 （正常眼圧緑内障も含む）	82%	74%	78%
閉塞隅角緑内障	6%	18%	12%
続発緑内障	12%	8%	10%
小児緑内障	0%（僅少）	0%（僅少）	0%（僅少）

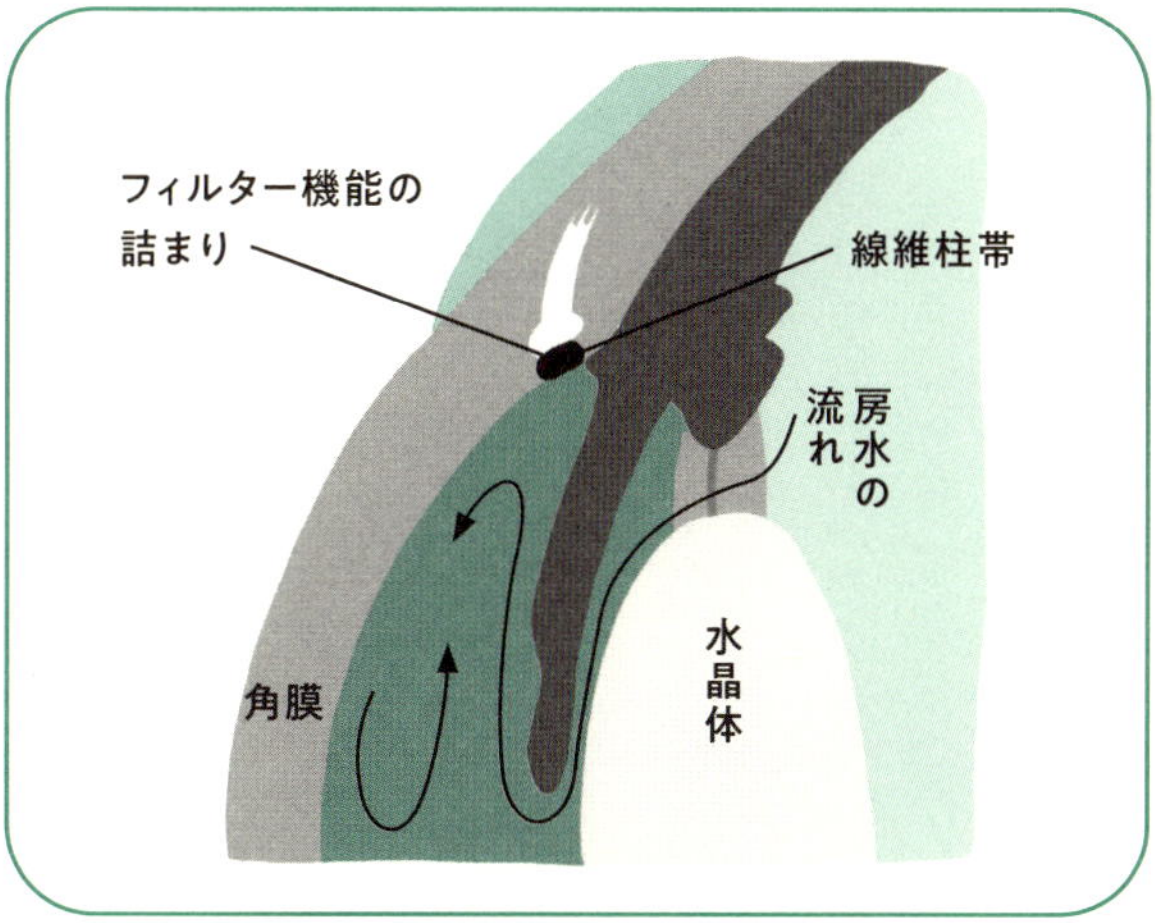

図4 開放隅角緑内障
線維柱体が詰まって房水の流れが
悪くなることで眼圧が上昇する。

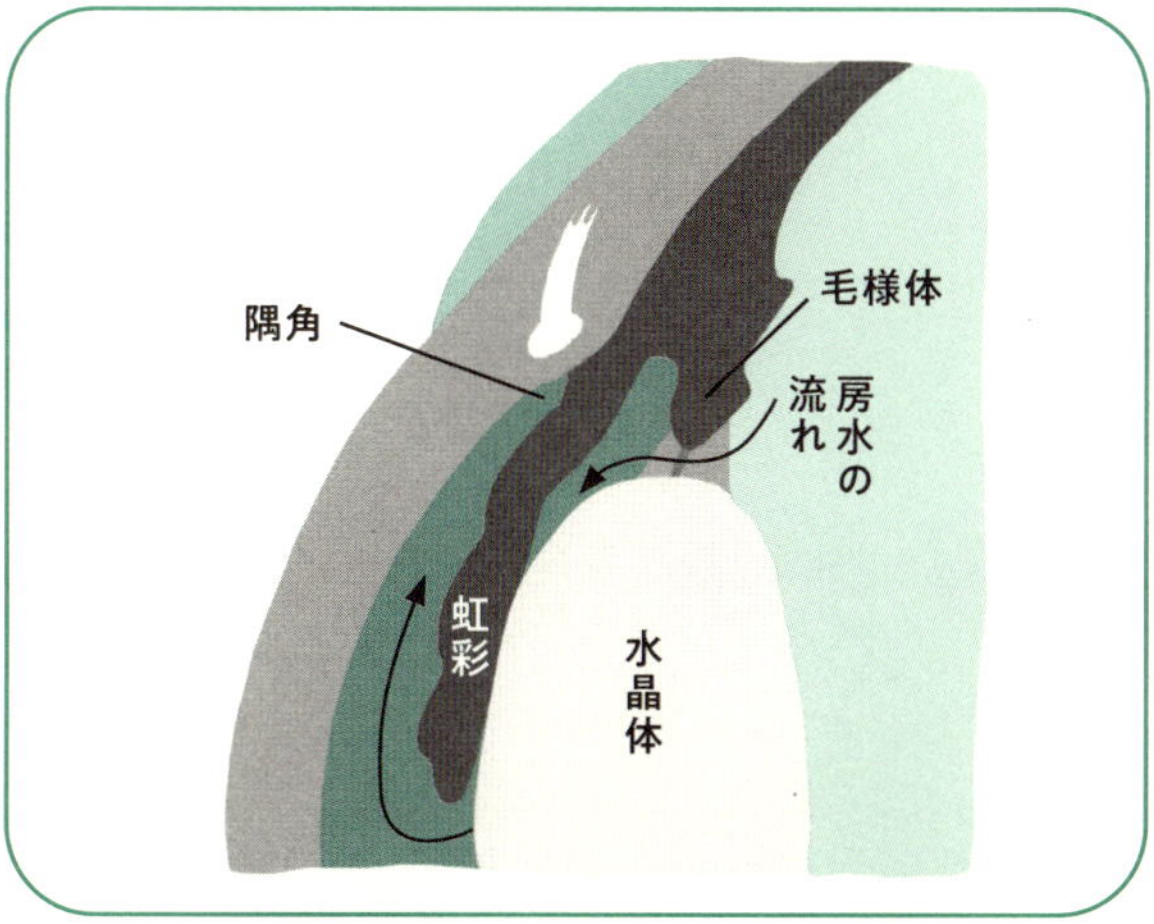

図5 閉塞隅角緑内障
何らかの原因で隅角がふさがると
房水が排出されなくなり、眼圧が上がる。

女性がなることが多いかな」

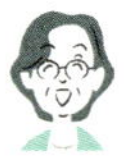

「私は若いから、開放隅角緑内障の可能性が高そうね」

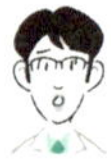

「あ……。お母さんは遠視じゃないもんね。もし**閉塞隅角だと、かぜ薬や内視鏡の際に消化管の動きを抑える薬、全身麻酔薬、向精神薬、睡眠薬なんかが使えない**ことがあるから注意が必要なんだ」

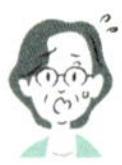

「それは要注意ね。その他に緑内障の種類はないの？」

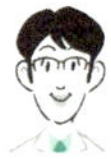

「糖尿病などの他の原因による『**続発緑内障**』や先天性や若くして発症する『**小児緑内障**』もあるよ（表2）。これらのタイプも基本的に眼圧を下げることになるけど、続発緑内障は原因となる病気を治療することが重要になるし、小児緑内障は目薬が効きにくいから手術を検討することが多いかな」

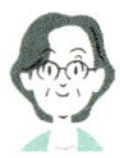

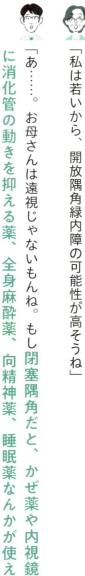

「他の病気や子供じゃなければ開放隅角か閉塞隅角のタイプだと思えばよさそうね。じゃあ目が重いのは緑内障じゃなくて片頭痛が原因かもね」

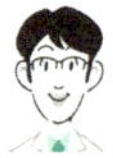

「お母さんは前から片頭痛持ちだったよね。研究でも『**片頭痛のように頭が痛くなりや**

すい人は緑内障になりやすい[*7]』ということがわかっているんだ。だから、緑内障で片頭痛なら注意が必要ではあるんだ」

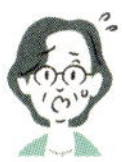

「それは心配だわ。そう言えば、緑内障になると目の奥で出血することもあるんでしょ」

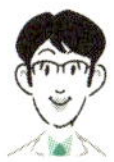

「確かにそういうこともあるけど、緑内障は『視神経乳頭出血』と言って目の神経から出血するんだよ」

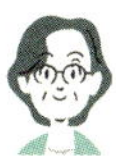

「出血したら見えなくなるの？」

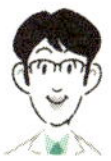

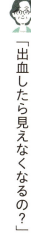

「**視神経乳頭出血は緑内障が悪化しやすくなるサイン**だけれども、出血そのものでは見えなくはならないんだよ。でも、注意が必要であることは確かだね」

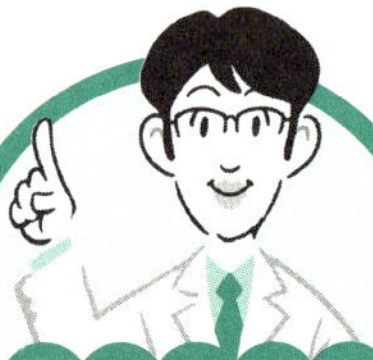

POINT

- 緑内障は目ではなく視神経が傷んで失明に至る病気。
- 視神経が傷むと脳が電気信号を受け取りにくくなり、情報を送れなくなるので目に問題がなくても見えなくなる。
- 半年後に緑内障患者の3人に1人が受診を中断し、1年後には60％程度しか通院していない。
- 緑内障は初期では自覚症状がほとんどない。中期以降になって初めて自覚症状が出る。
- 緑内障の種類は開放隅角が一般的。閉塞隅角、続発緑内障、小児緑内障など種類がある。
- 閉塞隅角緑内障は使えない薬があるので要注意。
- 片頭痛があると緑内障になりやすく、視神経乳頭出血は緑内障が悪化するサイン。

3 緑内障の本当の原因とは？

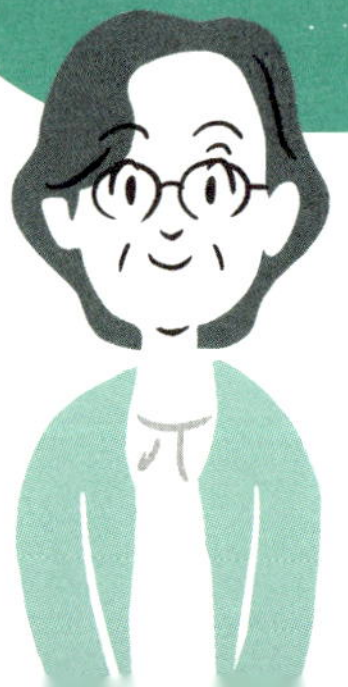

緑内障は何でなるの？

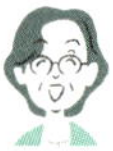

「緑内障は眼圧が原因って言うけどそもそも何で私は緑内障になったのかな？　お父さんと違ってお酒もあんまり飲まないし、食べ過ぎっていうのは……。なきにしもあらずだけれども」

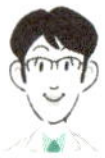

「ちょっと食べ過ぎちゃうぐらいなら問題ないけど、『**太っている人は体重を10％落とすと、1・4㎜Hg程度眼圧が下がる**』[*8]というデータがあるんだ。反対に『**痩せ過ぎている人はほとんどの栄養素の摂取量が大幅に少ないので緑内障になりやすい**』[*9]とも言われているんだ。最後の情報はお母さんにはいらなかったかな？」

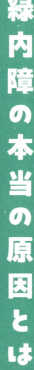

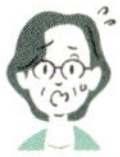

「失礼ね。太り過ぎはどうやって調べればいいのかしら？」

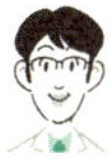

「ＢＭＩ（表３）っていう肥満度の一種を計算すればわかるよ。ＢＭＩは『体重〈kg〉÷身長〈m〉×身長〈m〉』で計算するんだ。たとえば、身長１８０cm、体重70kgであれば、70÷（１・８×１・８）＝21・6となる。ＢＭＩは18〜23を目安にしてそれを超えないようにすることが重要だね」

表3 身長ごとの適正体重（BMI 18〜23）

身長	体重
180cm	59 ～ 74kg
170cm	53 ～ 66kg
160cm	47 ～ 58kg
150cm	41 ～ 51kg

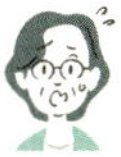

「じゃあ、計算してみるね。えっと……。見なかったことにしておくわ」

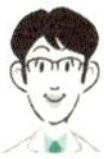

「もちろん、緑内障は他の病気と同じように食生活をはじめとする生活習慣が大切なのは言うまでもないけれども、もっとも大きい原因の一つは近視（p60）なんだよね。近視があると視神経に負担がかかって緑内障になりやすくなるんだ」

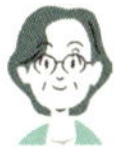

「そう言われてみれば私は昔から近視だわ。他に緑内障の原因は何かあるの？」

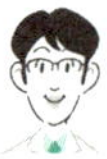

「実は**これが緑内障の直接の原因だって言えるものがない**んだよ。だから、ちょっとした理由の積み重ねで緑内障になったとも言えるんだよね。お母さんみたいに近視があれば、ある程度原因がわかるんだけど、近視がなくて緑内障になる人もいるからね」

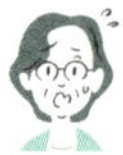

「じゃあ、どうすればいいのかしら。原因がわかれば対処のしようもあるのに」

緑内障で眼圧を下げる本当の理由

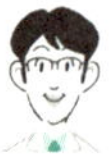

「お母さんは糖尿病の気もあるでしょ。**糖尿病の人や糖尿病の気がある人は緑内障になりやすい**んだよね。研究では『糖尿病の人が食欲を抑える薬を飲むことで、緑内障の発症リスクが抑えられた*10』って報告もあるよ」

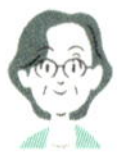

「糖尿病の薬を飲めば緑内障が良くなるってこと？」

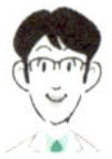

「そうじゃなくて、糖尿病の原因の一つとしてカロリーの過剰摂取があるんだ。だから、食事制限をすれば全身の状態が良くなるんだ。その結果として緑内障が良くなるってことなんだよ」

「何で？　緑内障と糖尿病って関係なさそうじゃない」

「実は関係が深いんだよ。糖尿病の合併症には糖尿病網膜症があるんだけど、この病気が起こる原因には血流の悪さがあるんだ。**血流が悪くなると全身の神経がダメージを受けやすくなる**んだよね」

「でも、糖尿病でも緑内障にならない人がいるじゃない？　これはどういうことなのかしら」

「さっき説明したように緑内障はいろいろな原因が重なってなる病気なんだ。だから、緑内障の治療はできることを一つひとつやっていくことが大切になるんだよ。緑内障は血流の悪さや近視などが関係していることは確かなんだけど、その中でも**緑内障の進行にもっとも影響があって、かつ治療しやすいのが眼圧**なんだ。そういうこともあって病院やクリニックでは眼圧を下げているというわけなんだ」

「クリニックでしつこく眼圧、眼圧って言うのはそういう理由があったのね」

「そもそも緑内障は視神経がダメージを受けて視野が欠ける病気だから本当は視神経を強く

する治療をしたいわけ。けれども現状では視神経を強くできないから、代わりに視神経のダメージを減らす治療法として眼圧を下げているんだ。**視神経を強くする治療（p318）は開発されつつあるけれどもまだ実用には至っていない**んだ」

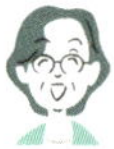

「じゃあ、私の視神経は弱いの？　どうなのよ。神経は太いほうだと自信があるんだけど」

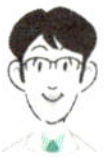

「確かに昔からまったく知らない人の集まりになぜか参加してすぐに仲良くなっちゃうよね。実は視神経の強度は今の技術じゃ調べようがないんだよ。結果として『眼圧が10㎜Hgで低いのに緑内障が進行したのはあなたの視神経は弱いからだ』という意味合いで視神経の強度を言うことはあるかな。もちろん、ＯＣＴ（p222）という機械で目の奥の写真を撮れば、視神経の状態を一部は把握できるけれども実際には正確にはわからないんだよね」

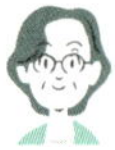

「そうなのね。患者側としては原因がはっきりしてくれると納得できるんだけれどもね」

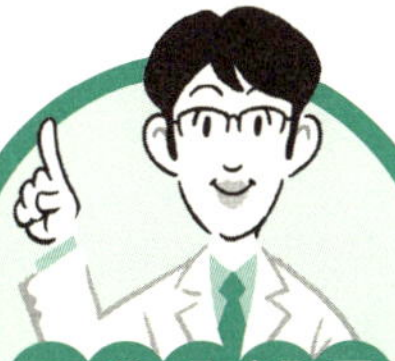

POINT

- 太っている人は体重を10%落とすと眼圧が下がる。一方、痩せ過ぎている人も緑内障になりやすい。
- 緑内障の原因はさまざまあるが、直接的な原因はまだわかっていない。
- 糖尿病の人や糖尿病の気がある人は血流の悪さなどが原因で緑内障になりやすい。
- 眼圧は緑内障の進行にもっとも影響し、治療しやすい。
- 視神経を強くする治療は開発されつつあるが、まだ実用に至っていない。

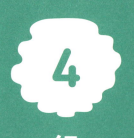

4 緑内障の大敵「近視」とは？

近視は大人になっても進む

「緑内障のことをいろいろと調べたんだけど、私の場合近視が大きな原因だと思うんだよね」

「だから、この前近視が緑内障の大きな原因だって言ったじゃん」

「えっ！　そんなこと言ったっけ？　あら失礼」

「研究でも『近視が強ければ強いほど緑内障になりやすい[*11]』と言われているよ」

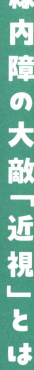

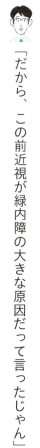

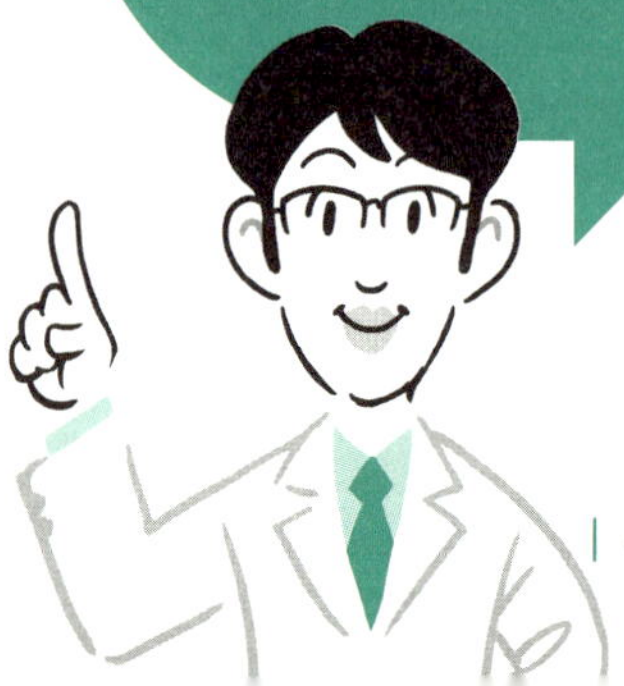

「どうすればいいの？　今さら近視は治らないしね。あ、レーシックで近視を治せばいいか」

「いやそれじゃダメなんだよ。一般的な眼球の大きさって直径約24㎜って言われているんだけど、近視は眼球の奥行き（眼軸）が広がって例えば、直径30㎜を超える大きさになってしまうんだ（図6）。目がラグビーボールみたいに伸びてしまうから、目の奥にある視神経に負担がかかって傷んでしまう。レーシックは黒目を削る手術なんだけど、この伸びた眼軸自体は治せないんだよ」

「そうなんだ。**レーシックは近視そのものの治療にはならない**のね」

「それどころかレーシックをした人は緑内障の発見が遅れるというデメリットもあるんだ。**レーシックは眼圧が本来より低めに出てしまう**んだよ。

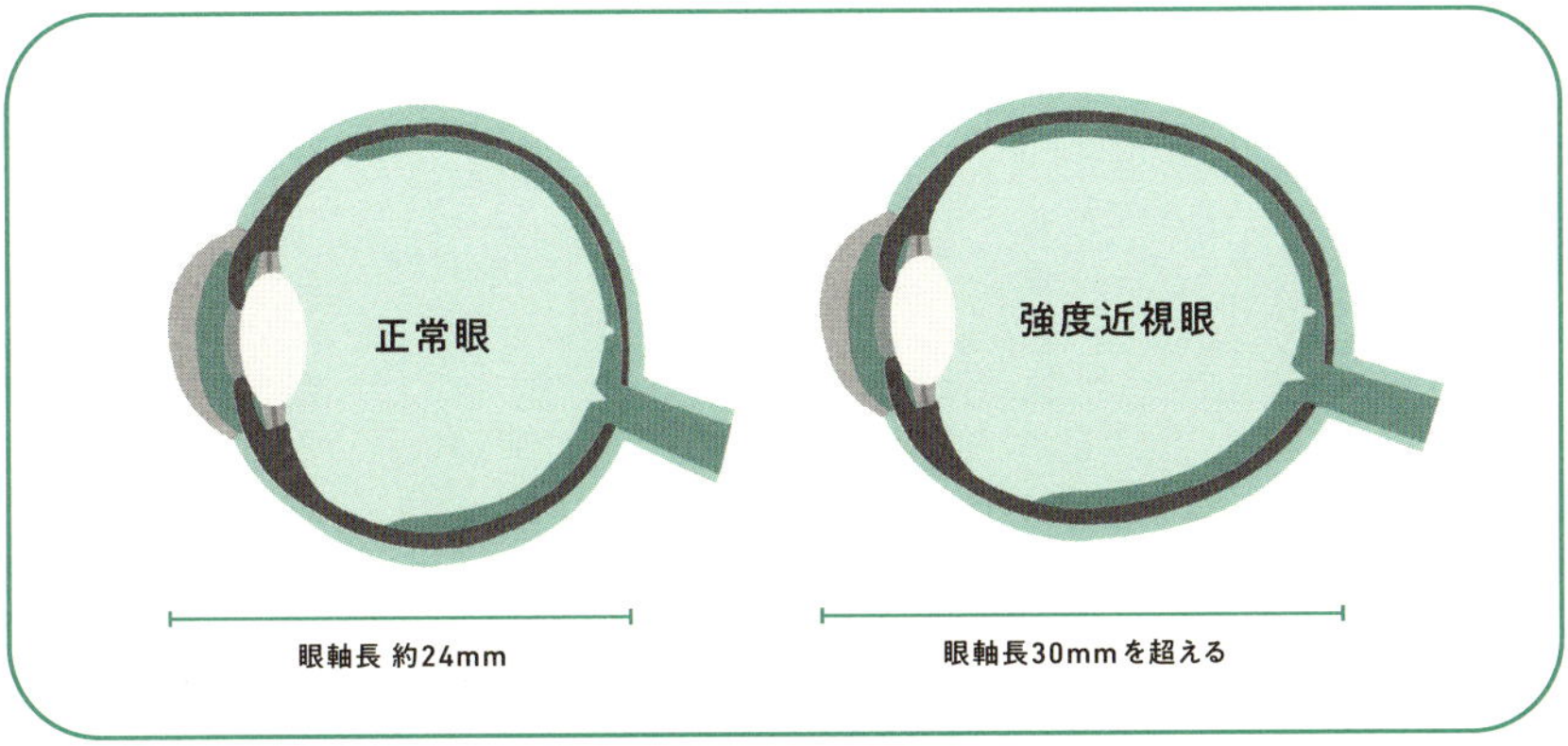

図6　正常眼と強度近視眼

だから、緑内障とわかった時には治療に苦労することもあるから気をつけたほうがいいんだ」

「眼圧が低めになると何で治療に苦労するの？」

「例えば、本来眼圧20㎜Hgの人がレーシックの結果、眼圧10㎜Hgになったとするじゃない？ この患者さんに眼圧を1㎜Hg下げる目薬を処方した場合に20㎜Hgだったら19㎜Hgになるから薬が効いているのがわかる。でも、10㎜Hgだったらどうかな？ 実は**眼圧の低下は0.5㎜Hg程度になって薬の効きも半減しちゃう。そうすると目薬の効果があるのか、ないのかさっぱりわからなくなっちゃう**んだよね」

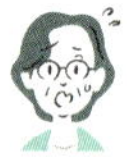

「えっ！ そんなこと病院やクリニックでは教えてくれないわよね。じゃあ、レーシックをしている人は要注意ね。ところで近視で緑内障になったら、もう何もしようがないってこと？」

「そうでもないんだよ。近視は努力次第で進まないようにできるんだ」

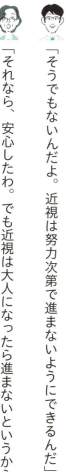

「それなら、安心したわ。でも近視は大人になったら進まないというから私には関係ないか」

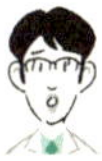

「いや、そうとも言えないんだ。**近視は年をとっても進む**から注意してよ」

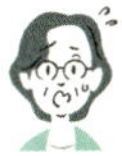

「え、そんなことないでしょ。近視は子供の時に進むって聞いたことがあるわ。私の周りの大人はみんな嘘つきだったってこと？　人間不信になりそうだわ」

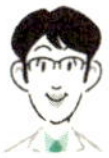

「極端だな。確かに子供の時のほうが明らかに進むんだ。でも、大人になったら進まないってことじゃないんだ。研究でも『近視は大人になっても多少は進んでしまう[*12]』って言われている。だから、大人になってからも**近視が進まない生活をすることも大切**なんだよ。近視が強い人は緑内障になるリスクが高いから、２年に１回は目の検査をしておいたほうがいいね」

近視が進まない生活とは？

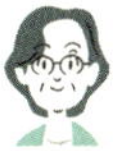

「ところで、近視が進まない生活ってどういうことかしら？」

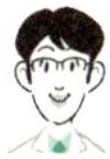

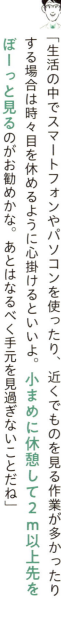

「生活の中でスマートフォンやパソコンを使ったり、近くでものを見る作業が多かったりする場合は時々目を休めるように心掛けるといいよ。**小まめに休憩して２ｍ以上先をぼーっと見る**のがお勧めかな。あとはなるべく手元を見過ぎないことだね」

「じゃあ、Netflixでドラマを見るなっていうこと？　私Netflixがない生活は考えられないんだけど」

「その場合はスマートフォンで見るのは避けてなるべく画面が大きいタブレットで見るか、テレビに映して見るといいよ（図7）」

「そう言えばテレビでもNetflixを見られるみたいなのよね。でも、テレビをネットにつなぐのが大変そうでやっていないのよ。あなたやってくれない？」

「僕がやると配線がこんがらがっちゃうと思うよ。それでもいいなら、やってもいいけど」

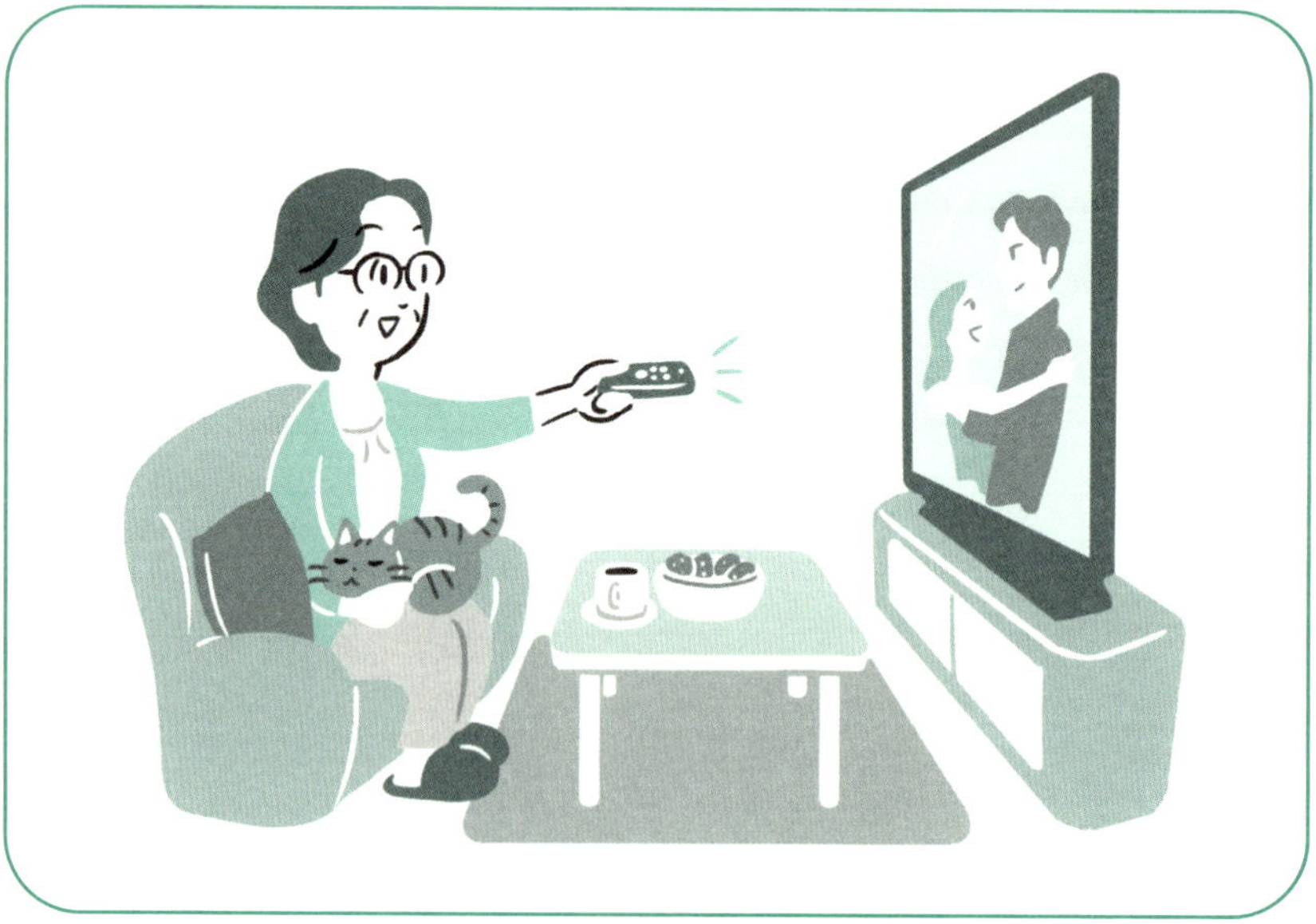

図7 テレビでNetflixを見る厚子さん

「確かに前にやったらえらいことになったわね。やっぱり遠慮しとくわ。お父さんも配線間違ってテレビがショートしたことがあるから頼めないし。何でそういうところが親子で似るのかしらね」

「すいませんね。おそらく配線関係はお母さんが一番得意だと思うからお任せします」

「テレビの配線とか普通は男性がやるもんでしょ。まぁいいや。それなら、明日からテレビをネットにつないで見るようにしておくわ。ところで、近視は治らないのよね？　近視が良くなれば緑内障も良くなりそうなのに」

「確かに大人になってしまうと近視自体を治すのは難しいんだ。でも、**子供のうちならある程度治すことは可能**。最近は眼科でも近視を早いうちから矯正しようという流れがあるよ」

「近視にならない治療なんてあるの？」

「**『オルソケラトロジー』と『低濃度アトロピン』っていう二つの方法がある**んだ。オルソケラトロジーは寝ている時にコンタクトレンズをつけることで昼間のうちに進んだ近視を矯正する方法。低濃度アトロピンは目薬を毎日差して近視の進行を抑制する方法な

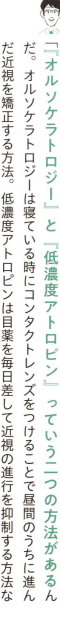

んだ」

「そんな方法あるの？　初耳だわ。時代は変わったのね」

「あとは**近視を予防するには散歩も大切**だね」

「何で散歩なの？　遠くを見るから？」

「それもあるけど、子供を対象にした研究では『**日光を浴びると近視が進みにくい**[*13]』ことがわかっているんだ」

「えっ、紫外線って目に悪そうじゃない？」

「紫外線は確かに良くないけれども、日光を浴びないのもそれはそれで問題なんだ」

「私緑内障だから紫外線予防で濃い色のサングラスを選ばなきゃね」

「**紫外線のカット率とレンズの色は関係ない**よ」

「そうなの？　眼鏡屋さんも先生もそんなこと教えてくれなかったわ」

「紫外線は『可視光線』といって見える光ではないんだ。だから、紫外線カット加工がされていれば透明でも問題ないよ」

「サングラスはどんなのでもいいわけね。じゃあ、ティアドロップ型のサングラスにでもしてみようかな」

「ハードボイルドだな」

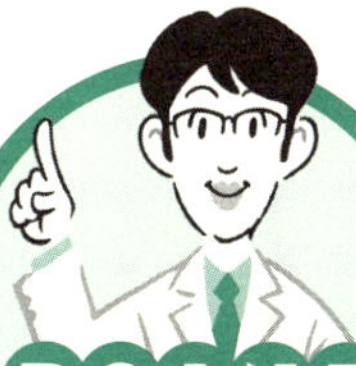

POINT

- レーシックで近視を治すことはできない。
- レーシックをすると眼圧が本来よりも低めに出てしまい、緑内障の治療効果が判定できなくなる恐れがある。
- 近視は生活によって進行を止めることはできるが、大人になってからも進む。
- 近視の進行を予防するには小まめに休憩して2m以上先をぼーっと見るのがお勧め。
- 子供を対象にオルソケラトロジーと低濃度アトロピンという二つの近視の治療法がある。
- 散歩をして日光を浴びると、近視が進みにくくなる。
- サングラスの紫外線カット率とレンズの色は関係しない。

5 本当は失明するまで視野が狭くならない緑内障

緑内障は失明するまで視野が広く、視野には深さもある

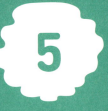

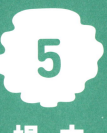

「この前クリニックで視野検査したんだけれど、あれって大変だよね」

「時間もかかるし、ボタンを押すのに集中すると疲れるよね。たまにこのままでいいのか不安になる時もあるし。僕も苦手だな」

「そうなの。光ったと思ったらズレたりしててね。あれで大丈夫なの？」

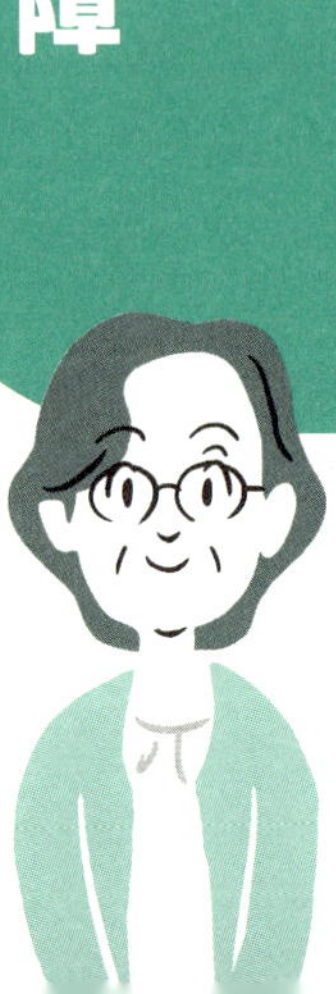

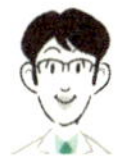

「問題ないよ。決まったタイミングで全部押しちゃったら、検査にならないでしょ？　だから、あえて機械が光をズラすこともあるんだ。ところで、視野検査をする時は目が乾燥していないかチェックしてから受けるといいよ」

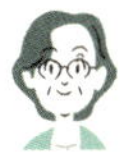

「どういうこと？」

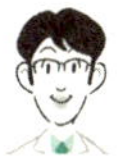

「視野検査は目線を固定することになるから必然的に瞬きが少なくなるんだ。検査時間はだいたい5分前後と言われているから、**ドライアイの目薬をしてから検査を受けるといい**と思うよ」

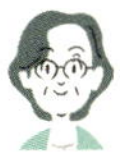

「確かに視野検査が終わると、目が乾いている感覚があるわね。そう言えば、視野検査って実際は何を見ているの？　クリニックでは検査はするけどきちんと説明を受けたことがないのよね」

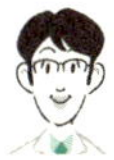

「視野検査では片目ずつの視野の範囲を見ていて、緑内障の場合は中心30度程度の視野を調べるのが一般的なんだよね。でも、実は視野って広い範囲が見えているもんなんだよ。具体的には視野が正常な場合は耳側約１００度、鼻側約60度、上方約60度、下方約75度が見えているんだ（図8）」

「じゃあ、視野を全部調べたほうが良さそうじゃない？ 実際は30度以外のところはもっと見えてるでしょ？」

「確かにそうなんだけれども、**緑内障で最初に異常が出るのは中心30度の範囲**なんだ。だから、この範囲の変化をくわしく調べたほうが緑内障の状態はわかるんだよね。広い範囲を調べるとかえってちょっとした変化がわかりにくくなっちゃうんだ」

「そうなの？ 何となく周りから徐々に見えなくなって最後に中心が見えなくなるんだと思ってた」

「そうでもないんだよ。実は**外側の視野は最後まで見えているってことが意外と多い**んだよ」

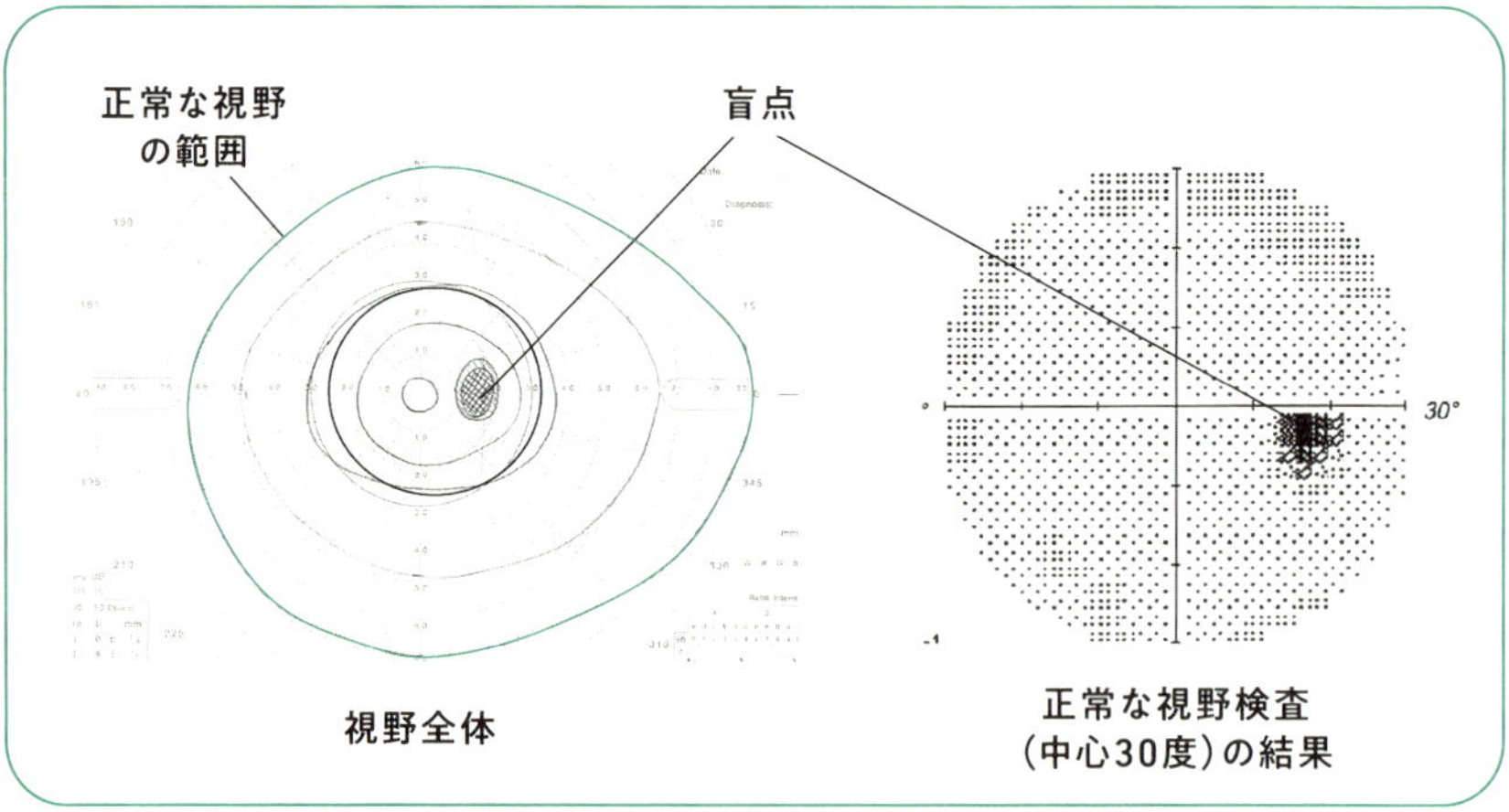

図8 視野全体と正常な視野検査（中心30度）の結果
視野が正常な場合は上方約60度、下方約75度、耳側約100度、鼻側約60度が見えている。
緑内障は中心30度に視野欠損が出やすい。

「えっ、何それ？　緑内障は視野が狭くなる病気じゃない。でも、緑内障は失明するまで視野が広いってことかしら？」

「実はそうなんだよ。その辺りのことはややこしくなるからクリニックではほとんど説明しないんだよね。それに加えて**視野には広さ以外にも深さがある**んだよ」

「視野が深いと奥まで見えるのかしら？　見えないものも見えちゃうとかちょっと楽しみね」

「スピリチュアルみたいだな。お母さんはテレビ番組の『オーラの泉』とか好きだったよね。そう言えば、オーラや守護霊を見てもらうのにハマっていた時期もあったな」

「あなたは中年男性の霊がついているって聞いたわよ。気をつけてね」

「はいはい……。視野が深いというのはしっかりと見える能力が高いってことだね。例えば、本をまっすぐに見ると文字が見えるでしょ？」

「はいはい。見える」

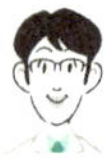

「じゃあ、本をまっすぐ見て目を動かさないようにしてみて。『こうやって本を動かすと……』って、めちゃくちゃ目が動いてるから……。もう1回やるね。まっすぐ見ててね。本を動かすよ。どう感じるかな？」

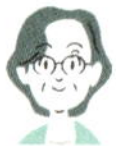

「あぁ、視野の真ん中だと文字が見えるけど、ちょっとズレると何が書いてあるかわかんないな。本があることはわかるけど」

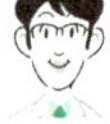

「そうそう。そうやって中心からズレるほどに目が受け取れる情報量は減っていくんだよ。一番情報量が多いのが真ん中、少ないのが周辺部なんだ。だから、視野の中心が見えなくなると確かに視野は広いけれど、文字が読めなかったりするわけ」

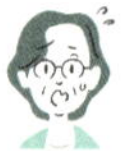

「じゃあ、視野の中心が欠けると視力が下がるってことなのかしら？」

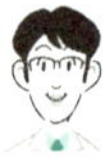

「確かにそうなんだけれども、実は緑内障になると視力にばらつきが出るんだ。視力検査をする時に視野の欠けがない範囲で指標を見ると視力が出るのに視野が欠けている範囲で指標を見ると視力が出にくいということもあるんだよね」

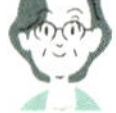

「視野と視力の関係って本当にわかりにくいわね。緑内障は中心30度から悪くなることはわ

かったけど、その後は視野の中心が欠けて、最後に周りも欠けるという感じなのかな」

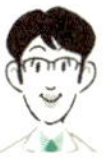

「一般的にはそうなんだけれども、実は**中心から悪くなる人も一定数いる**んだよ。そういう人は積極的に治療をしないと、早い段階で生活に不自由を感じるようになってしまうんだ。だから、最近は**病院やクリニックでも中心10度の視野も測るようになってきているから定期的にチェックする**といいよ」

簡単！ 緑内障セルフチェック

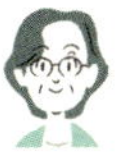

「眼科に行けば、10度の視野検査はどこでもやってくれるのかしら？」

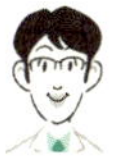

「眼科によってまちまちかな」

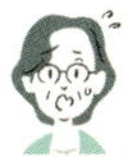

「じゃあ、どうすればいいのよ？　患者としては困るわ」

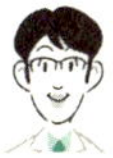

「その対策としてこういうのがあるよ。えっと、ガサゴソ」

「ちゃんとカバンぐらい整理しておきなさいよ。昔からそうなんだから……って、そのチョコレートいつの？　あら！　少し溶けてるじゃない。私が食べてあげる」

「あった。これこれ、『アムスラーチャート』（図9）」

「カタカナで難しそうね」

「名前はややこしいけれどもやることは簡単。まずは右目を隠して左目だけが見える状態にしてみて。そうしたら老眼鏡をかけてこのチャートを30㎝ぐらい離して見てみよう」

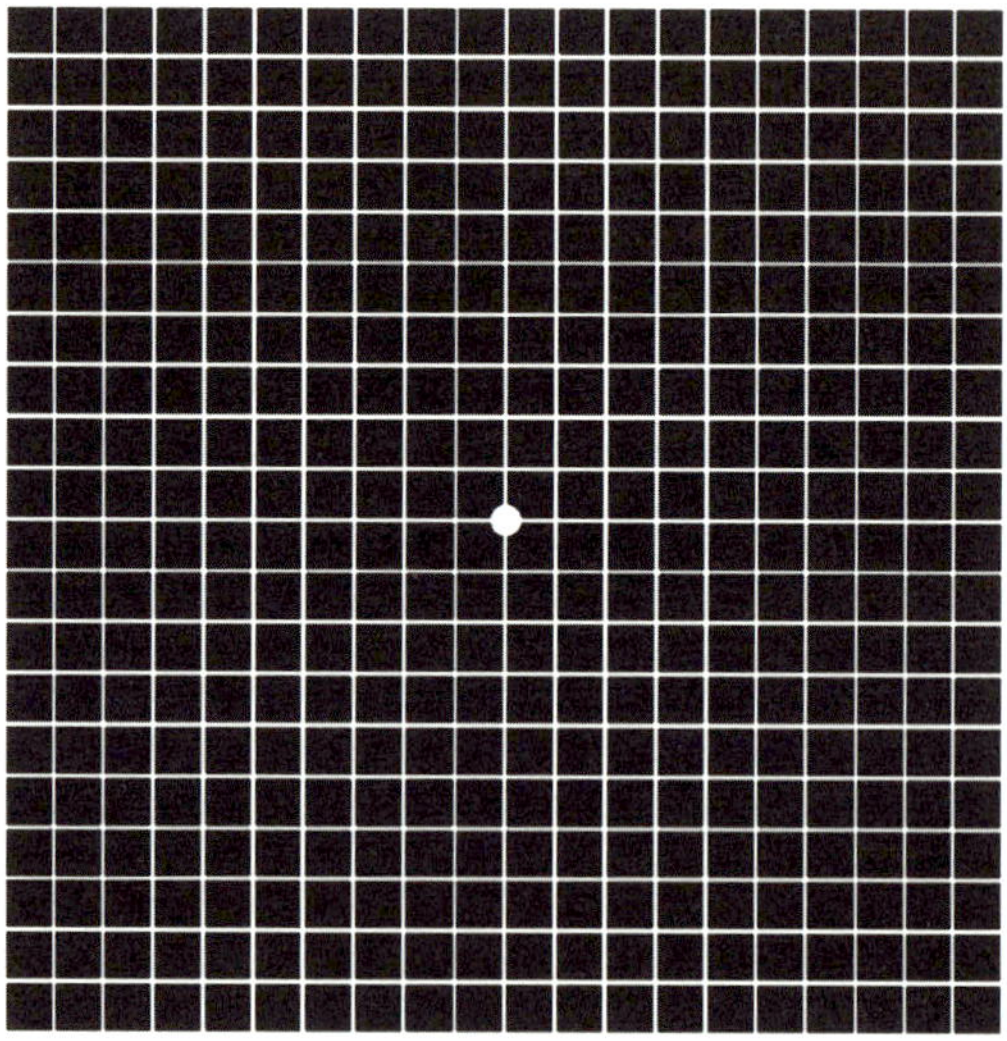

図9 アムスラーチャート
片方の目を隠してアムスラーチャートの中心を30cm程度離して見る。
終わったらもう片方の目もチェックする。

「何ともないけれど」

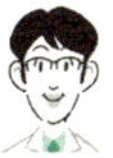

「じゃあ逆にしてみて」

「特に何ともないよ」

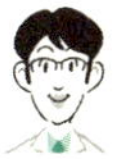

「お母さんは10度の視野に問題がないってことだね。中心10度の視野に異常がある人はこのチャートに異常が出やすいんだ。お父さんはこれに異常があったんだよ」

「そうなの？　あの人何も言ってなかったよ」

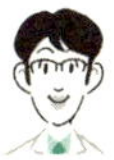

「あんまり自分の状態をわかってないから。お母さんからもちゃんと治療するように言っといてよ」

「わかったわ。これは中心10度でしょ。中心30度のものはないの？」

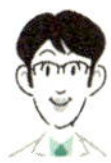

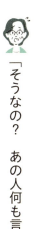

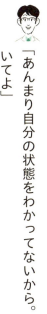

「中心30度を見るものはないけれども、それに近い方法として**カレンダーを使ってチェックする方法**（図10）があるよ」

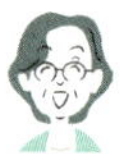

「なんだか急に生活お役立ち情報みたいになってきたわね」

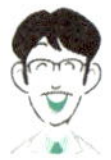

「まずはしおれたこのお野菜に熱めのお湯をかけます。すると、あら不思議！」

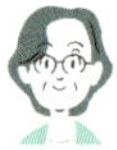

「『あ、お野菜がパリッとしてきた』ってそれは違うでしょ。それでどうやって使うのよ？」

「意外とのってきたね。カレンダーがあるでしょ。30cm離れた場所でその中心を見ながら片目を隠してみてよ」

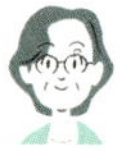

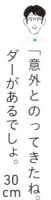

「はいはい。それでどうするの？」

日	月	火	水	木	金	土
1	2	3	4	5	6	7
8	9	10	11	12	13	14
15	16	17	18 check !	19	20	21
22	23	24	25	26	27	28
29	30	31	1	2	3	4

図10 カレンダーチェック
30cm程度離れた場所で片目をつぶり、カレンダーの中心を見て目線の位置を固定し、見えづらいところがないか確認する。もう片方の目も行う。

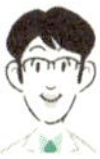

「まずはそれを数日やってみて。すると、視野が欠けているところを何となく感じられるようになるよ。例えば、曜日が書いてあるところが見えにくいとか、2行目の辺りが見えにくいみたいにね。それを毎日続けていくと、『前より見える範囲が狭いな』とかいった具合に、細かい変化を感じられるようになる」

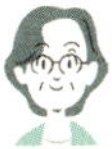

「それ以外に家でできる検査はないの？」

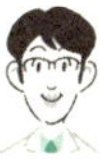

「文字のコントラストを見ることで**白内障チェック**（図11）もできるよ。この文字を見てみてよ」

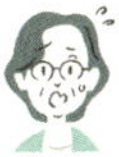

「なんか見えにくいところがあるわね」

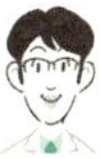

「すべてがきちんと見える場合はいいけれども、見えにくい文字がある場合は注意が必要だね。視力が落ちていなくてもコントラストが認識できない可能性があるから白内障の疑いがあるんだ」

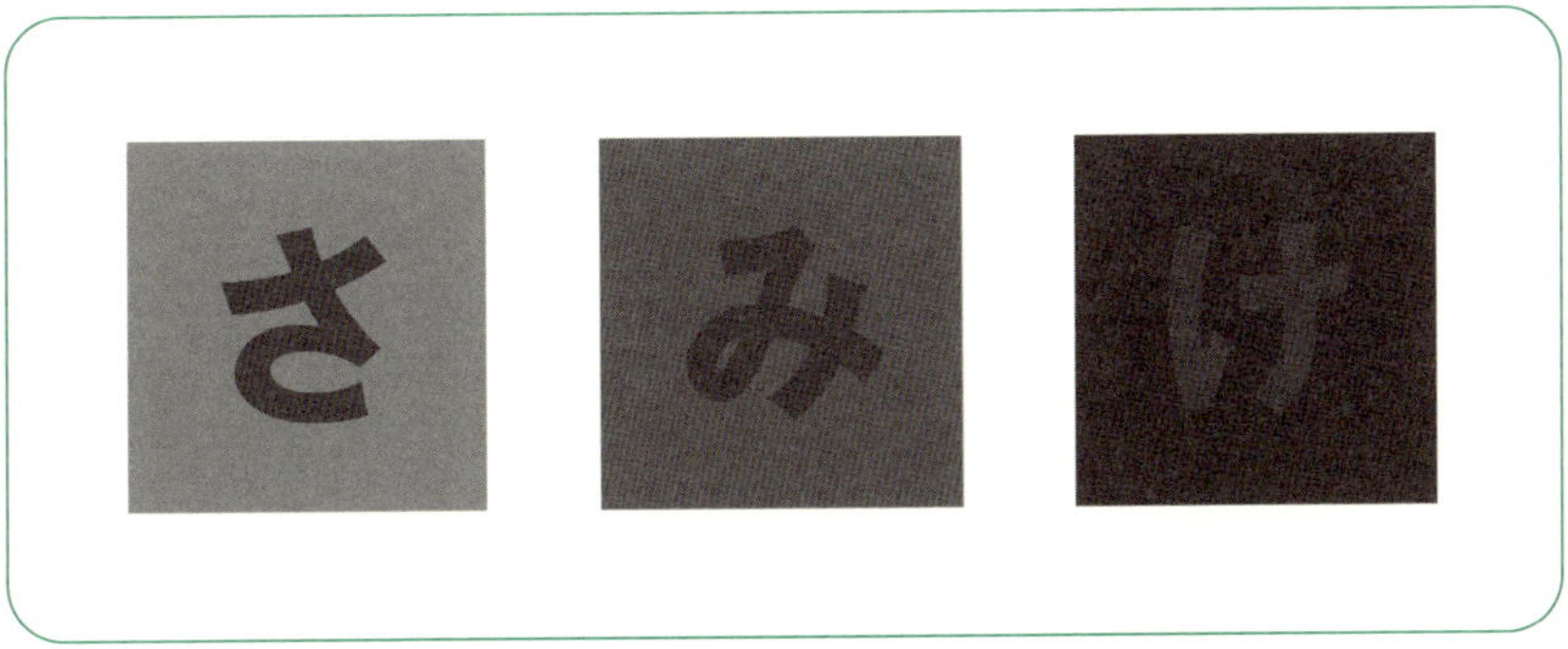

図11 白内障チェック
左から順にチェックし、見えにくい文字がないか確かめる。

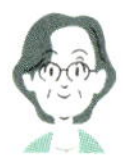
「なぜ緑内障なのに白内障チェックするのよ」

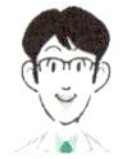
「見えにくいのが緑内障のせいだと思っていたら白内障のこともあるんだ。だから、早めに白内障の治療をしておいたほうがいいんだ」

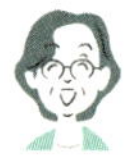
「じゃあ、これをやっていればクリニックに行かなくてもいいわね」

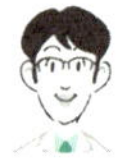
「そりゃダメに決まってるでしょ。あくまで簡易検査だから」

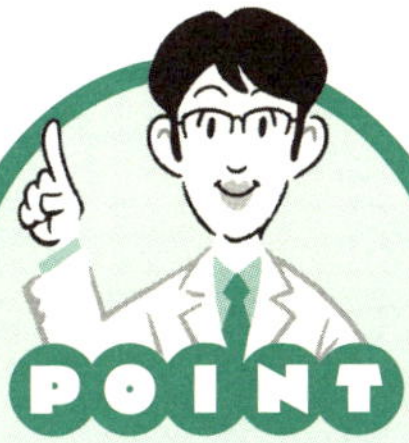

- 視野検査の前はドライアイの目薬をするとよい。
- 緑内障の視野は中心30度から異常が出る。
- 緑内障は失明するまで外側の視野が残っていることが多い。
- 視野には広さ以外に深さがある。
- 緑内障は中心から視野が欠け始める場合があるので、定期的に中心10度の視野検査を受けるとよい。
- 緑内障の進行をチェックするためにアムスラーチャートでのチェック、カレンダーチェック、白内障チェックをするとよい。

6 正常眼圧緑内障の眼圧を下げる理由

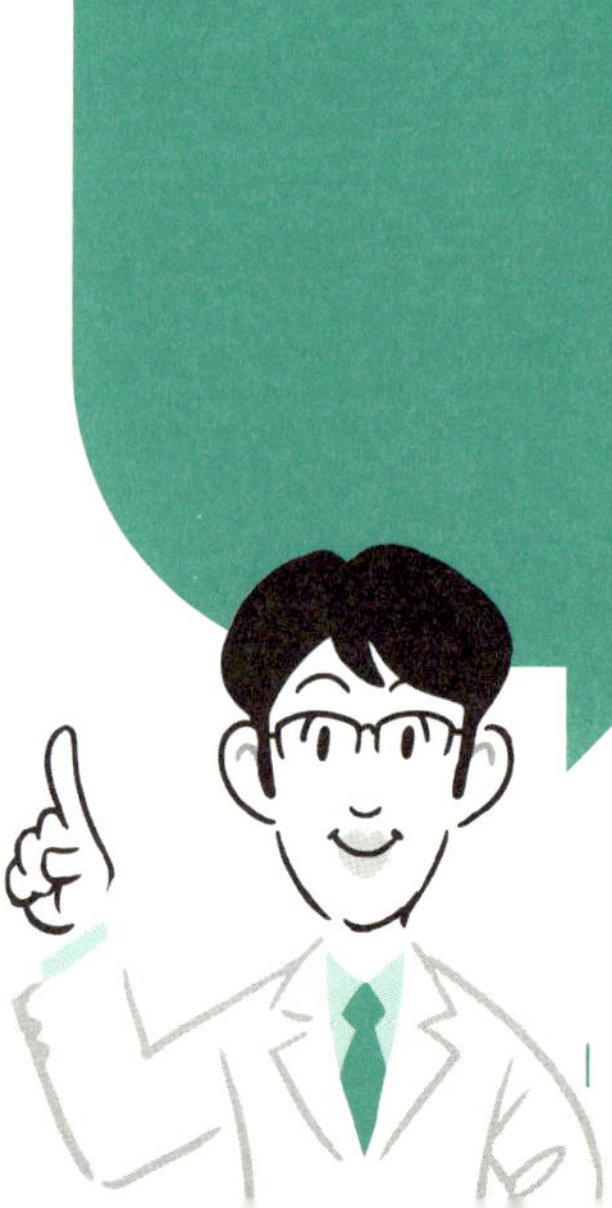

正常眼圧緑内障の治療方針

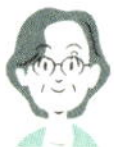

「そう言えば、私は治療前の眼圧は16㎜Hgなのよ。眼圧って正常が10～20㎜Hgって言うじゃない？　眼圧が正常なのに何で目薬をしなきゃいけないのかな。おかしくない？」

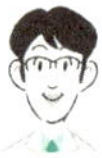

「普通そう思うよね。実は『**日本人の緑内障患者の約7割が正常眼圧**』[*3]だということがわかっているんだよね。こういった緑内障は医学的には『**正常眼圧緑内障**』**って言って、開放隅角緑内障の中で眼圧が正常値なのに視神経が傷ついてしまう**ものを指すんだ。でも、この正常っていう意味がわかりにくいよね」

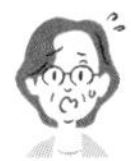

「普通『血圧や血糖値が正常ですが下げましょう』なんて言わないでしょ。治療しなくてもいいのに病院に通わされているように思う人もいるんじゃないかしら？」

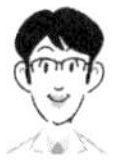

「確かにそんな疑問を持っている人もいると思う。でも、実際病院ではあなたは正常眼圧緑内障だと診断されることはほとんどないんだ。単に緑内障と診断されることが多いかな」

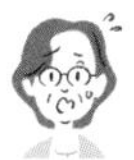

「患者側からしたらはぐらかされているように感じるわ。あなたきちんと説明してよ」

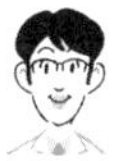

「じゃあ、一度この『正常』って言葉を忘れて考えてみようか。正常イコール平均ってイメージしてみるといいかな。例えば、平均年収ってあるじゃない。平均年収なんだけれども浪費家だったらお金はなくなるでしょ。そういう感じかな？」

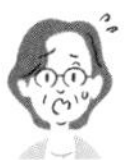

「わかったようなわからないような……。やっぱりあなたの説明わかりにくいわ」

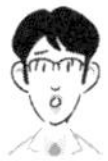

「すいませんね……。補足すると、ここで重要になるのは平均的な眼圧に目の神経が耐えられるかどうかかっていうことなんだ」

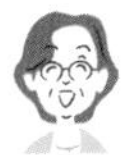

「それなら、やっぱり私の神経は普通の人に比べて弱いってことかしら？　自分では神経の太さに自信があったんだけど」

「精神的なタフさと目の神経は関連しないから」

「そこを真面目に否定しちゃダメでしょ。ノリツッコミで返さないと。まだまだツッコミの技術が甘いわね」

「すいませんね。視神経が弱いとすると眼圧が正常でもさらに下げなきゃいけなくなるんだよ」

「じゃあ、どこまで下げればいいのかしら?」

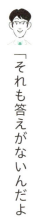

「それも答えがないんだよ

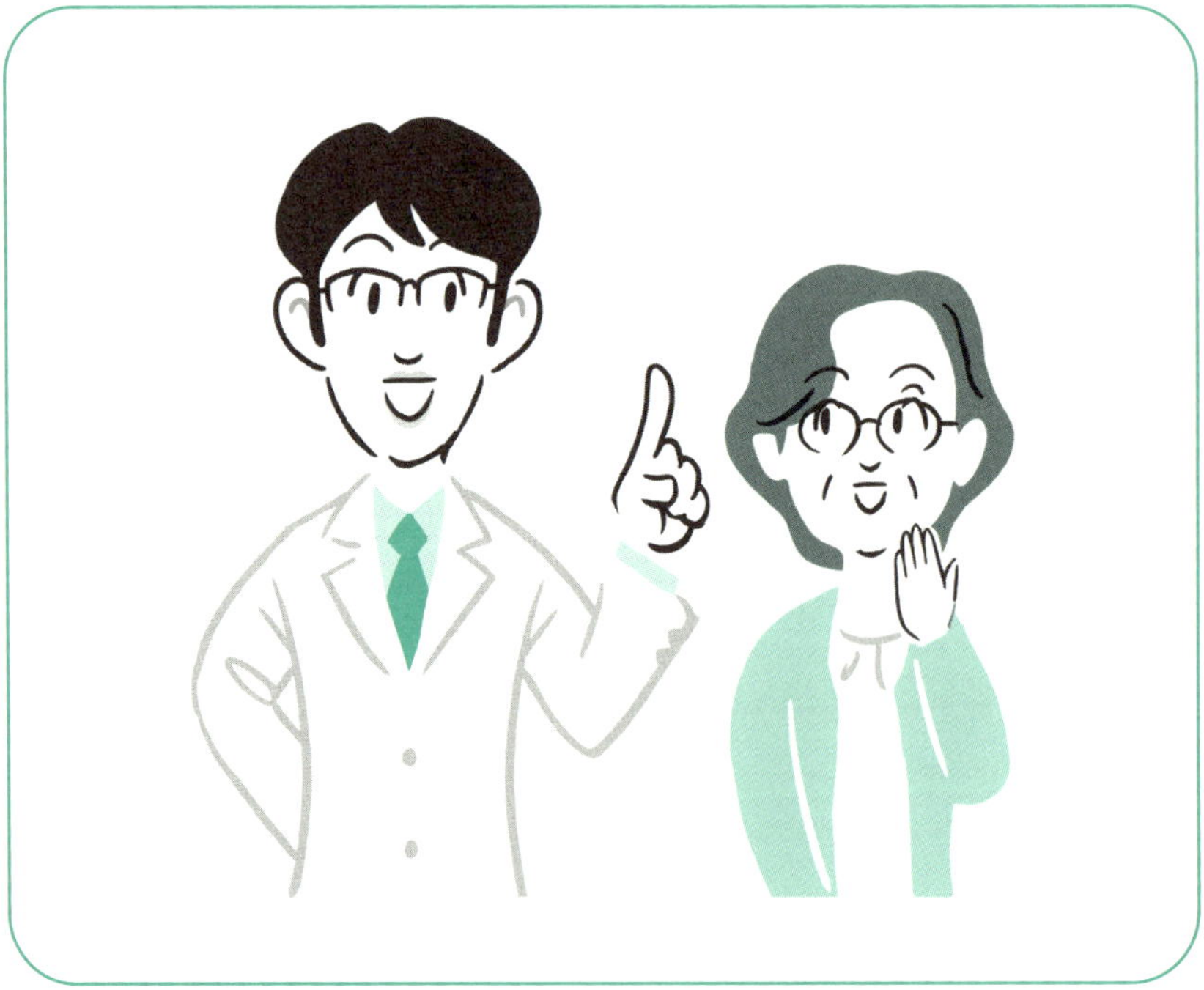

図12 平松先生の話を真剣に聞く厚子さん

ね。とにかくできるだけ眼圧を下げる。だから、クリニックでの治療が一番。できれば生活習慣も気をつけたほうがいいんだよ」

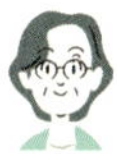

「何それ？　クリニックへ行っているのに生活習慣に気をつけるっておかしくないかしら？」

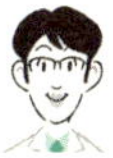

「絶対というわけではないけれども、参考程度に知っておくといいよ。それに**眼圧の適正値は人によって違う**んだ。20㎜Hgで大丈夫な人もいれば、12㎜Hgでも視神経が傷む人もいる。研究では『**眼圧を下げるだけで約7～8割の人は視野の悪化が抑えられる**[*14]』と言われているんだ。だから、できるだけ眼圧を下げればいいのは確かだけど」

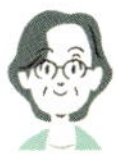

「じゃあ、目薬や手術をしてバンバン眼圧を下げればいいじゃない？」

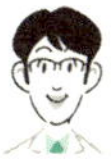

「そうなんだけど、その分目薬の副作用が出たり、手術で目に違和感が出たりすることもあるから一長一短なんだよね」

眼圧の目標値

「でも、『眼圧がいくつなら大丈夫』と言われないとなると、患者としては不安よ」

「まぁそうだよね。眼圧の目標値は仮の指標ならあるんだけども」

「それを早く言ってくれればいいでしょ」

「はいはい。一つは**治療前の眼圧を30％下げるという目標値**。20㎜Hgだったら70％にするってことだから、14㎜Hgが目標になる。もう一つは、**初期なら19㎜Hg以下、中期なら16㎜Hg以下、後期なら14㎜Hg以下に下げるという目標値**」

「二つあるの？　どっちのほうがいいの？」

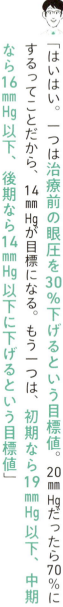

「実はその他にもいくつか方法があってこれはあくまで指標でしかないんだ。僕がよくやっているのはとりあえず眼圧30％減を目標として目薬を開始。初期で視野検査の結果が悪くないなら経過を見る。それで悪化するようなら目薬を追加してもっと眼圧を下げていくという

感じになるかな。後期なら前倒ししてどんどん治療をしていくことになるよ」

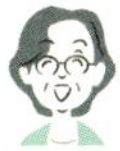

「じゃあ、眼圧を30％下げる場合、私は元の眼圧が16㎜Hgだから11㎜Hgを目標にするって感じなのね。それなら目薬を差すだけで目標をクリアしているから心配しないでいいのかな」

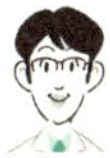

「とはいっても安心しないで様子を見る必要があるよ。**眼圧は一定じゃないし、加齢によって上がる人も下がる人もいるんだ。場合によっては目標眼圧を達成していても悪くなる**人もいるからね」

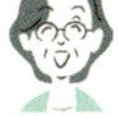

「え、そうなの？　でも目標があると治療のやりがいはあるわね」

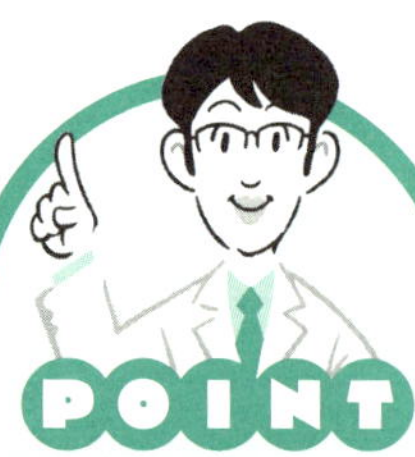

- 日本人の緑内障患者の約7割が正常眼圧緑内障。
- 開放隅角緑内障の中で眼圧が正常値の場合を正常眼圧緑内障と言う。
- 眼圧の適正値には個人差があるが、眼圧を下げれば、7～8割の人は症状が抑えられる。
- 眼圧の目標値は治療前の眼圧から30%下げたり、初期19mmHg以下、中期16mmHg以下、後期14mmHg以下に下げたりするものなどがある。
- 眼圧は一定ではなく、目標眼圧を達成しても加齢によって眼圧が上がったり、下がったり、場合によっては症状が悪化したりすることがある。

第2章

食事・栄養編

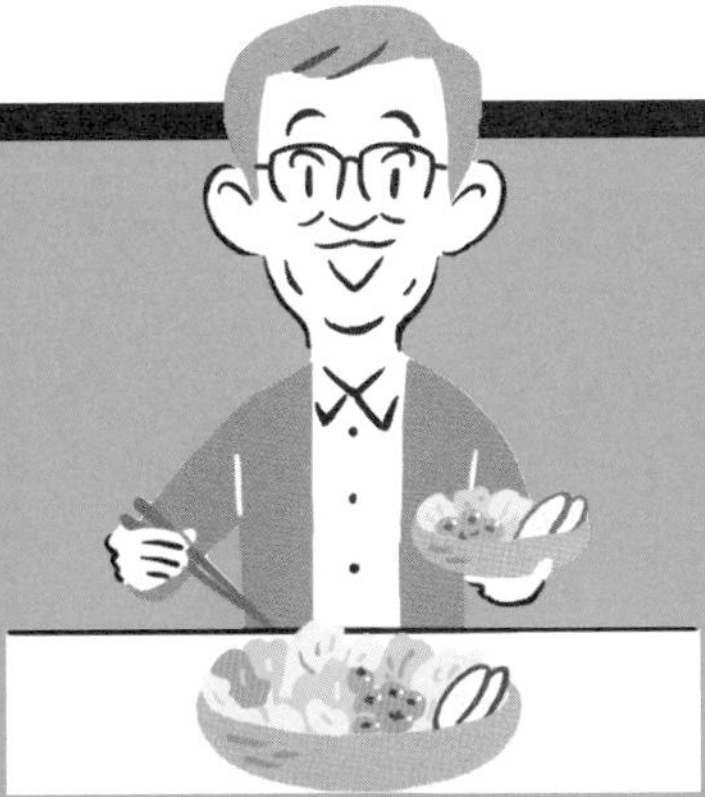

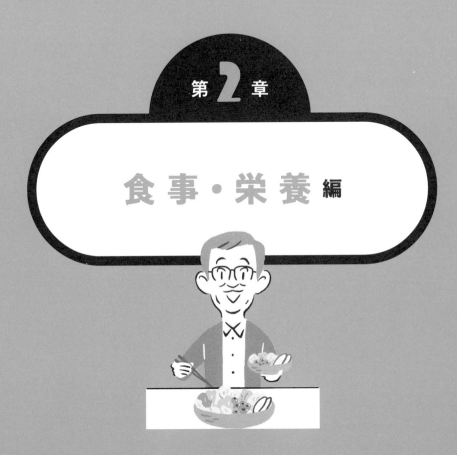

7 緑内障は血流を良くする食事が大切

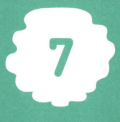

緑内障は腸が命

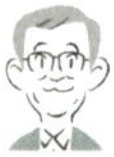
「そう言えばオレ緑内障だったみたいなんだよ」

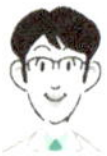
「それ前も聞いたよ」

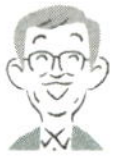
「前もって言っておいたか。さすがオレは用意周到だな。ところで緑内障って何なの？」

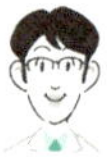
「だから、視野が欠けて見えにくくなる病気だよ」

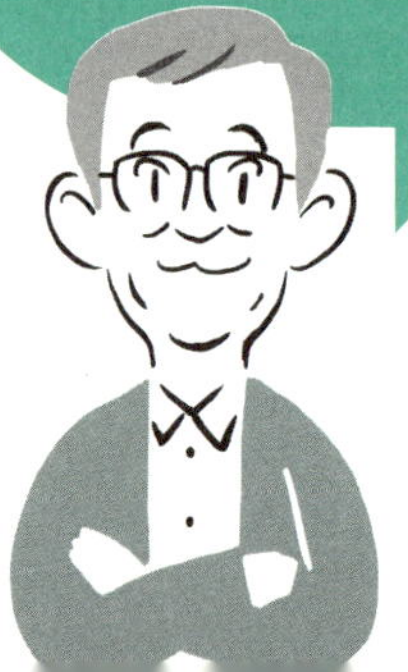

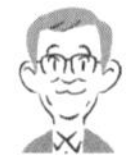
「そうなのか。何か良い方法はないのか？　それでズバッと治しちゃいたいじゃんか」

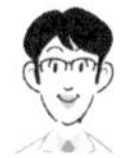
「そういうのはなくて病院やクリニックでの治療が大切だよ」

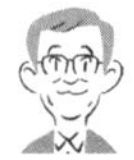
「つまんねぇこと言うな。毎日ヨーグルトを食べればいいとかあるだろ」

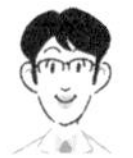
「ヨーグルト……。そういや毎日食べてたよね。テレビ番組の影響だっけ？」

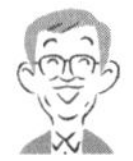
「そうそう。お前よりは信頼できるからな」

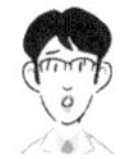
「はいはい。あの時は何に良いと思って食べてたの？」

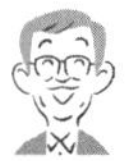
「よくわかんない」

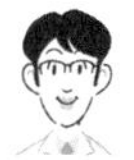
「何に良いのかわからないのにあんなによく食べてたの？　ヨーグルトは好きなの？」

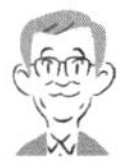
「特に好きってほどでもないかな。でも何となく体に良さそうじゃん」

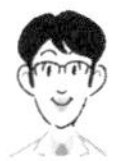
「好きでもないものを食べ続けられるってある意味すごい才能だな。あえて言うと、ヨーグ

ルトは緑内障にいい部分もあるんだよ。ヨーグルトには**タンパク質がたくさん含まれているから緑内障の場合は積極的に摂るといいんだ**」

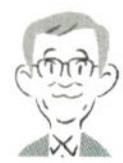

「タンパク質の何がいいんだ？」

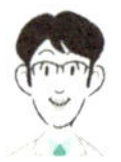

「タンパク質が不足すると、体をつくる基本構造がもろくなっちゃうんだよね。だから、視神経がダメージを受けやすくなるのではないかと言われているよ。それにヨーグルトは発酵食品だから腸内細菌にも良いと言われているんだ」

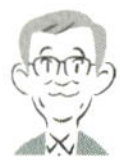

「『生きて腸で効く』とか言うもんな」

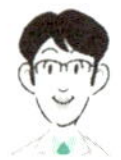

「実は腸内にはたくさんの細菌がいるんだけど、発酵食品を食べるとそのバランスが整うんだ。研究でも『発酵食品を食べた結果、体の中の炎症が抑えられた[*15]』と言われているよ。**緑内障は視神経が慢性的に炎症を起こした結果とも言えるから、腸の状態は良いほうがいいね**」

緑内障にお勧め「MIND食」

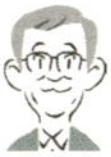
「他に腸に良い食べものはないのか？　納豆なんかいいんだろ。ヨーグルトに混ぜて食えば最高だな」

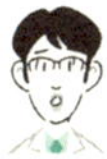
「えっと……。確かに、納豆も発酵食品だから腸内細菌にとってはいいよね。あとはバナナもいいかな」

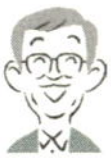
「バナナならオレ好きだよ。ヨーグルトに入れやすいな」

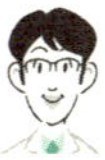
「そうそう。バナナにはフラクトオリゴ糖という成分が含まれているんだ。フラクトオリゴ糖は腸内細菌の栄養になってくれるから、腸内環境も整うんだよ」

「じゃあ、それをずっと食べればいいんだな」

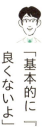

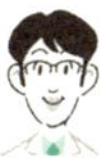
「基本的に『この食べものがいい』って言われたからといって、同じものを食べ続けるのは良くないよ」

「じゃあどのぐらい食べればいいんだ」

「ヨーグルトなら1日200g程度かな。食品コーナーで売っている小分けのカップで1～2個っていうイメージかな」

「じゃあ、オレは毎日大きなパックを一つ食べているから十分だな」

「ちょっと多いかなとは思うけど……。**緑内障も他の病気と同じように基本はバランスの良い食事を摂ることが大切**なんだ。あとは食事で血圧と血糖値を上げないように注意したいね」

「お前、そういう守りに入るような話をするなよ。血圧とか血糖値は緑内障と関係ないだろ」

「実は密接な関係があるんだ。研究でも『高血圧や糖尿病は緑内障にとって良くない[*16]』と言われているんだ」

「そうなのか？」

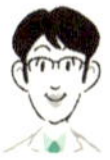
「簡単に言うと、高血圧も糖尿病も全身の血管の状態が悪くなっている状態なんだよ」

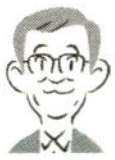
「やっぱり関係ないじゃん。緑内障って目の病気だろ」

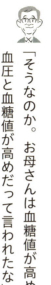

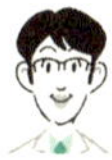
「お母さんにも説明したんだけど、緑内障は神経の病気（p43）なんだ。だから、**全身の血管の状態が悪いと、血流も悪くなって神経が傷んでしまう**んだ。すると、緑内障の症状も進みやすくなるというわけ」

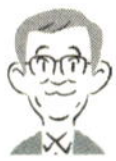
「そうなのか。お母さんは血糖値が高めだから要注意だな。そういや、最近オレも医者から血圧と血糖値が高めだって言われたな」

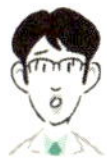
「健康にあんなに気をつけているのにそんな感じなの？　研究では『血糖値が高い人は眼圧が高くなる』[*17]こともわかっているから注意してよ」

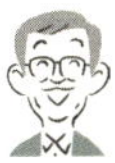
「ヨーグルトを食べているから大丈夫だろ」

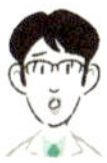
「だから、そう単純じゃないんだって。**高血圧なら塩分が関係するし、高血糖ならカロリーの摂り過ぎとか甘いものの摂り過ぎも問題になる**んだ。特に白砂糖や精白小

麦粉など精製された食材は血糖値を上げやすい傾向にあるから注意が必要だね。そこで、緑内障にお勧めしたいのがＭＩＮＤ《マインド》食（表４）なんだ」

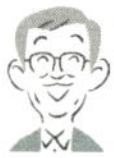

「なんだそれは？　うまそうだな」

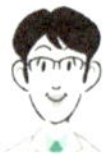

「ＭＩＮＤ食っていうのは、生活習慣病の発症率が低くなると言われる『地中海式食事法』と、高血圧予防を目的にアメリカで考案された『ダッシュ食』を組み合わせた食事法なんだ。研究では**『ＭＩＮＤ食が視神経のダメージを防いでくれるので緑内障にいいのでは？』**[*18]という報告もある。その他にも『ＭＩＮＤ食を食べるとアルツハイマー病になりにくい』[*19]という研究もあるよ」

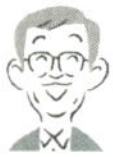

「いいじゃんか。最近物忘れが多いからくわしく教えろよ」

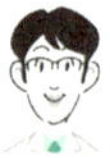

「ＭＩＮＤ食では10項目の積極的に摂取したい食品と5項目の控えたい食品が提唱されているんだ。各食品の摂取頻度の目安をクリアした場合を1点として総計8・5点以上だと効果が期待できると言われているんだよね。細かい注意点は他にもあるんだけど、ざっくり言うと油物やジャンクフードは極力控えて**魚や野菜とか昔から日本の家庭でよく食べられているものを積極的に摂取する**といいよ。よくわからなければおやつに**ナッツを食べたり、普段使っている油をオリーブオイルにしてみるのがいい**ね」

表4 MIND食の食品リストと摂取頻度（「スマートドック」Webサイト〈https://smartdock.jp/contents/lifestyle/lh004/page/2/〉より引用）
1項目を1点としてスコア総計を8.5点以上にすると効果的。

分類	食品	摂取頻度の目安	スコア
積極的に摂取したい食品	全粒穀物	3回以上／日	1
積極的に摂取したい食品	緑の葉物野菜	6回以上／週	1
積極的に摂取したい食品	その他の野菜	1回以上／日	1
積極的に摂取したい食品	ベリー類	2回以上／週	1
積極的に摂取したい食品	魚類	1回以上／週	1
積極的に摂取したい食品	鶏肉類	2回以上／週	1
積極的に摂取したい食品	豆類	3回以上／週	1
積極的に摂取したい食品	ナッツ類	5回以上／週	1
積極的に摂取したい食品	オリーブオイル	普段使う油にする	1
積極的に摂取したい食品	ワイン	グラス1杯程度／日	1
控えたい食品	赤身肉やその加工食品（牛・豚肉）	4回未満／週	1
控えたい食品	ファストフード・揚げもの	1回未満／週	1
控えたい食品	バター・マーガリン	大さじ1未満／日	1
控えたい食品	チーズ	1回未満／週	1
控えたい食品	菓子パン・ケーキ（スイーツ）	5回未満／週	1

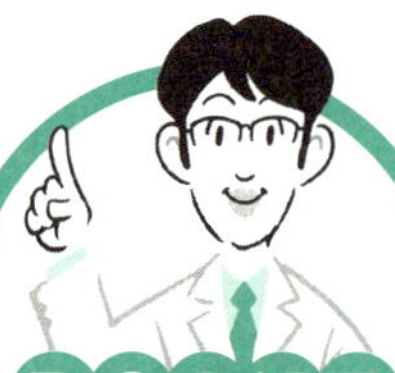

POINT

- 緑内障にはタンパク質が良い。ヨーグルトなどのタンパク質をたくさん含んだ食べものを積極的に摂るとよい。
- 緑内障は慢性的な視神経の炎症が原因のため、腸内環境を整えることが大切。
- 緑内障は他の病気と同様、バランスの良い食事が大切。
- 全身の血管の状態が悪いと血流が悪くなり、神経が傷み、緑内障に影響を与える。
- 緑内障は血圧と血糖値を上げない食事をすると良い。
- 緑内障には視神経のダメージを防いでくれる魚・野菜・ナッツ、オリーブオイルを中心としたMIND食がお勧め。

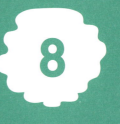

8 緑内障の食事の新常識

緑内障にお勧めの最強の栄養素

「ＭＩＮＤなんとかはわかったけど、けっきょく何を食べればいいんだ？　もっと具体的に言えよ」

「ＭＩＮＤ食もう忘れてるし。この食べものを食べれば大丈夫って言うのはないよ。**緑内障はとにかく三大栄養素をバランス良く摂ることが大切**なんだ」

「何だ。それは？」

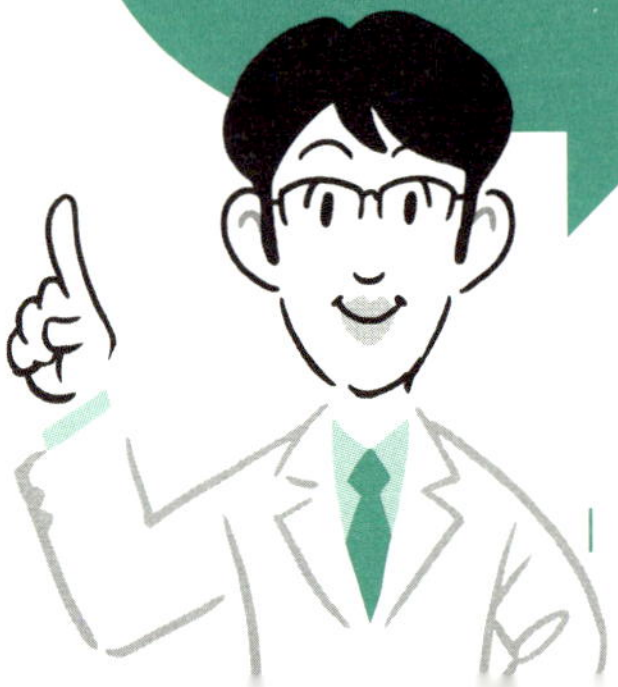

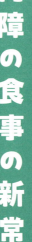

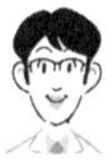

「人間には生きるうえで必須になる『タンパク質』『脂質』『炭水化物』っていう三大栄養素がある。タンパク質は体をつくる栄養素で肉・魚・豆に多く含まれているんだけど、前も言った通り、お父さんがよく食べているヨーグルトにも含まれている。脂質は油分でホルモンをつくったりするのに必要になる。肉や魚、揚げものに豊富。炭水化物は体を動かすエネルギー源になるもので、特にご飯とかいも類に含まれているんだ」

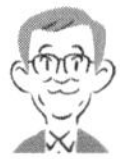

「じゃあ、何で緑内障にはタンパク質がいいって言ったんだ。エネルギー源になる炭水化物のほうが大事そうじゃないか」

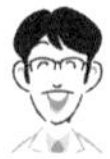

「おぉ、たまにいい質問するじゃん。米や揚げものは比較的よく食べるでしょ？　でもタンパク質って意識しないと摂りにくいんだよね」

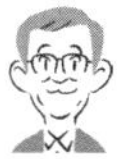

「確かに、肉や魚とかはちょっと重く感じるもんな」

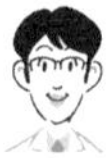

「だから、意識しないとタンパク質の摂取量が必然的に少なくなるから緑内障にもあまり良くない。朝ごはんは納豆とか鮭にするといいかな」

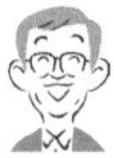

「やっぱりな。だから、ヨーグルトに納豆を入れろって言っただろ」

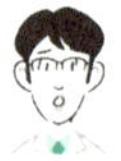
「どうぞご勝手に。納豆は大豆だから脂質は多めだけれども植物性のタンパク質を摂れるってメリットもある。研究でも『納豆は心血管系の病気のリスクを下げる[*20]』って言われているんだ」

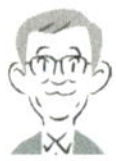
「心血管ってことは血管にいいってことだな」

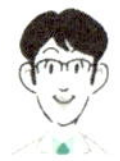
「よくわかったね」

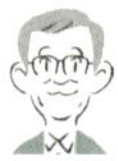
「お前の話はいつもワンパターンなんだよ。どういいんだ？」

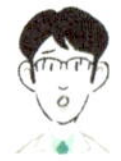
「すいませんね。研究では『**納豆に含まれる大豆イソフラボンが一酸化窒素という物質に関連して血管を広げて血流を良くする作用がある**[*21]』と言われているんだ」

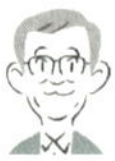
「よくわからんが、イソフラボンは聞いたことがあるぞ」

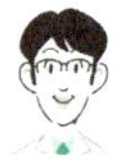
「大豆イソフラボンは女性ホルモンの生成にも関連しているから、中高年以上の女性にはお勧めだよ」

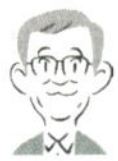
「じゃあ、お母さんに言っておこう」

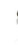

「私は若いから関係ないとか言われそうだけれども」

「確かに言いそうだな」

「あと**鮭にはアスタキサンチンが含まれている**んだ」

「じゃあ、明日だな。また明日」

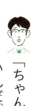

「ちゃんと聞いてる？　アスタキサンチンは抗酸化作用という体のダメージを防ぐ作用が高いんだ。研究でも『**アスタキサンチンは、神経の保護効果がある**[*22]』と言われているよ。あとはＤＨＡ・ＥＰＡという質の良い油も含まれているんだ」

「それなら鮭フライとかはどうなんだ？」

「鮭フライよりは焼き鮭のほうがいいね。ＤＨＡ・ＥＰＡは焼き魚で20％、揚げると50％減ると言われているからね」

「それなら焼き魚と納豆とヨーグルトを食えば完璧だな。そんな話を聞いてたら腹減ってきたな。飯食いに行こうぜ」

緑内障にはベジファースト

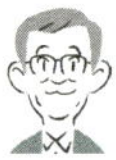
「スパゲッチーでも食べに行くか」

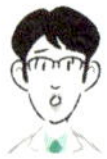
「って噛んでいるし、昔から『しらゆきひめ』も言えてないし、お父さん噛みやすいよね」

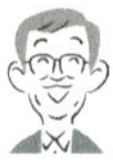
「言えるよ。『しらゆきしめ』ほらな」

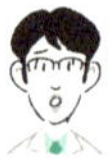
「まあいいや。『血糖値を上げるな』って話の後にスパゲッチーかよ。あっ、噛み癖が移っちゃった」

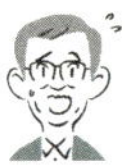
「移るとか失敬なやつだな。スパゲッチーは甘くないよ。糖分摂らなきゃいいんだろ」

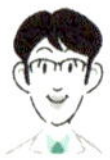
「そうじゃなくて炭水化物も急激に摂るのは良くないんだよ。スパゲッチーも種類を考えればいいんだけど……。やっぱり無難なのは和食かな」

「わかった。オレ和食好きだから、太田屋に行こうか」

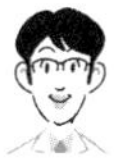
「そうしよう」

「（太田屋にて）焼き魚と季節の野菜定食ご飯大盛で」

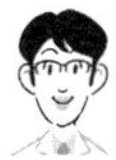
「部活帰りの高校生みたいだな」

「お前そんなに食べないで大丈夫か？　腹減るぞ」

「YouTubeチャンネルをやるようになってから体型には気をつけてるのよ。いつものことだから大丈夫だよ」

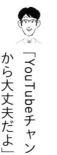

「YouTuberも人知れず苦労があるんだな。いただきます」

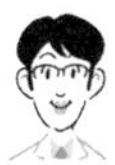
「いただきます……って。あれ、いつも米から食べてたっけ」

「そうだよ」

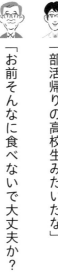

「まあいいけど。野菜を先に食べるのもいい方法だよ」

「健康のために野菜は食べるつもりだよ」

「野菜を先に食べることを『ベジファースト』（図13）って言うんだ。**『ベジファーストで食べると、血糖値の上昇を抑えられる[*23]』**と言われているよ。本当は野菜を少し食べた後に間を置いたほうがいいんだけど。少しでもいいからやってみたらどう？」

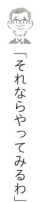

「それならやってみるわ」

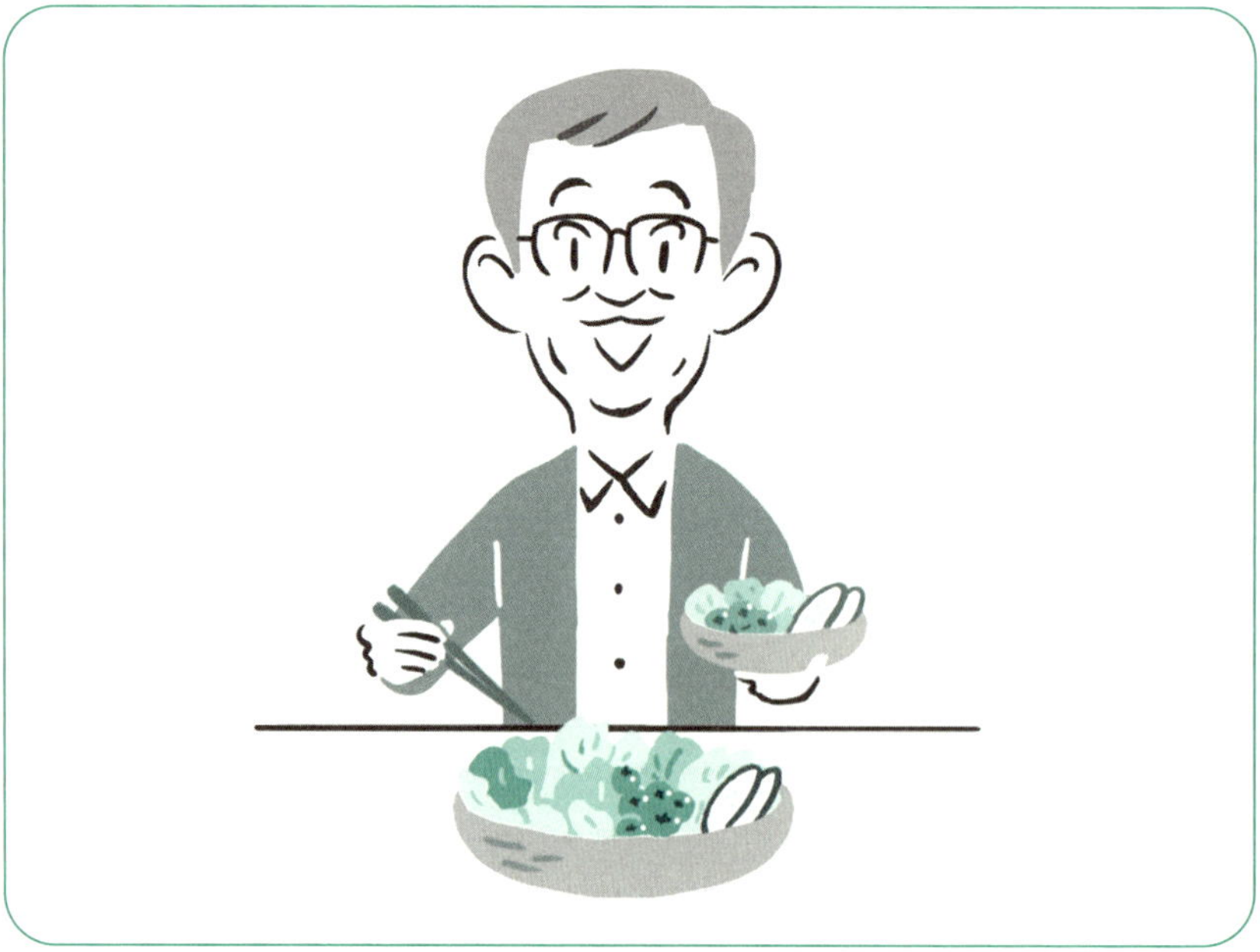

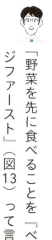

図13 ベジファーストで食べる陽一さん

「野菜は食物繊維を含んでるから、腸内環境を整えるのにもってこいなんだよ」

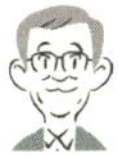

「腸を整えるなら、帰りにコンビニでヨーグルトも買うか」

「本当にヨーグルト好きだな。あとは米も玄米や五穀米にしたほうがGI値（表5）が低くなるからいいよ」

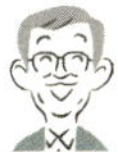

「GIジョーみたいだな」

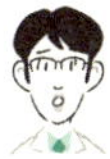

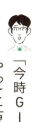

「今時GIジョーって……。これは『グリセミック・インデックス』の略で血糖値がどうやって上昇するかを数値化したものなのね。例えば、食パンみたいな食べやすいもののほうが血糖値は急激に上がるんだ。一方、玄米とかライ麦パンみたいな食べづらいと感じるもののほうが血糖値はゆっくりと上がるんだよね」

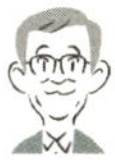

「そうするとけっきょく何がいいんだ」

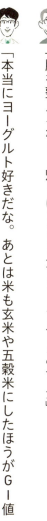

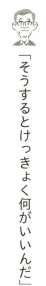

「**低GIの食べものを食べると、血糖値が急には上がらないから血管に負担がかからない**し、腹持ちも良くなるからお勧めだよ。間食とかも無駄に食べたりしなくなるから、緑内障の進行予防にも肥満予防にも一石二鳥」

「お前そういうのは頼む前に言えよ。いつも間が悪いな」

「すいませんね。でも、魚定食を選んだのはいいと思うよ。僕が教えたことを忠実に守っていて感心、感心」

「肉・魚・豆とかに含まれるタンパク質が大切だって言ってたもんな。ところで、お前肉食えってあんまり言わないな。なぜなんだ？」

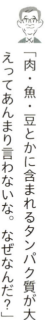

「肉は微妙なところなんだよね。高齢の女性は『肉をきちんと摂っている人のほうが緑内障になりにくい[*24]』という研究があるんだけど、『**牛や豚の場合は視神経に影響が出るかもしれない**[*25]』って言われているんだ。だから可能なら**鶏肉のほうがいい**かな」

「じゃあ、焼き鳥でも食うか。鶏肉のほうが安いしいいな」

「安いものが相変わらず好きだね。この小鉢にあるそばもいいんだよ」

「そうなのか。食わせろよ」

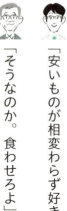

表5 主な食品とGI値（全国健康保険協会「食品別GI値早見表」より引用）
GI値は60を目安にするとよい（食品100gあたり。ブドウ糖を100とした場合の血糖上昇率）。

分類	高 GI 食品	GI 値	低 GI 食品	GI 値
穀物・パン・麺類	あんぱん	95	スパゲッティ	65
	フランスパン	93	日本そば	59
	食パン	91	ライ麦パン	58
	もち	85	玄米	56
	精白米	84	オールブラン	45
	うどん	80	はるさめ	32
いも・野菜類	じゃがいも	90	さつまいも	54
	にんじん	80	たまねぎ	30
	やまいも	75	ブロッコリー	25
	とうもろこし	70	葉野菜	15
菓子類	あめ	108	ポテトチップス	60
	チョコレート	91	プリン	50
	せんべい	89	ゼリー	46
	ショートケーキ	82	ピーナッツ	30

「はいはい。あげるから無理にとらないの」

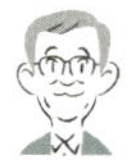

「ズルズル。それで何がいいんだ？」

「麺類の中でもそばは、タンパク質が含まれているだけでなく、緑内障に良いルチンという栄養素も含まれているんだ。ルチンは抗酸化作用を持つフラボノイド化合物でビタミンＰと呼ばれていたもの。研究でも『**ルチンは神経保護効果があって眼圧を10％程度下げる**』[*26]と言われているよ。実はイタリアではルチンのサプリメントが『緑内障に効果がある』と売られているぐらいなんだ」

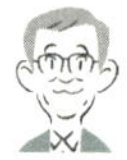

「イタリアならスパゲッチーじゃないのか」

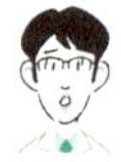

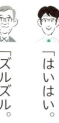

「やっぱ言えてないし」

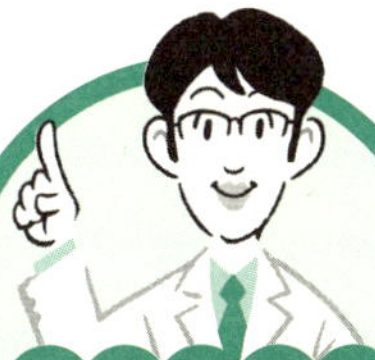

POINT

- 緑内障になったら三大栄養素（タンパク質・脂質・炭水化物）をバランス良く摂ることが大切。
- 納豆に含まれる大豆イソフラボンには血流を良くする作用がある。
- 鮭に含まれるアスタキサンチンには神経の保護作用がある。
- 緑内障には血糖値の上昇を抑えるベジファーストがお勧め。
- 緑内障には急に血糖値を上げない低GI値の食べものを選ぶとよい。
- 牛や豚を食べると視神経にダメージを与える可能性があるので肉を食べるなら鶏肉がお勧め。
- 緑内障には神経保護と眼圧を下げる作用があるルチンもお勧め。

9 緑内障の飲みもののポイントと注意点

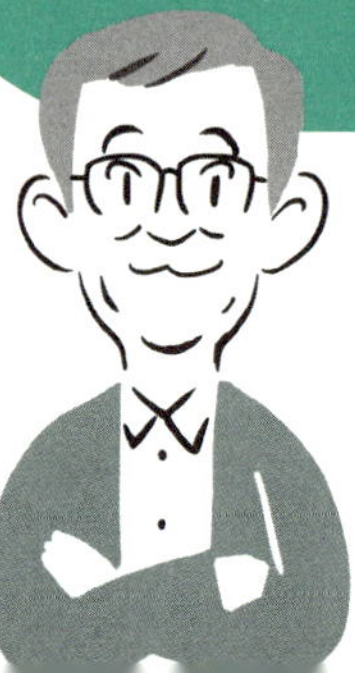

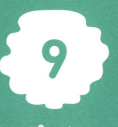

緑内障にコーヒー・お茶はどうなの？

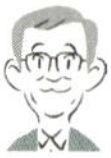
「コーヒーって体にいいって言うじゃん？　じゃんじゃん飲めば緑内障も治るんじゃないか？」

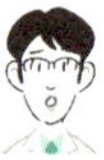
「えっと……。いきなりなんでそうなるのかな」

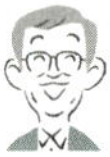
「ここだけの話だけど噂によると何かいいやつが入っているらしいよ」

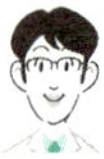
「それってクロロゲン酸のこと？」

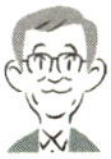

「うーん。そうそう」

「（絶対わかってないよな……）確かに研究でも『クロロゲン酸が酸化によるダメージを抑えてくれる[*27]』と言われているよ。あとは『**カフェインが視神経に良い影響を与える**のでは？[*28]』とも言われている。けれども、コーヒーを飲む際は注意が必要なんだよ」

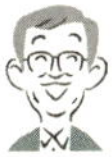

「豆の種類とかか？　ブルーマウンテンうまいよな」

「豆の種類とかじゃなくて飲み方の問題かな。カフェインを摂り過ぎると緑内障にはデメリットになることもある。脱水状態になったり、血管にダメージを与えたりしてしまうことがあるんだ。だから、『**緑内障になったらコーヒーは1日3杯までぐらい**[*29]』**がちょうどいい**んだよ」

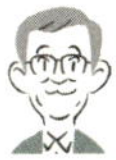

「そうなのか。最近はカフェインレスのコーヒーがあるじゃんか。それなら何杯飲んでもいいのか？」

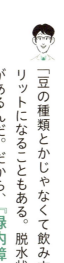

「カフェインレスならそれほど気にしなくてもいいかな。ただし、カフェインが緑内障にももたらす良い効果もなくなってしまうからそこのところは気をつけてね」

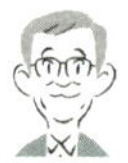

「じゃあ、インスタントコーヒーや缶コーヒーはどうなんだ？　いちいちちゃんとしたコーヒーを飲むのも面倒だしな」

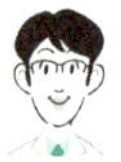

「研究でも『インスタントコーヒーや缶コーヒーでも血流に与える影響はあまり変わらない[*30]』と言われているから特に問題ないと思うよ」

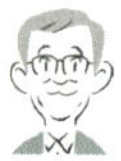

「そうしたら、コーヒーを飲んでみるか。お茶はどうなんだ？」

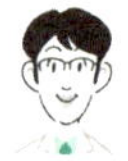

「お茶は緑内障に一番お勧めの飲みものと言えるかな。カフェインありのものもあれば、なしのものもあるから使い分けて飲むといいよね」

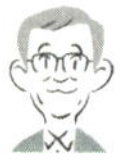

「何茶が一番いいんだ？」

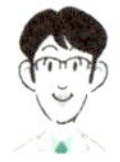

「緑茶がいいかな。『**緑茶にはカテキンやテアニンなどの目にやさしい成分が含まれている**から緑内障になったら飲んだほうが良いのでは[*31]』と言われているよ。ただし、**緑茶にも覚醒効果があるカフェインが入っているから、14時以降は飲まない**ようにしておいたほうがいいね」

「緑茶を飲んだ後でも寝づらく感じる時があるもんな」

「午後に飲むならカフェインレスの飲みものがお勧めだね」

「カフェインレスのお茶で何か良いのはないのか？」

「お勧めはルイボスティーかな。カフェインレスということもあるけど、**ルイボスティーはカロリーゼロで抗酸化物質が一定程度入っている**から、普段飲むのにもお勧めだよ。**酸化ストレスっていう加齢によるダメージに良いと言われる『アスパラチン』なんかも含まれている**からね」

「そういやルイボスティーってお前の名前みたいだな」

「そうそう。何となくありがたく感じるでしょ（笑）。実はルイボスティーの中でも特にグリーンのものがいいんだ」

「種類があるのか？」

「ルイボスティーにはグリーンのものとレッドのものがあるんだよ。レッドのほうは食品売場でよく売られているんだけど、グリーンは高価だからあまり市販されていないんだ。特にグリーンのほうは抗酸化物質の一種である『ＳＯＤ酵素』が含まれていて、体のダメージを消す力が大きいと言われているんだ」

「グリーンは高いんだろ？　安いなら、レッドのほうがいいな」

「ＳＯＤ酵素が含まれる量は価格差ほどの差はないからレッドでもいいと思うよ」

酒は百薬の長？

「ところで、酒やタバコをやってても元気な人っているよな。緑内障にはどうなんだ？」

「それは体質もあるし、個人差もあるから何とも言えないな。ただし、研究では『**緑内障にタバコは良くない**[*32]』と言われているから控えたほうがいいね」

「タバコは良くないんだな。ところで、『酒は百薬の長』って言うぐらいだから目にもいいんだろ（図14）？」

「これも今のところ微妙で『**お酒を飲むと眼圧が多少上がる**[*33]』という研究があるよ」

「そうなのか。酒が飲めないと困るから『百薬の長』ってことにしておいてくれないかな。ね、お願い。じゃあワインはどうなんだ？ よく体にいいって言うだろ」

「お願いされてもそういうデータがあるからさ……。確かに、**赤ワインにはレスベラトロールという成分が入っていて緑内障に**いいんだよ。**レスベラトロールは血管拡張や神経保護の効果がある**と言われているんだ」

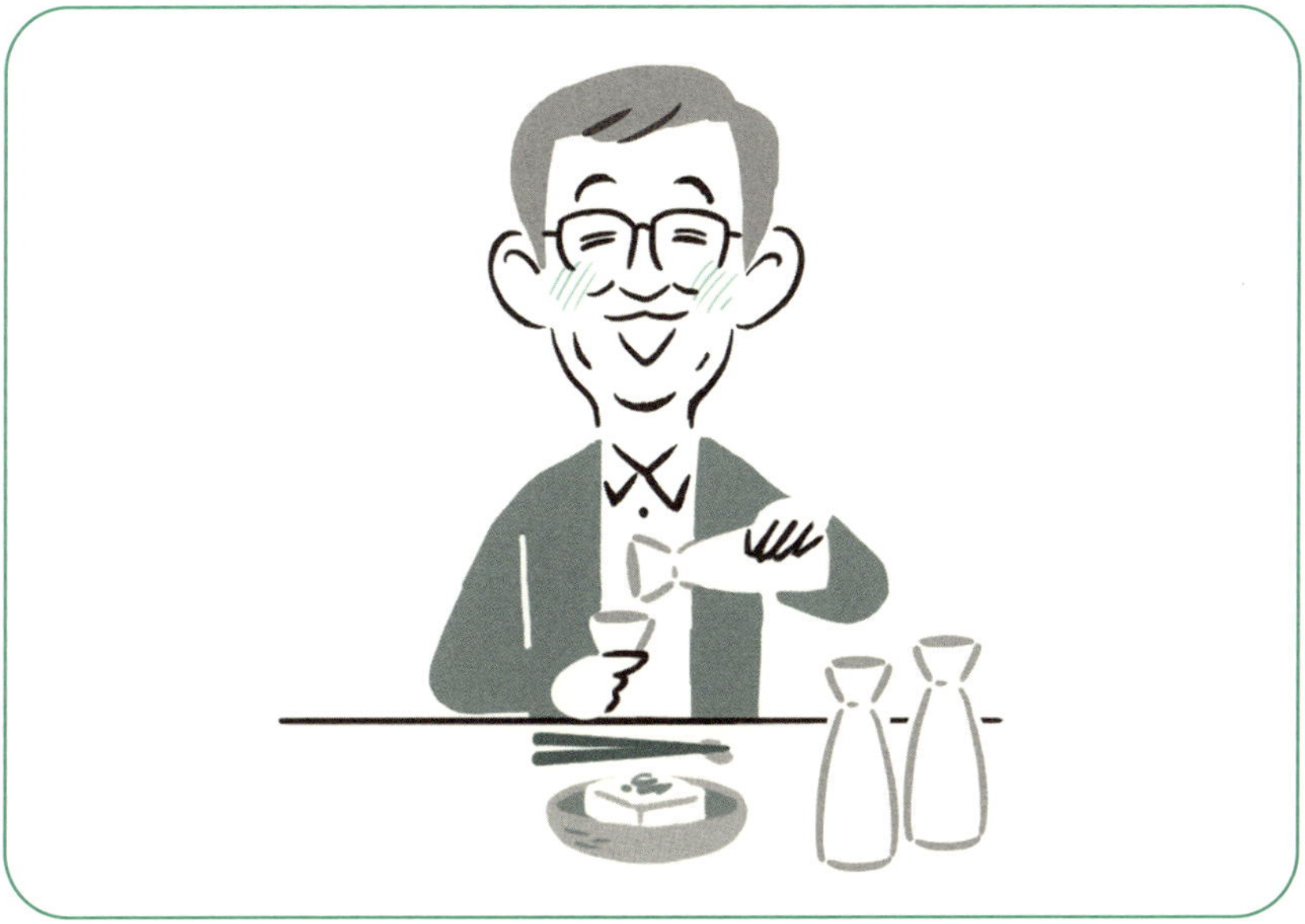

図14 一人酒する陽一さん

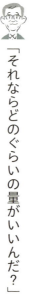

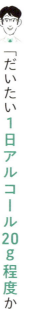

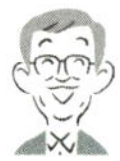

「やっぱり『百薬の長』じゃないか。お前焦《じ》らすなよ。じゃあ赤ワインをじゃんじゃん飲んでもいいんだな。ワインはこぼすとシャツに色がつくから困るよな」

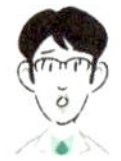

「ワインをこぼすあるあるには共感できないなぁ。ちなみに、緑内障にはアルコールの飲み過ぎは良くないから気をつけてよ」

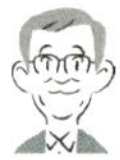

「それならどのぐらいの量がいいんだ？」

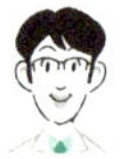

「だいたい**1日アルコール20g程度**かな」

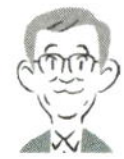

「よくわからんな。もっと具体的に言えよ」

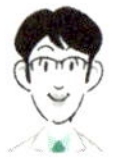

「わかりやすく言うと、ビール中瓶1本（500ml）、日本酒1合（180ml）、

表6 アルコール飲料の摂取量の目安

アルコール名	1日あたりの摂取量の目安
ビール	中瓶1本（500ml）
日本酒	1合（180ml）
チューハイ	1缶（350ml、ストロングだと200ml）
ワイン	2杯（200ml）
焼酎	グラス半分（100ml）
ウイスキー	ダブル1杯（60ml）

チューハイ1缶（350ml、ストロングだと200ml）、ワイン2杯（200ml）、焼酎グラス半分（100ml）、ウイスキーダブル1杯60mlっていう感じになるかな（表6）」

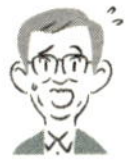

「ずいぶん少ないな。そんなの食前酒だろ。飲んだうちに入らないよ」

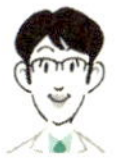

「実は**緑内障には毎日飲むのはダメなんだ。できれば週3日までのほうがいいん**だよ」

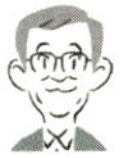

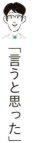

「うーん……。今日は聞かなかったことにしてやろう」

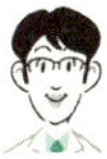

「言うと思った」

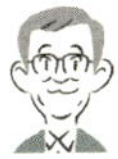

「他に飲みものの注意点はあるのか？」

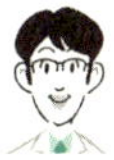

「飲みものを一気に飲むのは止めたほうがいいかな。特にペットボトルを一気に飲むのは良くないな」

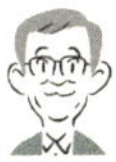

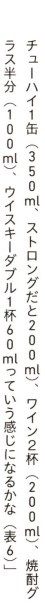

「夏にごくごく飲むとおいしいじゃん」

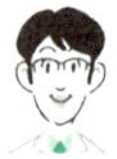

「おいしいかもしれないけれど、体に急激に水分が入り過ぎちゃうと良くないんだよ」

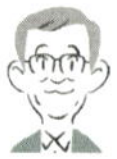

「そりゃ水を飲んでいるんだから当たり前だろ。それに目と関係ないだろ」

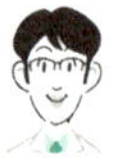

「実は、体全体に水分が一気に回ると目にも行きわたってしまうんだ。研究でも、**『ペットボトル1本分（500ml）の水分を一気に飲むと眼圧が6～7mmHg程度上がる』**[*34]ことがわかっているよ」

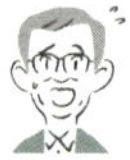

「えっ！　そりゃヤバいだろ」

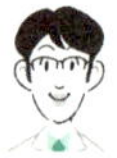

「そうそう。だから、**水分はコップ1杯（200ml）ぐらいをちびちびと飲むほうが目にはいい**んだよ」

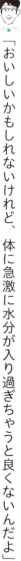

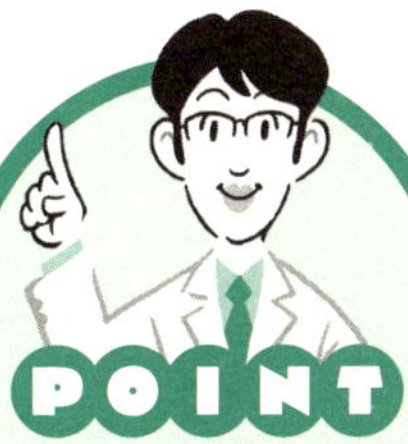

- カフェインは視神経に良い作用があるが、コーヒーを飲むなら1日3杯までがよい。
- 緑茶にはカテキンやテアニンなど目にやさしい成分が含まれている。ただし、緑茶は覚醒作用のあるカフェインも含まれているため、14時以降は飲まないようにする。
- ルイボスティーはカロリーゼロでアスパラチンなどの抗酸化物質が含まれているので加齢によるダメージに良い。
- 緑内障にタバコはNG。
- 赤ワインは視神経を保護したり、血管を広げるレスベラトロールが含まれているが、アルコールには眼圧を上げる作用がある。
- アルコールを飲むなら週3日までアルコール量は1日20gを目安にする。
- ペットボトル1本分（500ml）の水分を一気に飲むと眼圧が6～7㎜Hg程度上がると言われているので要注意。
- 水分はコップ1杯（200ml）ぐらいをちびちびと飲むのがよい。

10 緑内障に良い栄養とサプリメントとは？

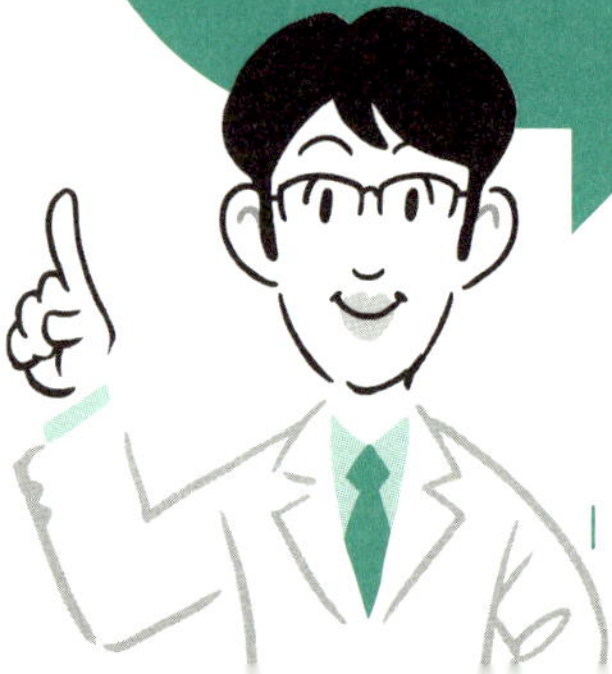

緑内障に良いサプリメントとは？

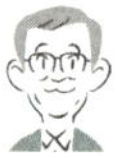

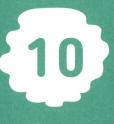

「おい、緑内障に良いサプリメントはないのか？　それを飲めばズバッと良くなるんだろ」

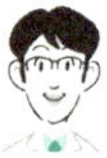

「サプリメントってそういうもんじゃないから」

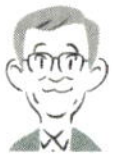

「そんなことないだろ。血圧や血糖値を下げるいろいろなサプリメントが売られているぞ。緑内障が治るのもあっていいだろ」

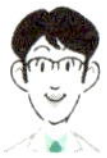

「実は**緑内障のサプリメントってほとんど効果はない**んだよ」

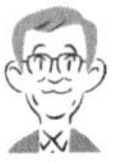

「お前そんなこと言って大丈夫なのか？　テレビ出られなくなるぞ。そう言えばこの前テレビで、サプリメントを飲むと血圧のグラフがギューンと下がってるのを見たぞ」

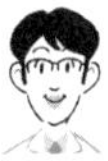

「あれはあくまで演出。血圧を下げる薬を飲むのと比べて効果はめちゃくちゃ少ないんだよ。ほんの気休め程度の効果だと思ってよ」

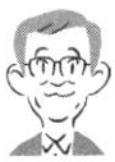

「それでもいいから、緑内障にいいサプリメントを教えろよ。実は医者だけが知ってるいいやつがあるんだろ」

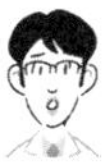

「うーん。強引だなぁ。基本的にはないけれども、あえて言うなら、グラジェノックスとカシス-iかな」

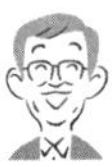

「おっ！　それ良さそうじゃんか。どっちがいいんだ」

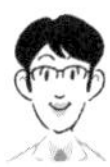

「どっちがいいというほどの差はないよ」

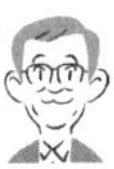

「じゃあ両方飲んだほうがいいのか」

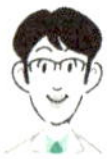

「両方飲んだから効果が倍になるというんじゃないから、どちらか一つだけでいいよ」

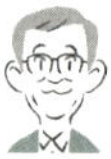

「それで何が良くなるんだ」

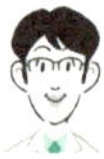

「研究ではグラジェノックスは『眼圧下降効果があるのでは？』[*35-38]と言われているよ。カシスiに関しては『視野欠損の進行を抑制した』[*39-40]というデータがある。これらのデータはあくまで気持ち程度で期待し過ぎないようにね」

緑内障に良い栄養素とは？

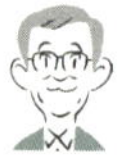

「それ以外にいいサプリメントはないのか？」

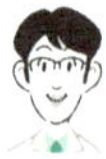

「緑内障に特化したものではないけれども、**ルテイン**（図15）と**マルチビタミン**のサプリメントはお勧めだね」

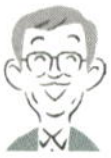

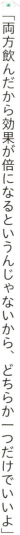

「ルテインって何だ？　またお前と名前が似ているからお勧めしているんだろ。お前自分好きだな」

「そうじゃないよ。ルテインは抗酸化物質の一種で目の水晶体や黄斑部に含まれているんだ。研究でも『**ルテインが視神経の保護に役立っている**』[*41]という報告があるんだ」

「体のダメージを抑えてくれるやつだろ。じゃあ、それをじゃんじゃん摂ればいいんだな」

「ちょっと待って！　ルテインは一気に摂るんじゃなくて定期的に摂取することが大切なんだ。できれば、サプリメントよりも食事から摂ったほうがいいね」

「何を食べればいいんだ？　ブルーベリーか？」

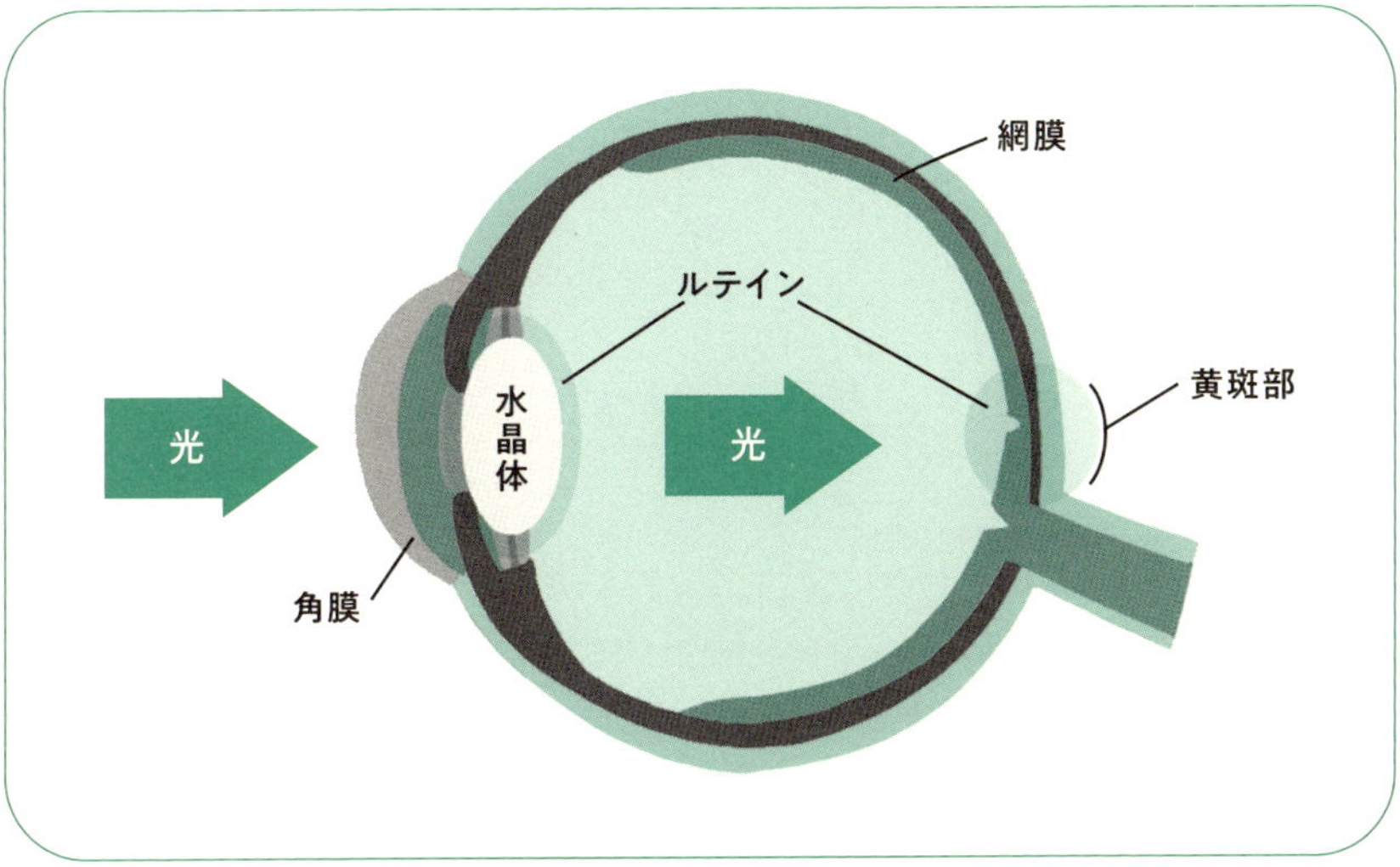

図15 ルテインは目に含まれている

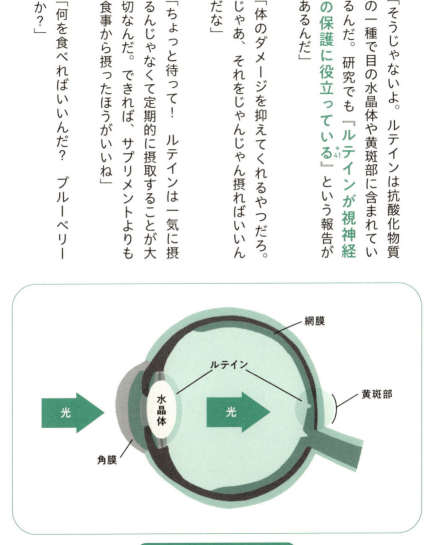

「ブルーベリーは目に良いとは言えないよ」

「目に効くってテレビで言っているぞ」

「確かにブルーベリーにも抗酸化物質の『アントシアニン』が含まれているんだけど、全身に回ってしまうから目に直接届くわけじゃないんだ」

「全身が良くなれば目も良くなるじゃんか」

「そうとも言えるけど、目に行くのは微々たるものなんだよ」

「それは困るな。じゃあルテインを摂るか。何を食べればいいんだ」

「ルテインはケール、ほうれん草、小松菜とかいった青野菜に多く含まれているよ」

「それなら任せろ。青汁を飲んでるから大丈夫だな」

「ルテインを摂る意味では青汁は悪くはないけれども、食物繊維が足りないかな。それに青汁に含まれている野菜の量も決して多いわけではないから、十分にビタミンが摂れるというわけでもないんだ。あくまで青汁はサポートにして野菜を直接食べたほうがいいよ」

「そうなんだな。ところでマルチビタミンは何がいいんだ？」

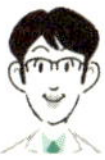

「マルチビタミンのサプリメントはビタミンを満遍なく補えることがいいんだ。毎日の食事でどのビタミンが足りてないかってなかなかわからないでしょ？」

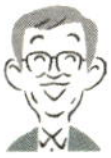

「確かにレモンを食べればビタミンCは大丈夫だとは思うけど、それ以外はよくわからないな」

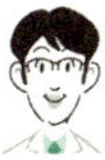

「だから、**マルチビタミンを摂っておけば、足りないビタミン類を全般的に補える**という意味で無難なんだよ」

「マルチビタミンは安いからいいな。近所の薬局で買い溜めするか。ルテインも薬局で売っているのか？」

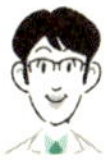

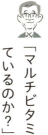

「本当に安いものに目がないね。ルテインも薬局で売っているよ。ちなみにルテインは緑内障だけじゃなくて白内障・黄斑変性症といった一般的な目の病気への効果もあるという研究

もあるからいいと思うよ」

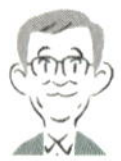
「ルテインは万能なんだな」

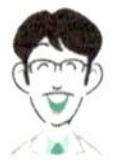
「そうそう。天然のサングラスとも言われていて、目を守ってくれる良い栄養素なんだ」

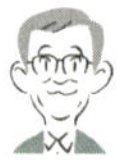
「それは響きからして効きそうだな。じゃあ、ルテインの含まれた食べものはどれくらい食べればいいんだ」

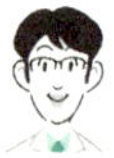
「できれば毎日摂りたいところだけれども、**ルテインは2週間連続して摂れれば、体内に溜まるから間隔を空けても大丈夫**だよ」

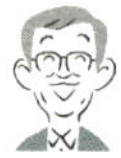
「たまに忘れてもいいなら続けやすいな。目薬も忘れるからオレ向きだな。どのぐらいの量を食べればいいんだ？」

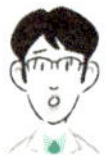
「目薬はちゃんとしてよ。本当にポジティブだな。**ルテインは1日10mg摂れば十分**だよ」

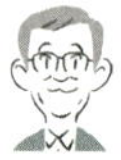
「たくさん摂ればよりいいんじゃないか？」

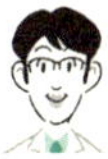

「そうとも言えないんだ。一度にたくさん摂ったとしても体内から排出されてしまうから意味がないよ」

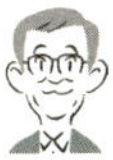

「じゃあ、野菜だとどのぐらいなんだ」

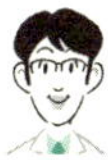

「**ほうれん草だと2株**ぐらいかな。だから1袋買えば2～3日分にはなるよ」

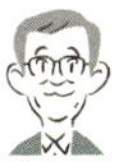

「2株ってけっこうデカくないか?」

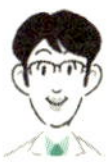

「ゆでれば小さくなるから意外と摂りやすいと思うよ。おひたしとかにするのがいいかな」

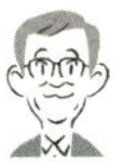

「じゃあ、ほうれん草食べてみるか。野菜をゆでると栄養が流れるって聞くけどそこはどうなんだ」

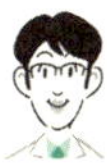

「ほうれん草ってゆでても栄養が意外に流れないんだ。ただし、ルテインは脂溶性だから油には吸収されやすいんだよね。炒めものにする際は要注意かな」

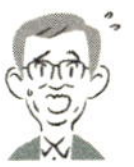

「おっいけね! 今日は薬局のセールだ。とりあえず薬局に行ってくるわ」

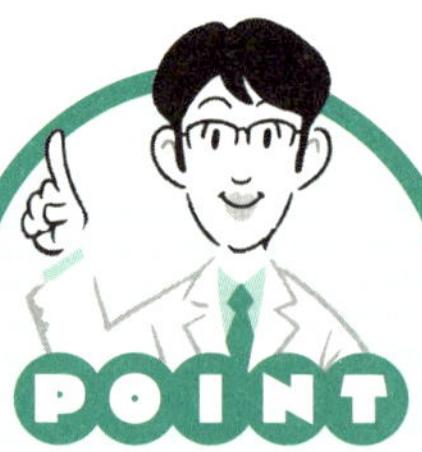

- サプリメントには緑内障の進行を止めるほどの効果はない。
- サプリメントを摂取するなら、視神経を保護する作用があるルテインと足りないビタミン類を補えるマルチビタミンがお勧め。
- ルテインはほうれん草などをはじめとする青野菜に多く含まれている。
- ルテインは2週間続けて摂取すれば体に溜まるため、その後間隔を置いても大丈夫。
- 1日のルテインの摂取量は10mg、ほうれん草なら2株程度。

第3章

生活編

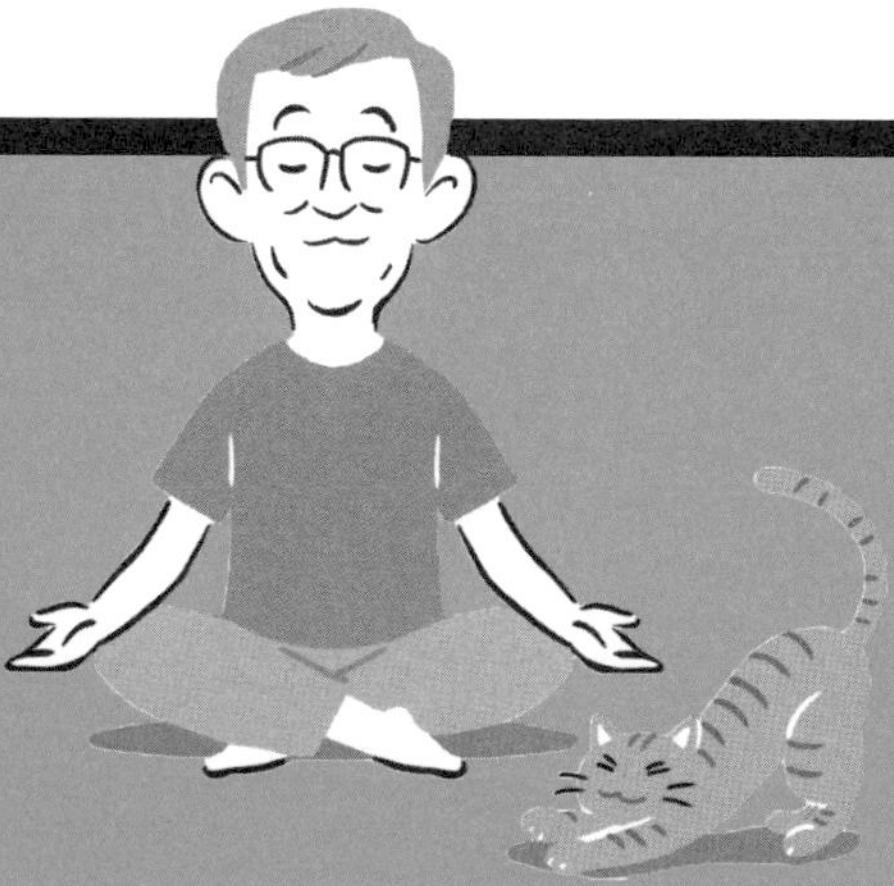

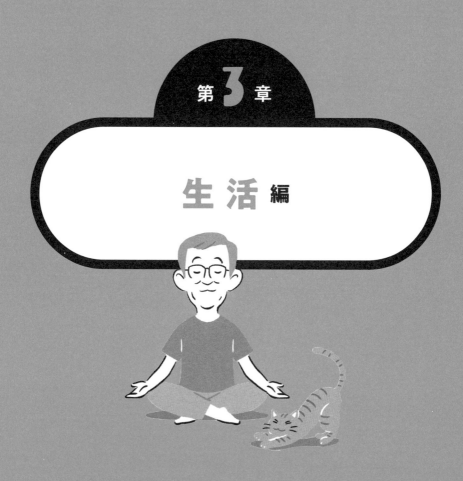

11 緑内障のモーニングルーティン

眼科医だけが知っている目の習慣の真実

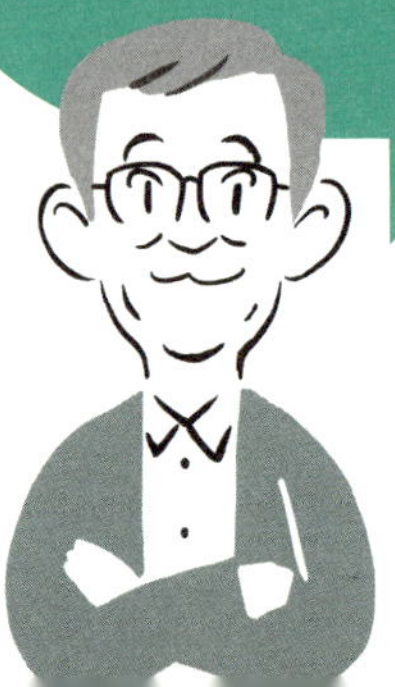

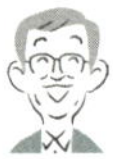
「朝起きたら緑内障を良くするために目を洗ってるんだ。エライだろ」

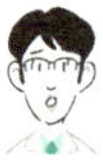
「うーん。自信満々に言っているけれどもそれは微妙だな」

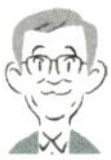
「目を洗うと汚れがとれるから緑内障にいいんだろ？」

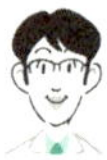
「それどこで聞いたのかな？　実は**涙って目を守る働きがある**んだよね。だから、その

涙の成分になる油やムチンを洗って流しちゃうと、目にとって良くないんだ」

「でも、プールに入ったら目を洗えって言うだろ？」

「確かに、昔はプールに入ったら目を洗っていたよね。でも、今は目を洗わないのが一般的なんだ」

「そうなのか？　知らなかった」

「昔は眼科でもよく目を洗っていたんだよ。それは抗生物質がなくて、細菌感染が多かったからなんだよね。でも、今は感染症も多くないから頻繁に洗う必要はないよ。もし、目薬後に顔を洗うようであれば、保湿クリームやワセリンを皮膚に塗っておくといいよ。目薬の副作用のかぶれを予防する効果があるからお勧めだよ」

「わかった。朝目を洗うのは止めとくか。ところで目が充血するから、充血止めの目薬を使っているんだけどそれは大丈夫だよな？」

「充血止めの目薬は今すぐ止めたほうがいいよ」

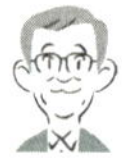
「何でだ？　充血がとれて白目が綺麗になるぞ」

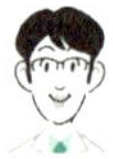
「確かに、目薬をすれば充血はとれるけど、目薬を止めればまた充血するでしょ」

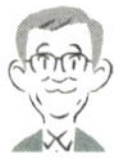
「そんなの当たり前だろ。だから、目薬を差しているんじゃないか」

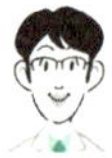
「それがダメなんだよ。充血にはきちんと理由があるわけ。**ドライアイや目の傷を治そうとして充血している**んだから」

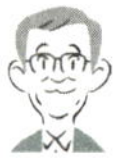
「よくわからんな。どういうことだ」

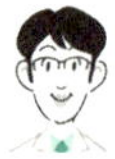
「**充血の原因を治さないで症状だけを抑えてしまうと、逆に悪くなることもある**んだ。充血をとると、かえって傷が治らなくなってさらに充血が増えるという悪循環になってしまうこともあるから気をつけたほうがいいよ」

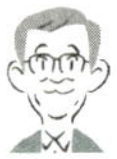
「じゃあ、目薬のスキッとする成分はどうなんだ。あれが入っていないと目薬した気にならないんだよな。眼科の目薬はスキッとしないからあまり使いたくないんだよな」

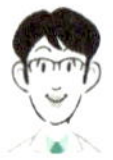
「スキッとする成分自体は目に悪くないけど、医学的には意味がないんだ」

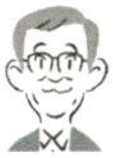
「えっ！　でもスキッとすると気持ちいいぞ」

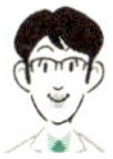
「そうかもしれないけど、目を良くするとか目の傷を治すとかいった医学的な意味はないんだよ」

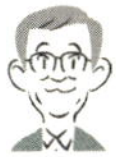
「スキッとするから何かいいことがあるのかと思ってたわ」

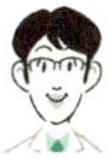
「こうしたことって医者の間では常識なんだけど、一般には知られていないことがあるから、巷の情報を鵜呑みにはしないほうがいいよ。じゃあ、朝に目を洗う代わりに僕がお勧めする緑内障のモーニングルーティンを紹介するね」

緑内障は数値化が大事

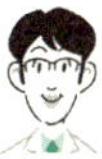
「まず朝に大切になるのは体調チェックだね」

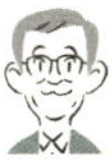
「何をすればいいんだ？」

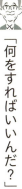

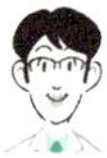

「朝は数値化できるものを測るのがお勧めかな。例えば、血圧や体重を測るのもいいと思う。もし、体重を測るのなら、胃が空っぽの状態になった朝に測るのがベストだね。あとは朝にトイレに行くと、その時の尿の色と濃さで健康状態がわかるよ（図16）。できればこれもチェックしておきたいね」

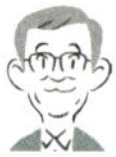

「朝の尿は黄色い感じだな」

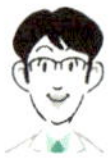

「あんまり黄色過ぎるのは脱水の可能性があるから要注意。高齢になるとついつい水分摂取が減ってしまうからね。尿の色は薄い色がつくぐらいがちょうどいいんだ」

問題なし。
普段通りに水分を取りましょう。

問題なし。
コップ１杯の水分を取りましょう。

１時間以内に250mlの水分を取りましょう。
屋外にいる、あるいは発汗していれば、500mlの水分を取りましょう。

今すぐ250mlの水分を取りましょう。
屋外にいる、あるいは発汗していれば、500mlの水分を取りましょう。

今すぐ1000mlの水分を取りましょう。
この色より濃い、あるいは赤／茶色が混じっていたらすぐ病院へ行きましょう。

図16 尿チェック（厚生労働省ホームページより引用）
毎朝尿の色と濃さをチェックする。

「そうか。尿の色はあまり気にしていなかったな」

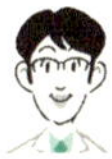
「あとは**朝起きがけに目薬を差すのもいい**よ」

「緑内障の目薬か？」

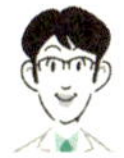
「あ、それとは別の話。ここで言いたいのは、**寝起きは目が乾きやすい状態**だということなんだ。その状態だと目が傷ついたりするから**目を潤すことが大切**になるんだ」

「そうなのか？　目をつぶって寝ているんだから乾燥していないんじゃないか？」

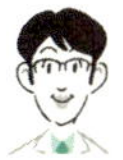
「意外とそうとも言えないんだよ。瞬きが少ないとかえってその分涙が分泌されにくくなって乾燥しちゃうんだ」

「そういう患者の『感想』があるのか」

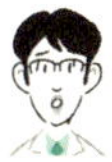
「いやその感想じゃなくて……。これ文字になるからわかるけれども会話だったらわかりにくいな」

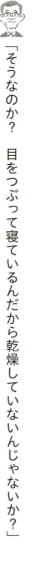

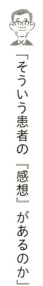

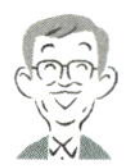

「じゃあ、緑内障の目薬を枕元に置いて起きたらすぐに差せば一石二鳥だな」

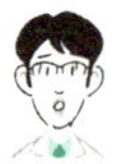

「いや、それもダメだから。目薬は温度管理に注意してよ。特に夏の暑い時期に**目薬を常温のまま放置しておくと、薬の成分が劣化しちゃうこともある**んだ。目薬の中には常温で保管するものもあるけど、室温が30度を超える時は冷蔵庫に入れておいたほうがいいね」

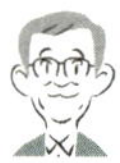

「そうなのか。クリニックでは何も言ってなかったぞ」

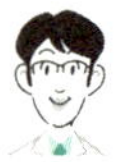

「クリニックではなかなかそういうことは説明しないからね」

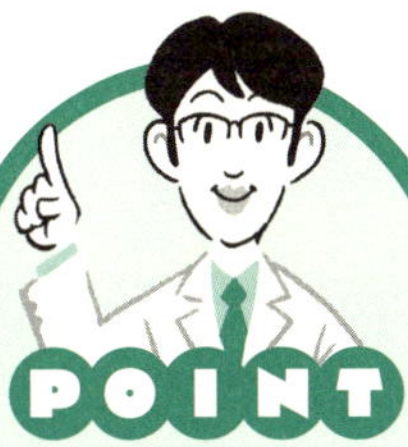

- 涙は目を保護している。目を洗うと涙をつくる油やムチンが流れてしまうので注意。
- 充血は目が傷やドライアイを治そうとしているサイン。充血止めの目薬を差して原因を治さずに症状だけ抑えてしまうと逆に悪くなることもある。
- 朝には数値化できる血圧や体重をチェック。
- 朝起きたらトイレで尿の色と濃さをチェック。黄色過ぎる場合は脱水の可能性がある。
- 寝起きは目が渇きやすい状態のため、起きがけに目薬をすると、目の乾燥を防ぐことができる。
- 目薬は常温保存だと成分が劣化する恐れがあるから注意。

12 緑内障のナイトルーティン

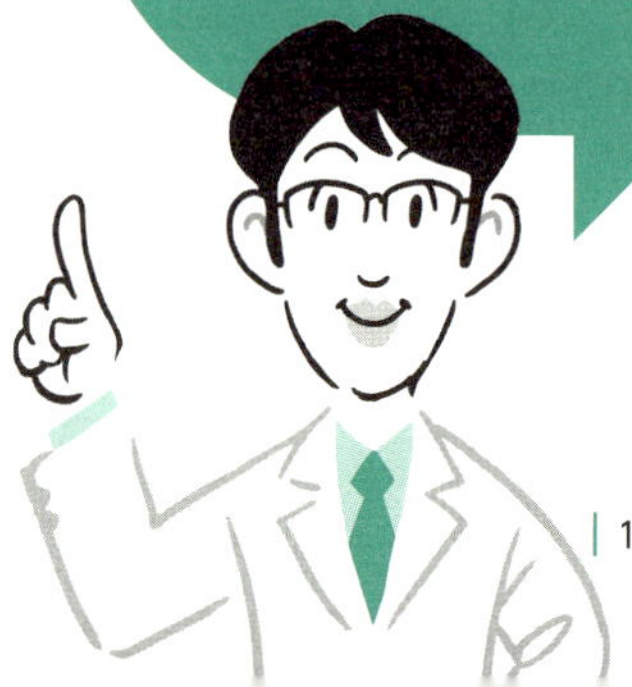

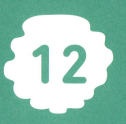

緑内障の夜の過ごし方

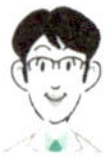

「緑内障は朝だけでなく、夜の過ごし方も大事だからね。夜やるべきことも覚えておくといいよ」

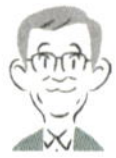

「夜は眠くなるからいろいろやるのは苦手だな。いったい何をすればいいんだ？」

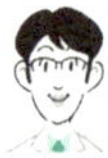

「まず、**寝る30分前からスマートフォンは見ない**ということだね」

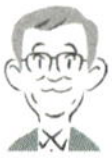

「ついつい寝る前に見ちゃうこともあるけどな。ＬＩＮＥとかさ」

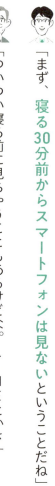

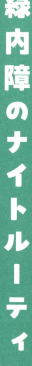

「へー。LINE来たりするの？」

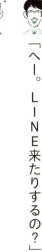

「全然来ない」

「それなのに見てるの？　それは悲し過ぎるから今度僕から送るよ。どうしてもスマートフォンを見ちゃう場合は、動画はなるべく見ないで音声で聞いたり、ネットサーフィンはしないでメールのチェックにとどめたりする感じかな。ちなみに、僕のYouTubeチャンネルも音声だけでわかるようにまとめているから活用してみてよ。**スマートフォンを見ないためには夜にやることを決めておく**のもいいね」

「どういうことだ？　夜になったら寝るだけだろ」

「例えば、寝る前にストレッチする、歯を磨く、明日着る服を用意する。そういったことを事前に決めておくんだよ。すると、**必然的に時間がなくなって結果としてスマートフォンを見なくなる**んだ。女性なら保湿したり、お父さんの場合は育毛剤かな？」

「そうなんだよ。薄くなってきたからな」

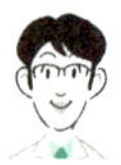
「僕が子供の頃から気にしてたもんね。あとは眠りの質を良くする意味でお風呂の入り方にも注意が必要だね。例えば、『お風呂場や脱衣所が寒かったり、お風呂が熱かったりすると緑内障に良くないかもしれない[*42]』と言われているよ」

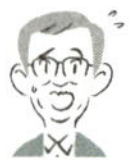
「えっ、お湯は熱いほうが気持ちいいだろ。熱くないと風呂に入った気がしないんだが」

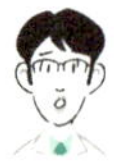
「そうかもしれないけど、いつもお母さんにお湯が熱過ぎるって言われているでしょう？これを機に改めてみたら」

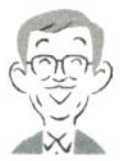
「確かにな。反省、反省」

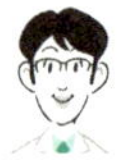
「本当に反省しているのかなぁ。お母さんは『すぐ忘れる』って言ってたよ。ちなみに**お風呂の温度はだいたい38～39度ぐらいがいい**かな」

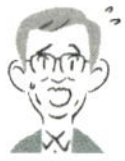
「その温度だと生ぬるくてイヤだな」

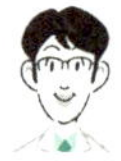
「そう言われてもなぁ。お湯が冷めてきたなと感じたら、シャワーでお湯を入れるといいよ」

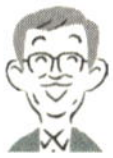

「それぐらいならできそうだな」

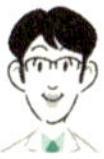

「しっかりと**お風呂に入ると、体温が上がって下がる過程で寝つきが良くなって睡眠の質が上がる**んだ。しっかりと睡眠をとるのは緑内障にとっても大切なことなんだよ」

緑内障に良い睡眠とは？

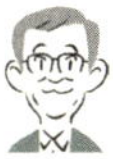

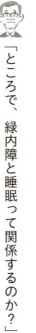

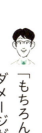

「ところで、緑内障と睡眠って関係するのか？」

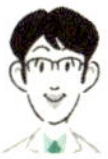

「もちろん関係するけど、よく寝ればいいってものでもないんだ。確かに緑内障は視神経のダメージが原因の病気だから、睡眠をきちんととってなるべくダメージを消すことが大切になるけど、睡眠時間は短くても長くても良くないって言われているよ。例えば、『**5時間未満の睡眠や9時間以上の睡眠で緑内障になる確率が上がる**[*43]』という研究もあるよ」

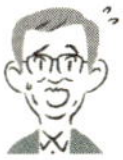

「最近は朝早くに目が覚めちまうんだけどな」

「それは加齢によるものだからしょうがないよ。いろいろな研究やデータを踏まえて、僕の場合は患者さんに**『睡眠はだいたい7時間程度がいい』**と伝えているよ。実はすぐ眠れるのも良くないんだ」

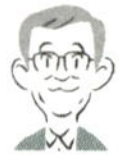

「すぐ眠れたほうがいいだろ。オレなんてどこでもすぐに寝られるぞ」

「それが実は危険なんだよ。研究では**『9分以内に寝られると緑内障に良くない**[*44]**』**と言われている。実は寝つきがいいってことは睡眠が足りていない証拠でもあるんだ。だから、だいたい**10~30分ぐらいで寝られるのがちょうどいい**んだよね。もちろん、**『30分以上寝られないっていうのも良くない**[*44]**』**んだけれども」

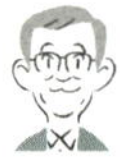

「寝るまでの時間を決めるっていうのはなかなかの技が必要だな」

「確かに難しいよね。そこで、睡眠の質を高めるために睡眠の準備も大切になってくるよ。例えば、カーテンをしっかりと閉めて、窓の隙間から光が入らないようにしたり、耳栓やアイマスクをしたりするのも良い方法だね」

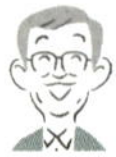

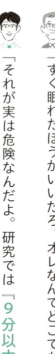

「何事も準備が大切ってことだな。よく寝られるのはいいな」

「お父さんの場合は話し途中でも寝ちゃうからね」

「熟練の技だからな」

「いや、それは褒めてなくて。あとは暖房や冷房の温度をきちんと設定しておくことも大切だね。寒さや暑さを感じてから、空調を設定すると、1回起きなきゃいけなくなるからね」

「お前、安眠アドバイザーみたいだな。本当に医者なのか？　ところで、夜に何度も目が覚めるのはなぜなんだ？」

「お父さんお酒をよく飲むでしょ」

「そこは否定しないな」

「『お酒を飲むと睡眠の質が悪くなる』[*45]んだよ。そうなると、体のダメージを回復できなくなるから緑内障にも良くないよ。できる限り減らさないとね」

「それは難しい相談だな」

「あとお父さんいびきをかくよね？」

「自分のいびきで起きることがあるしな」

「実は『**いびきがあると緑内障に悪い**[*46]』ってことがわかっているんだ」

「いびきの何が悪いんだ？」

「いびきそのものが悪いわけじゃなくて呼吸が止まりやすくなるんだよね。もちろん、お母さんがうるさくて困るという問題はあるけれども……。実際、お父さんが寝ている時に呼吸が止まってるのを見たことがあるから一度検査したほうがいいよ」

「そうなのか？　生きてるから大丈夫だろ。でも、そこまで言うなら検査を受けてくるか。ところで、何科に行けばいいんだ？」

「耳鼻科で診てくれるところもあるし、内科や耳鼻科で『睡眠外来』をやっているところもあるよ。ちょっと調べてみるね。うーんと、あった、あった。実家の近くにあるから行ってみるといいよ」

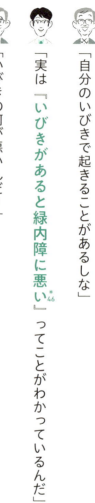

1ヵ月後

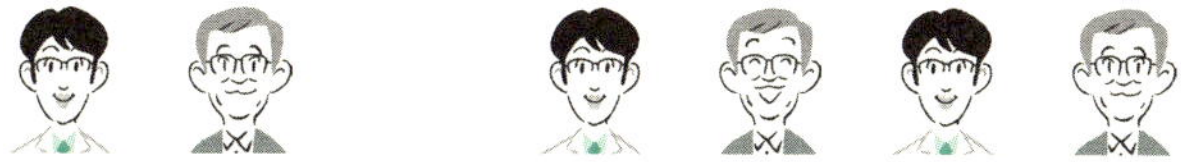

「寝ている時に鼻に器具をカパッとはめることになったぞ」

「やっぱり。『睡眠時無呼吸症候群』って言われたの？」

「よくわかんないけど、カパッとはめてからけっこうよく寝られるようになったぞ」

「**睡眠時無呼吸症候群になると、一時的に息が止まってしまう**んだよね。だから、**目や体にも酸素が行き届かなくなって血管が傷んでしまう**んだよ。きっちり治療したほうがいいよ」

「寝る時の枕とかはどうなんだ？　影響がありそうだよな」

「研究では『枕は30度が良い[*47]』と言われているよ。でも、高過ぎだと思うね。眠れる範囲だと**枕はやや高めの15度ぐらいがちょうどいい**んじゃないかな（図17）」

「枕は硬いのと柔らかいのはどっちがいいんだ？ホテルみたいにふかふかなのがいいのか？」

「**枕の硬さは気にしなくていい**よ。でも、寝相が悪くて顔に枕が当たる場合もあるから硬過ぎないほうがいいよね。研究では『目が枕などに当たると眼圧が平均22㎜Hg、最大で40㎜Hg上がった[*48]』という報告もあるよ。同じように目を圧迫するからうつぶせも良くないね」

「オレはうつぶせだと寝られないんだよな。だから、心配ないか」

「それなら大丈夫そうだね。あとは昼寝をし過ぎると夜の睡眠の質が悪くなるから気をつけたほうがいいよ」

「えーっ！　昼飯を食べた後に横になるのが楽しみなのにな」

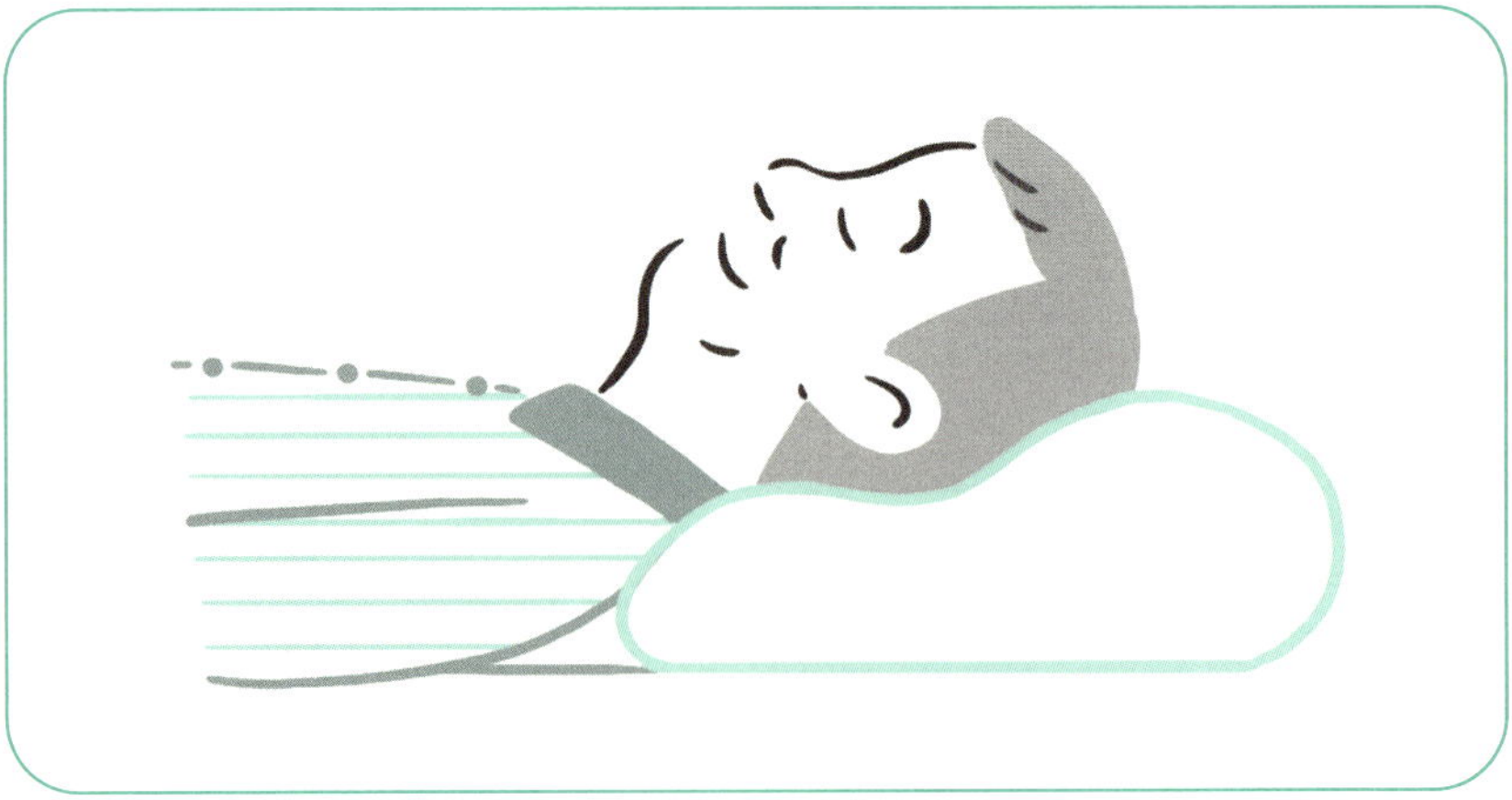

図17 枕の高さは15度程度のものを選ぶ

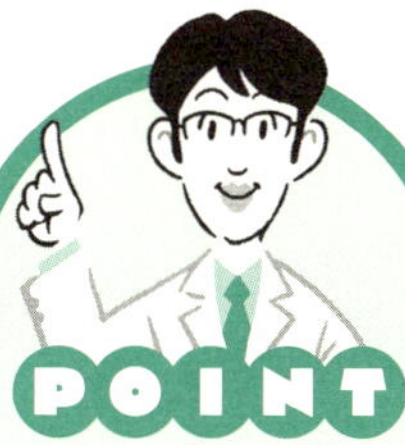

- 夜は寝る30分前からスマートフォンなどを見ない。
- 夜にやることを決めておくと必然的にスマートフォンなどを見なくなるのでお勧め。
- 入浴の際は38～39度を目安にする。
お風呂には質の良い睡眠を促す効果がある。
- 7時間睡眠を目安にする。
反対に5時間未満、9時間以上の睡眠は緑内障のリスクを上げる可能性がある。
- 睡眠の際に9分以内で寝られたり、30分以上眠れなかったりすると緑内障を悪化させる可能性がある。
10～30分程度で眠りにつくのがよい。
- いびきがあると睡眠時無呼吸症候群になるリスクがある。一時的に息が止まってしまうので目に酸素が行き届かなくなり、血管が傷むので緑内障に良くない。
- 緑内障には15度程度の高さの枕にするとよい。
ただし、枕の硬さは関係ない。

13 緑内障でも自分でできることはある

緑内障には自律神経を整えると良い理由

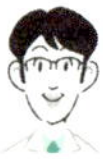

「緑内障の朝と夜のルーティンを紹介したけど、**緑内障になったら日常生活の中で自律神経を整えることが大切**なんだ」

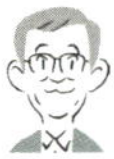

「自律神経って何だ？　目の神経と関係しているのか？」

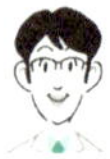

「直接目の神経を整えられたらいいんだけどね。実際には難しいんだ。実は自律神経は眼圧だけでなく血圧などにも影響を及ぼしていて、全身の調子をコントロールする働きがあるんだ。特に血圧の変動が大きい人は緑内障も悪くなりやすいから注意が必要なんだよ」

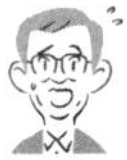

「それは困るな」

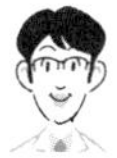

「だから、全身の調子をコントロールする自律神経を整えようっていう話になるわけ。実は夜眠くなる時にも自律神経の一種である副交感神経が働いてリラックスできる状態をつくってくれているんだよ」

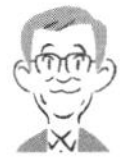

「じゃあ、オレは夜になるとすぐ眠くなるから副交感神経は整っているんだな」

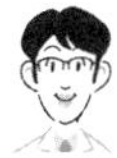

「副交感神経が整っているというよりもお酒の飲み過ぎじゃない？　いつもお酒を飲むとすぐ寝ちゃうし。ところで、サンピロっていう緑内障の目薬があるんだけれども知っているかな？」

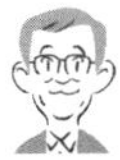

「オレは使ってないなぁ」

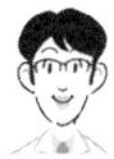

「最近はあまり使われなくなった目薬なんだけれども、これにはリラックスを促す作用があるんだ。だから、副交感神経作動薬っていうんだよね。つまり、副交感神経を刺激すれば眼圧は下がるというわけ」

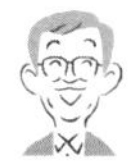

「それなら、リラックスしちゃえば眼圧が下がるんじゃないか？　あ、オレいいこと考えちゃった」

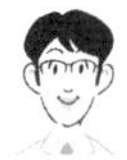

「確かにその通りなんだよ。これとは反対に交感神経と言うのもあるんだよ」

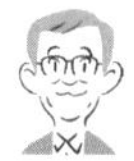

「反対ってことは興奮する神経ってことか？」

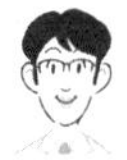

「その通り。交感神経が活発になると、興奮して瞳が開いて活動的になるんだ。その反面、眼圧も上げてしまう。だから、チモプトールっていう目薬は交感神経β受容体遮断薬って言うんだ。実は交感神経のメカニズムはややこしくて一部を刺激すると眼圧が下がる場合もあるんだ。でも、基本的には刺激や興奮を与えれば眼圧は上がるもんなんだよね」

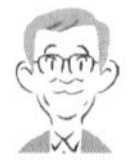

「何事も平常心が大切なんだな。リラックス、リラックス」

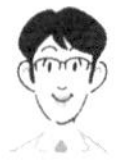

「そうそう。緑内障は深刻にとらえがちな病気だけど、リラックスすることも大切なんだよ。でも自分でリラックスしようと意識するのは難しくない？　だから、こういった目薬がつくられているわけなんだよね。とはいえ、生活の仕方でも変わってくる部分もあるし、自分でできることはたくさんあるんだよ」

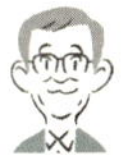

「自分でできることなんてあるのか？　クリニックに行くと『目薬を差せ』としか言われないよな」

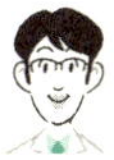

「基本的には目薬を差すだけでも良いとは思うよ。でもお父さんのように何かしたいと考える人は多い。医者も説明し出すときりがないから「目薬を差せ」としか言えない部分があるんだよ」

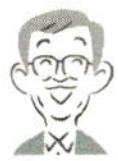

「じゃあ、自分でできることをやっていれば、しばらくクリニックに行く必要はないな。目薬もたくさん余っているしな」

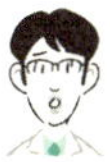

「目薬ちゃんと差してる？　明らかにお母さんよりも減りが遅いようだけど……。**緑内障は自分でできることはたくさんあるけど、あくまで治療のサポート。クリニックへ定期的に通院して治療することが一番**だからね」

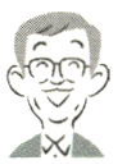

「お前、医者みたいなこと言うなぁ。ささっと自分でできること教えろよ。お前の好きな『リーフパイ』買ってくるからさ。ね、お願い」

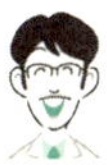

「えっと、一応こう見えても医者なんですけど……。でも、最近リーフパイ食べてないから楽しみにしてるわ。まず簡単にできることは夜は早く寝て、なるべくスマートフォンを見な

いことかな」

「夜は早く寝るとか、スマートフォンを見ないってお前また同じようなことを言ってるだろ？　オレが忘れっぽいから適当な話をしてるな」

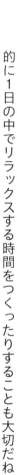

「そうじゃなくて、緑内障が多くなっている原因の一つに現代型のライフスタイルがあるんだよ。だから、睡眠時間やスマートフォンの使い方には特に注意が必要なんだ。あとは意識的に1日の中でリラックスする時間をつくったりすることも大切だね」

「リラックスする時間か。じゃあ、お酒を飲めば解決だな」

「うーん。そういうリラックス法じゃなくて、心身を落ち着かせる感じかな」

「それなら大丈夫だな。脳波が整うＣＤ聞いてるから」

「それ怪しくないかな。あとは光を見ると交感神経が働いて、暗くなると副交感神経が働くというメカニズムを知っておくことも大切だね」

「目には暗い場所がいいということか？　子供の頃、暗いところでものを見ちゃダメだって

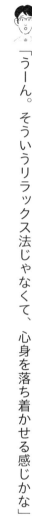

親からよく注意されたぞ」

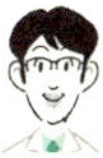

「確かにそうなんだけれども、寝る時に光が入らないようにすると睡眠の質が上がるって言ったじゃない？ それと同じ原理だよ。**意識的に照明を落としてボーっとした時間を過ごすのもいいね**」

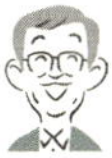

「オレ暗い映画館に行くのが好きなんだよな。よく寝られるしな」

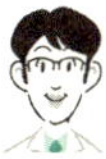

「映画館は映画を見に行くところだから。あとは必ずしもリラックスだけしていればいいというものでもないんだよ。適度に運動をして多少のストレスをかけるのも緑内障を良くするためには大切なんだ」

緑内障に良い運動とは？

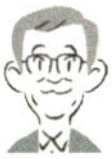

「緑内障にはどんな運動をすればいいんだ？」

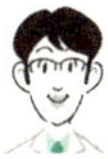

「研究では『**ウォーキングやジョギングで眼圧が2～4㎜Hg下がる**[*49]』と言われてい

るよ。最低でも週1回、できれば**週3回程度30分（1回あたり）の運動をするといいね**」

「じゃあ、散歩でいいんだな。でも週90分って考えると意外に長く感じるな」

「お父さんの場合駅まで歩いてるじゃない？　あれでいいんじゃないかな。この前毎日1万歩歩いてるって言ってたけど続けてる？」

「オレそんなこと言ってたっけ？　お前人違いじゃないか。でも緑内障にいいなら始めてみるか」

「あんなに言ってたのけっきょく止めちゃったんだ……。運動と言うと、ジャージを着てスニーカーを履いて準備体操してってイメージがあるけど、歩くだけで十分だから気負わず続けてみてよ」

「そう言えば緑内障を良くするには運動で多少のストレスをかけることが必要だって言ってたけど、そもそもストレスと緑内障はどう関係しているんだ」

「緑内障は特に精神的なストレスと関係しているよ。『**ストレスにより眼圧が上昇する**[*50]』

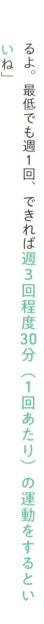

という研究もあるんだ。緑内障ってきちんと治療していても緩やかに悪くなってしまうから、患者さんがストレスを感じやすい病気なんだよね。だから、なるべくストレスを溜めない生活をすべきなんだけど、ストレスって数値化できないし、ストレスを感じるかどうかには個人差があるから難しい部分もあるよね」

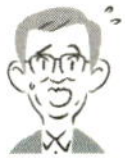

「じゃあ、どうしようもないじゃないか」

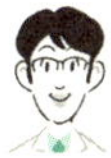

「そこでお勧めしたいのが笑うことなんだよ。研究でも『**笑いがストレスを減らす**[*51]』という報告があるんだ」

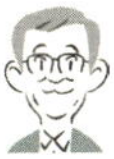

「お笑い番組を見るとかそういうことか？」

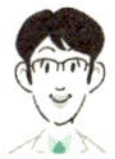

「そうそう。それでいいよ。お父さんは何でも笑うよね。その点、お母さんは笑いにシビアだから」

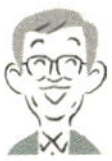

「『笑う門には福来る』と言うだろ。笑う以外にストレスを減らす方法はないのか？」

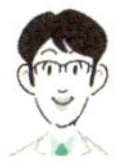

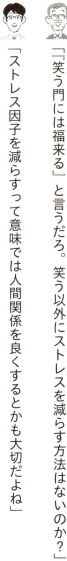

「ストレス因子を減らすって意味では人間関係を良くするとかも大切だよね」

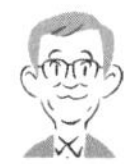

「お前そんな当たり前のこと言うなよ」

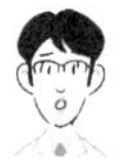

「いやいや、お父さんが脱いだ服を洗濯かごにいれないってお母さん文句言ってたよ。まずは身近な人間関係を良くすることから始めてみようか」

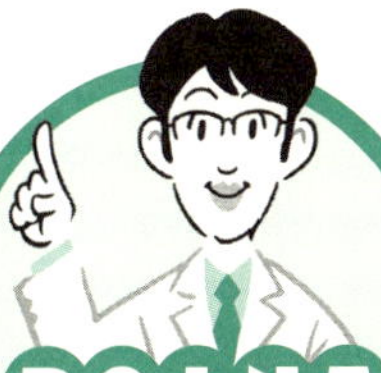

POINT

- 緑内障を良くするためには自律神経を整えると良い。
- 緑内障を良くするために生活の中でできることはたくさんあるがあくまで治療のサポート。クリニックへ定期的に通院して治療することが一番大切。
- 緑内障には照明を落とした部屋でリラックスできる時間をつくることが大切。
- 緑内障には週3日程度、1回あたり30分のウォーキングやジョギングがお勧め。
- ストレスで眼圧が上がることがあるため注意する。ストレスを減らすためには笑うことが大切。

14 自分でできる！緑内障のセルフケア&トレーニング

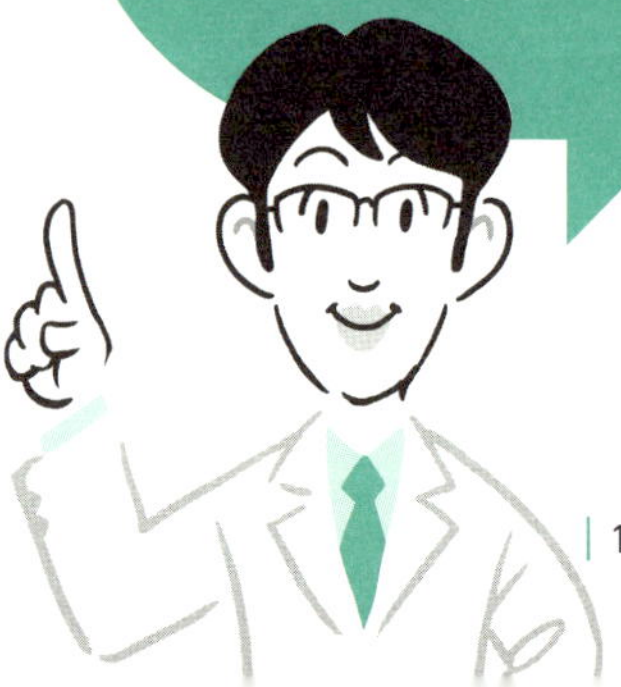

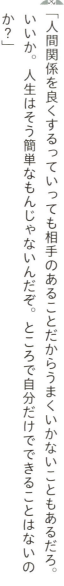

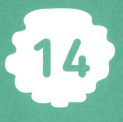

眼圧を下げるセルフケアとは？

「人間関係を良くするっていっても相手のあることだからうまくいかないこともあるだろ。いいか。人生はそう簡単なもんじゃないんだぞ。ところで自分だけでできることはないのか？」

「はいはい（何で怒られているんだか……）。自分でできるという意味では呼吸法は手軽なのでお勧めかな」

「そんな簡単なことでいいのか。オレは毎日呼吸しているぞ」

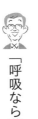

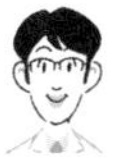
「実は普通に生活していると胸で呼吸をしてしまいがちになるんだ。だからなるべくお腹で息をするように心掛けることが大切になるんだ」

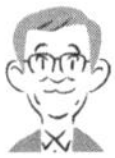
「知ってるぞ。腹式呼吸ってやつだろ。あれは何がいいんだ？」

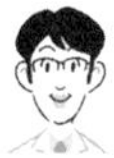
「腹式呼吸をすると副交感神経が整ってリラックスできるんだ。緑内障を悪くしないためにも定期的に腹式呼吸でリラックスをしたほうがいいね」

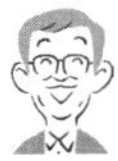
「呼吸なら薬と違って副作用もないしな」

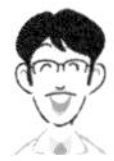
「そうそう。手軽にできるからお勧めなんだよ」

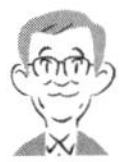
「腹式呼吸ってなかなか習慣化するのが難しいよな。他にいい方法はないか？」

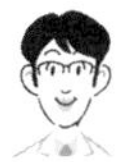
「そういう時に患者さんにお勧めしているのがマインドフルネス（図18）なんだ」

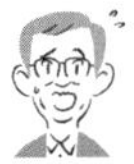
「なんか難しい横文字が出てきたな」

「瞑想みたいなイメージかな」

「なんか怪しいな。大丈夫か？　それが緑内障にどういいんだ？」

「研究でも『**マインドフルネスは眼圧を平均4mmHgほど下げる**』[*52]と結果も出ているんだ。だから、とてもお勧めだよ」

「それはいいな。早く教えろよ。どうやるんだ？」

「まずは腹式呼吸をしてみて。そうしたら、今に注目してみよう。ついつい前のこととか先のこととかを考えちゃうんだけど、とにかく今に集中することを心掛けてみてよ」

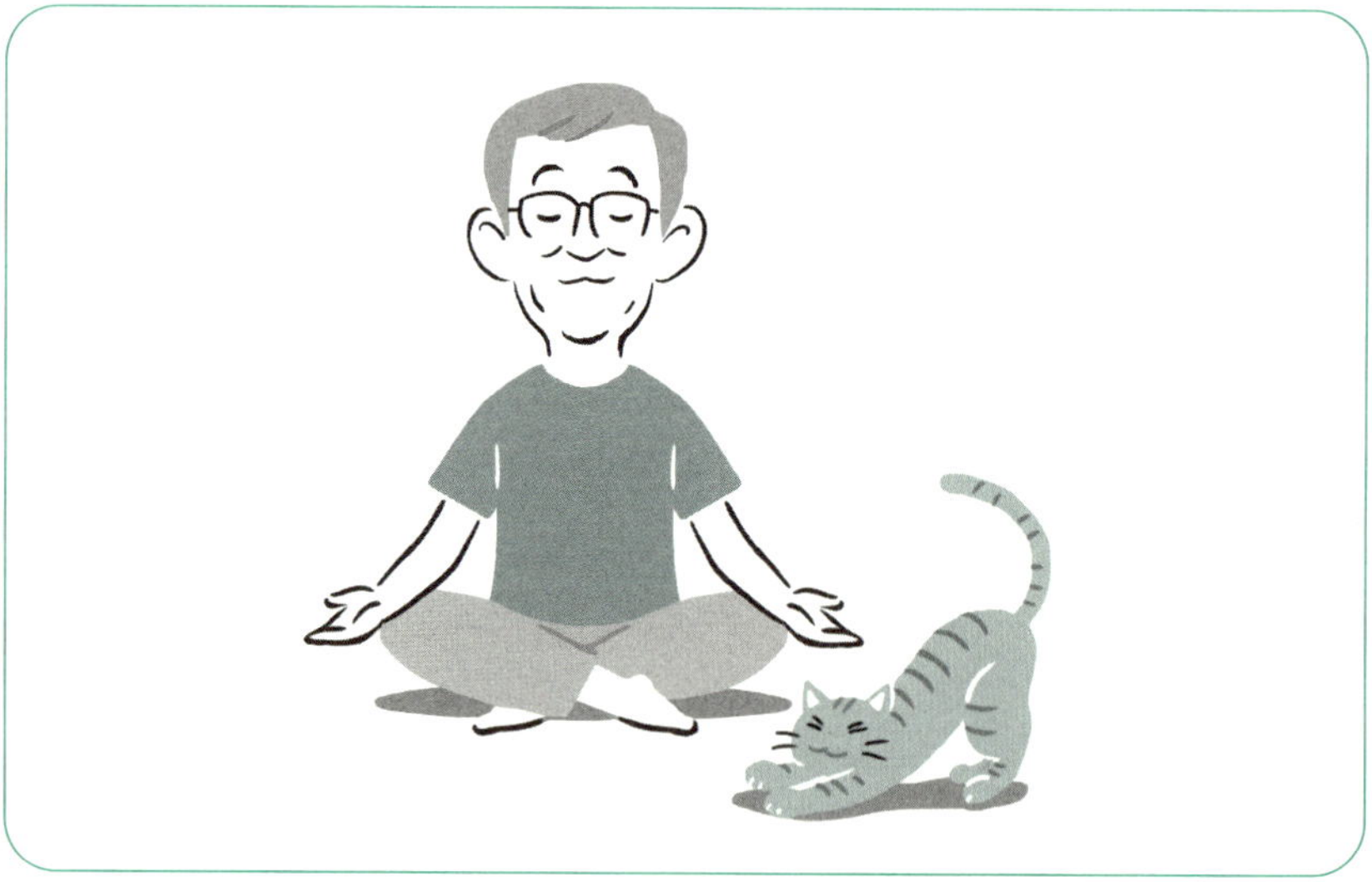

図18 マインドフルネスをする陽一さん
1日1～5分を目安で始め、慣れたら時間や回数を増やす。

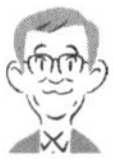
「昨日の晩ご飯や今日の昼ご飯のことを考えるなってことだな」

「ご飯以外でもいいから。そういう余計なことは考えずに今の呼吸に注目するんだ。吸って、吐いてといったように呼吸に着目していくことが大切。まずは、鼻からゆっくり吸ってお腹でも吸う感じでやってみよう」

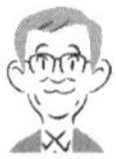
「こういう感じでいいか？　スー」

「そうそう。そしてゆっくり吐き出す」

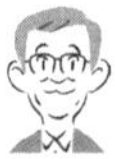
「ハー」

「そういう感じで呼吸に注目するんだ。呼吸以外のことを考えたら、また落ち着いて呼吸に意識を向ければいいんだ」

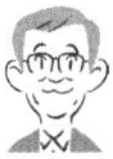
「スー、ハー、確かにいろいろ考えちまうな」

「でしょ？　なるべく呼吸に注目するっていう感じで大丈夫だから。特に脈拍が速くなっていたり、緊張していたりする時にやると効果的だよ」

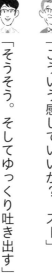

「1日何回やればいいんだ？」

「まずは1日1回でいいよ。慣れてきたら1日2回とかやってみよう」

「1回何分ぐらいやるんだ？」

「まずは1～5分やってみてよ。慣れてきたら15分くらいに延ばせるといいね」

「毎日数分なら習慣化できそうだな」

視力や視野を回復させるトレーニングとは？

「そう言えばマインドフルネスをやってみたけど、オレ、ジッとしてるのが苦手なんだよ。トレーニングで緑内障がズバッと良くなるのはないのか？」

「そういうのはないな」

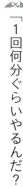

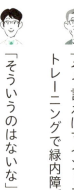

「あるだろ。『ＤＶＤを買ってトレーニングしたら緑内障が良くなった』とＷｅｂに書いてあったぞ」

「うーん。そういうのは気休め程度かな」

「煮え切らないな。何かないのか？」

「直接緑内障が良くなるわけじゃないけれども、無理やり出せば一つには『ガボール・アイ』（図19）というトレーニングがあるよ」

「何だそれ？　視野が良くなるのか？」

「視野は良くはならないけれども、裸眼の視力は良くなるかもという方法。あくまでこれも気休めだよ」

「どういうものなんだ？　目をグリグリ押すのか？」

「それ絶対ダメだから。まあ、一応説明するけどあまり期待し過ぎないでよ。縞模様を見て

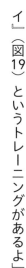

図を判別することでよく見えるようになるんだ」

「えっ！　お前のほうが怪しいじゃんか。何でそれで視力が良くなるんだよ」

「目でものを見た時には脳の後頭葉という部分で認識しているんだ。このガボール・アイは目と後頭葉の関連性を良くするトレーニングだから、視力が回復するんだよ」

「そうか。それでズバッと良くなるのか？」

「そうでもないかな。研究では『近視や老眼に対して平均0・2程度視力が回復した[*53]』っていうデータがあるぐらいかな」

「うーん。何とも言えない感じだな」

「現実はそんなものなんだよ。これは**あくまで裸眼の視力が良くなる**という話で眼鏡をかけた時の矯正視力が良くなるわけではないんだ。視力が0・1以下の人も回復が難しいと言われているんだよね」

「そうか。でも、ガボール・アイで良くなるのって視力だろ。緑内障って視野が欠ける病気だから、視力は関係ないんじゃないか？」

「確かにそうなんだ。だから、さっきも言ったように**ガボール・アイは緑内障そのものにいいというよりは見やすくなるっていうイメージ**でとらえてくれるといいかな。視野回復で言うとあとは『脳知覚トレーニング』（図20）っていう方法もあるよ」

「何だそれ。またのめちゃくちゃ怪しいのが出てきたな。それで視野がズバッと良くなるのか？」

「確かに怪しいし、ズバッとは良くならないよ」

「そう言うと聞いてみたいな。一応話しておけよ」

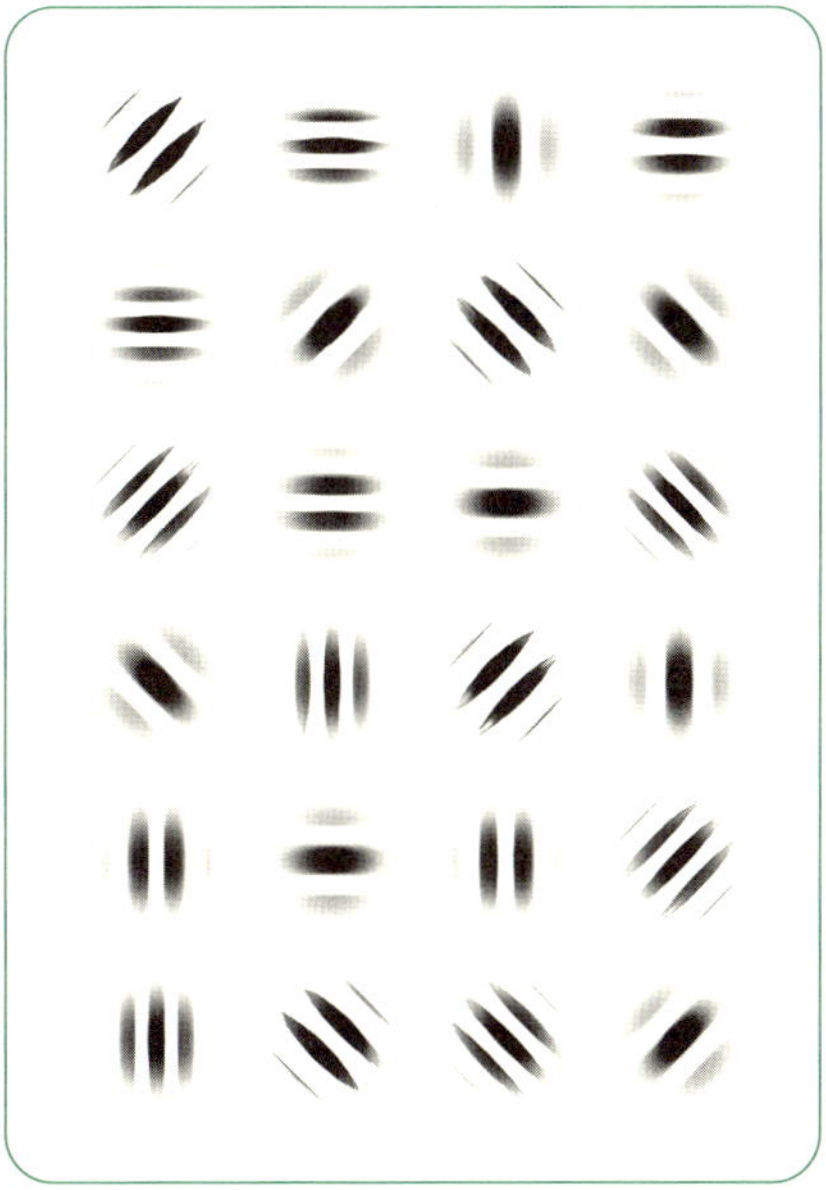

図19 ガボールアイ
（『1日3分まちがいさがしで目がよくなる! ガボール・アイ』より引用）
図の中で同じ縞模様を探す。
3分間から10分間を目安に続けるとよい。

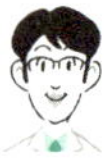

「これも目と脳の関連を良くして有効視野を広げるトレーニングなんだ。研究でも『トレーニングで有効視野が広がりその効果は10年持続する』[*54]という報告があるんだ」

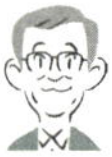

「有効視野ってなんだ？　普通の視野とどう違うんだ？」

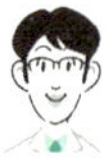

「緑内障で言うところの視野は実際にものを見る時には使っていない視野も含んでいるんだ。でも、**有効視野はそれとは違って実際に使っている視野の範囲のことを指す**んだよ」

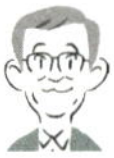

「使える視野と使えない視野があるのか？　初めて聞いたぞ」

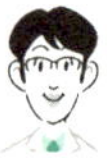

「クリニックじゃ教えないよね。ちなみに、ものを何となく認識できるために必要な有効視野はだいたい20～30度の間だって言われているんだよ。緑内障は中心30度の視野に影響が出やすいから、症状が進むと有効視野が使えなくなってしまうんだ」

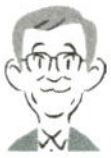

「そう考えると人間ってほとんど見えていないんだな」

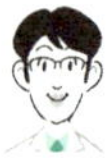

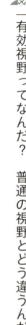

「そうそう。全視野のうち、３分の１ぐらいの範囲しか有効視野として使えていないと言わ

れているんだよ」

「不思議だなぁ。その有効視野がトレーニングで良くなるのか？」

「有効視野であれば、ある程度トレーニングで良くできるよ」

「じゃあ、早く教えろよ。どうやってトレーニングするんだ？」

「1回落ち着こうか。まず、中心の指標を見て、その周りも同時に見るということを繰り返すんだ。くわしいことは僕が書いた『1日3分見るだけで認知症が予防できるドリル　脳知覚トレーニング28問』（ＳＢクリエイティブ）って本を見てほしいな」

「そんなこと言わないで、今は本がないから他の方法を教えろよ」

「じゃあ、簡単な方法を教えるね。例えば、まっすぐ10円玉を持ってみようか（図21）」

「持ったぞ。ここを見ればいいんだな」

「そうそう。そのままの状態で１００円玉を反対の手に持って10円玉の周辺に徐々に近づけ

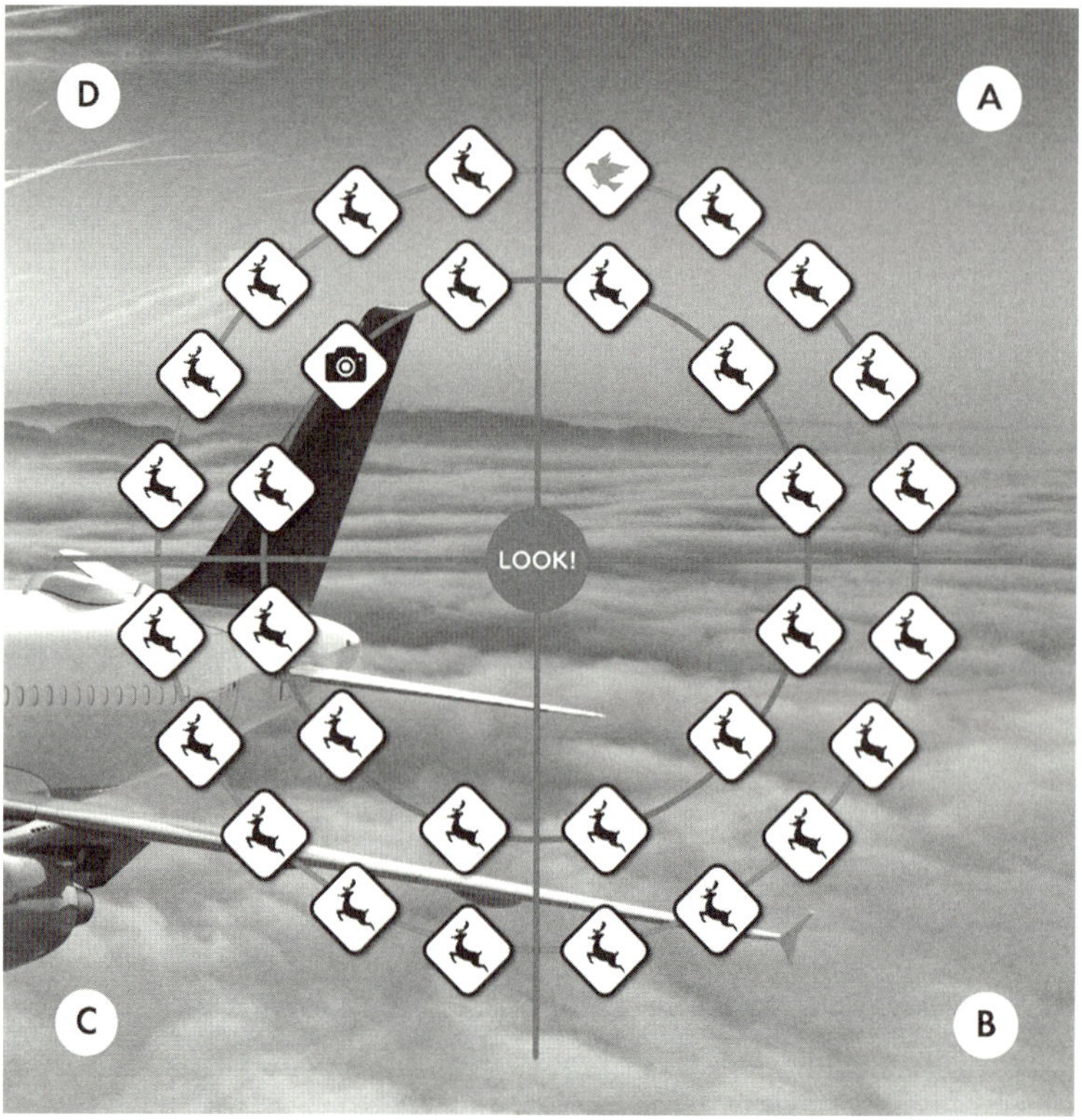

図20 脳知覚トレーニング
（『1日3分見るだけで認知症が予防できるドリル 脳知覚トレーニング28問』より引用）
①目と写真の距離を20cmに近づけ、
中央の「LOOK!」を両目で見て視線を動かさずに周りのマークを見る。
②「円上で1つだけ違うマークはA～Dのどのゾーンにある?」などの
問いに答えるトレーニングを1日3分間実践することで、認知症の予防になる。

てみてよ。そうしたら、100って書いてあるのが何となくわかるところで止めてみようか」

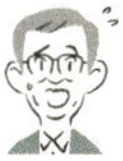

「あれ、わからないな……。あ、わかった。こんなに真ん中なのか？　おかしいな。もう1回やってみるか。うーん。やっぱり真ん中のほうだな」

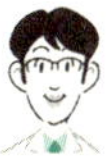

「やってみるとわかるんだけれども、自分が思っていたよりは中心に近いと思う。これを繰り返してやっているとある程度の広い範囲を認識できるようになるから試してみるといいよ」

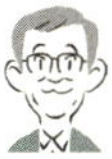

「これで視野も良くなるんだな。続けてみるか」

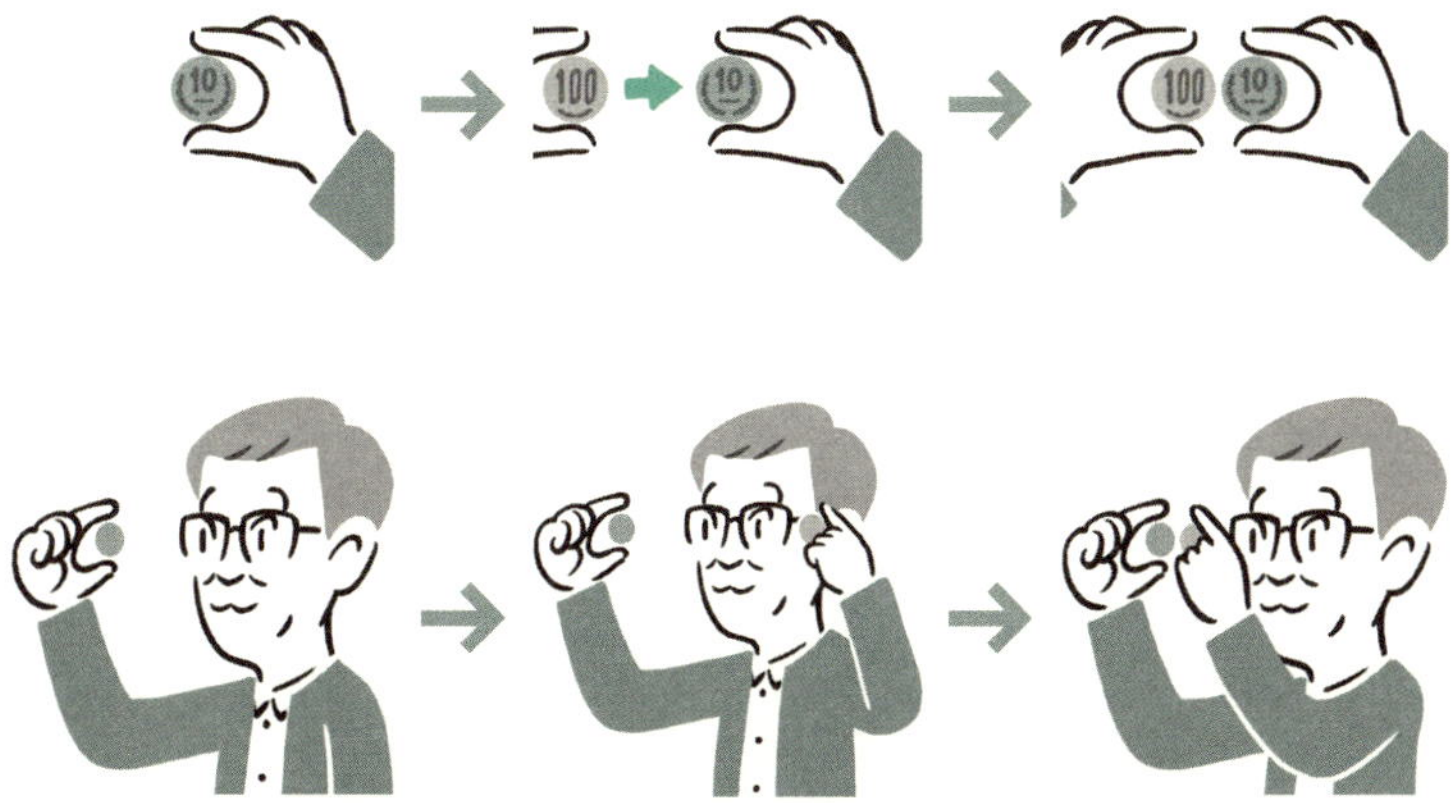

図21 10円玉トレーニング
100円玉を手に持って10円玉の周辺に徐々に近づけ、100と書いてあるのが何となくわかるところで止める。
これを繰り返すと有効視野が改善する。

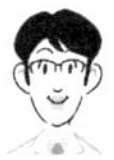

「見やすくなるとは思うけど、視野が広がるわけじゃないんだよ。有効視野も加齢によって狭くなってしまうんだ。よく年を取ると視野が狭くなるって言うじゃない？　それはこの有効視野のことを指しているんだよ」

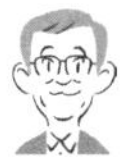

「確かに、周りが見えなくなるよな」

「それはお父さんの場合昔からじゃないかな。買い物の途中に小学生だった僕がいることを忘れてどっか行ったことがあったよね？　そういったわけで年齢を重ねたら、ある程度トレーニングしておくほうがいいわけなんだ」

「あー、お前よく覚えてるな。あの時探すのが面倒で迷子の放送を流してもらったよな」

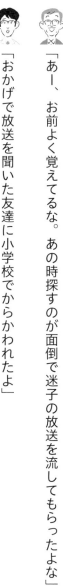

「おかげで放送を聞いた友達に小学校でからかわれたよ」

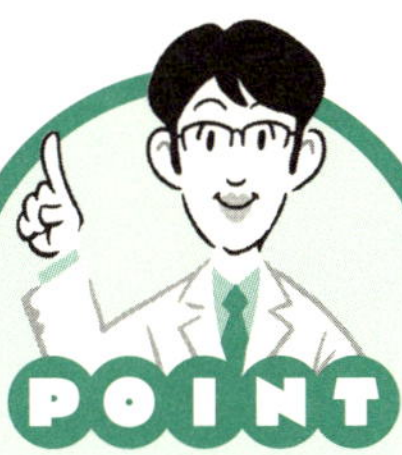

- 緑内障には眼圧を下げるマインドフルネスが効果的。
- ガボール・アイで視野は回復しないが裸眼の視力を回復させて見やすくすることができる。
- 実際にものを見る際は有効視野という視野の範囲を使っている。
- 脳知覚トレーニングで視野そのものを改善することは難しいが、有効視野ならある程度良くすることができる。

15 緑内障のパソコン・スマートフォンの上手な付き合い方

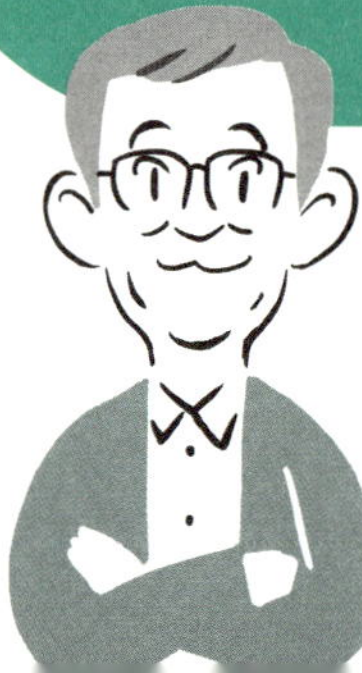

ブルーライトは必ずしも悪い光ではない

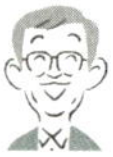

「近所の眼鏡屋さんでブルーライトをカットする眼鏡が売られていたんだけど、あれはどうなんだ？　子供からおじいちゃん、おばあちゃんまで1億総ブルーライトカット時代到来みたいだぞ」

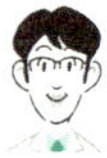

「おおげさだなあ。ブルーライトカットの眼鏡を売っているのは知ってるけど、実は『子供には積極的に推奨しない』[*55]って言われているんだ。ちなみに**市販のブルーライトカット眼鏡はブルーライトを完全にはカットできない**から注意してね」

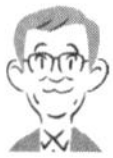
「そうなのか？　紫外線カットレンズだと99・99％カットとか言うだろ？」

「紫外線は目に見えない光だからどれだけカットしても見え方に影響が出ないんだ。でも、ブルーライトをカットし過ぎてしまうと見えるものの色自体が変わっちゃうんだよ。そう言えば、ブルーライトカットの眼鏡をかけてみたことはある？」

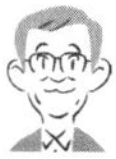
「あるよ。なんかちょっと変な感覚だったな」

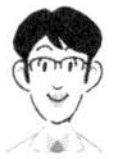
「そうそう。ブルーライトは可視光線だから、大幅にカットしちゃうとそう感じるんだよね。だから、ブルーライトは3〜5割カットが限界な感じだよ」

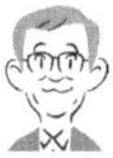
「そうなのか？　じゃあ、ブルーライトカット眼鏡はしないほうがいいんだな」

「おいおい。極端だな。ブルーライトカット眼鏡はしてもいいけれども、積極的にしましょうとは言わない感じかな」

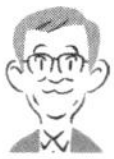
「じゃあ、パソコンのブルーライトはどうすればいいんだ？」

「実は蛍光灯にもブルーライトは含まれているからそれほど心配するものでもないよ」

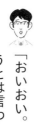

「そうなのか？　ブルーライトは悪いってよく聞くぞ」

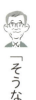

「確かに、パソコンやスマートフォンの光にブルーライトが多く含まれているのは事実なんだけど、実はあらゆる光にもブルーライトは一定量含まれているものなんだ。例えば、絵具にたくさんの色を混ぜると何色になるかな？」

「黒になるな」

「それと同じ原理で光はいろいろな色の光が混ざると白くなるんだ。だからブルーライトは気づかないところですでに浴びているんだよね。ブルーライトは人体に悪い影響を与えると言われているけど、実は人間が生活するうえで必要なものでもあるんだ」

「ブルーライトが必要なんてことがあるのか？」

「**ブルーライトは日光にも含まれている**んだよ。実は**朝起きた時にブルーライトを浴びるとリフレッシュして、１日のリズムをつくりやすくなる**んだよね」

「だから、『朝に日光を浴びなさい』とよく言うんだな」

「確かにそれは理にかなっていることなんだよ。だからこそ、朝はブルーライトを適度に浴びたほうがいいわけ」

「じゃあ、夜はどうなんだ？」

「反対に、夜にブルーライトを浴び過ぎるのは良くないんだ。研究でも『**夜間にブルーライトを浴びると睡眠のリズムが狂いやすくなる**[*56]』ことがわかっているよ。だから、質の良い睡眠をとるためにも、夜にブルーライトを浴びないようにすることは大切だね」

スマートフォンと眼圧の本当の関係

「じゃあ、朝ならスマートフォンをじゃんじゃん使っても緑内障には影響がないってことだな」

「いや、そうじゃなくて。スマートフォンにはそれ以外の問題があるんだ」

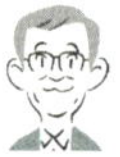
「スマートフォンを見過ぎるってことか？」

「まず、**スマートフォンと距離が近くなることが問題**かな。本を読む時はだいたい30㎝ぐらいの距離で読むんだけれども、スマートフォンを見る時は20㎝ぐらいになっちゃうんだ」

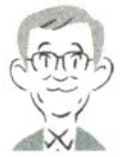
「それならスマートフォンを離して見ればいいんだな（スマートフォンを目いっぱい遠ざける）？」

「ところで、そんなに離して見えるの？」

「あー、見えない」

「距離を取るのは大切だけど見えないのなら意味がないよね。例えば、**ネットの動画を見たければ、タブレットで見たり、できればテレビで見たりしたほうがいい**よ」

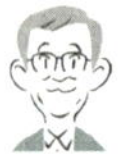
「じゃあテレビで見るか」

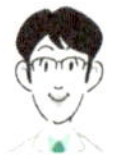
「あとは体勢も重要だね。スマートフォンを見る時はついついうつむきがちになるでしょ」

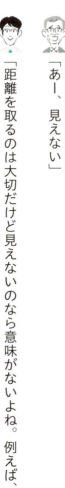

「確かにぐっと下を向くよな」

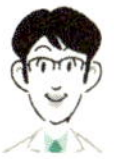
「『長時間の下向きが眼圧を上げやすい』[*57]っていう研究もあるんだ。もちろん、首や体にとっても良くないので、うつむくのはできる限り短時間にするか、目線を上げるようにしたほうがいいよ」

「気をつけよう。じゃあ、電子書籍なんかを読む時もタブレットを使ったほうがいいのか?」

「タブレットもいいけれども、**電子書籍リーダーがよりいい**かな」

「そんなものがあるのか?」

「タブレットとかスマートフォンって画面自体が明るくなるでしょ? これって光を直接見ることになるから目にとってはあまり良いことじゃないんだよね」

「確かに、大昔は『太陽を直接見るな』っていう言い伝えがあったぐらいだしな」

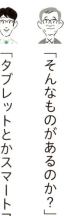

「そういうこと。太陽をじっと見続ける人なんていないでしょ。電子書籍リーダーはＥｉｎｋと言って表示方法が違うんだよね。これはフロントライトと言って紙を再現するために文字のほうに光を当てて反射する仕組みなんだ。研究でも『紙の書籍と比較してもそれほど読書の速度が落ちたり、疲れたりしない[*58]』ことがわかっているよ。とはいえ、紙が一番いいんだけれども」

「確かに、紙のほうが落ち着いて読めるもんな」

「昔からお父さん本読むの好きだよね。紙の本以外なら、目に負担がかからないのは電子書籍リーダー、タブレット、スマートフォンの順かな」

「そうなのか。スマートフォンをチラ見もダメか？」

「短時間であれば、それほど気にする必要はないよ。スマートフォンで目が悪くなるっていうのはけっこう知られているから、緑内障の患者さんは必要以上に心配している人が多いんだけど、短時間使う程度であれば影響はほぼないよ。実際に研究でも『**スマートフォンを30分程度使っても眼圧が0・6㎜Hgしか上がらなかった**[*59]』からね。緑内障が進んでいる人は注意したほうがいいけど、あまり気にしなくてもいいんじゃないかな」

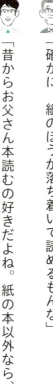

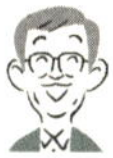

「それなら良かった。ところで、お前のYouTubeをたまに見ているが、もうちょっとユーモアがほしいよな」

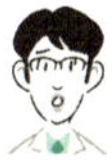

「貴重な意見として参考にします。ユーモアって難しいよね」

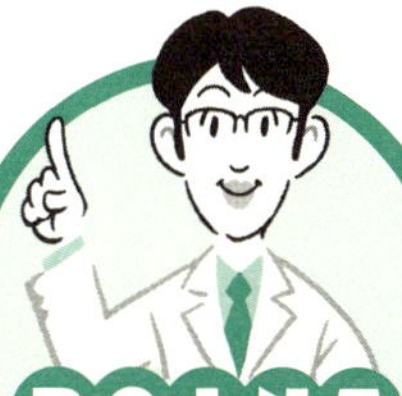

POINT

- ブルーライトカット眼鏡は完全にはブルーライトを遮断できない。
- ブルーライトは日光にも含まれており、朝に浴びると1日のリズムをつくるが、夜に浴びると睡眠のリズムが狂いやすくなる。
- スマートフォンは目との距離が近くなってしまうので、動画などを見る際はタブレットやテレビで見るとよい。
- 電子書籍を読む際は電子書籍リーダーで読むとよい。
- スマートフォンは短時間使う程度であれば、眼圧をほとんど上げない。

16 緑内障の眼鏡・コンタクトレンズの注意点とは？

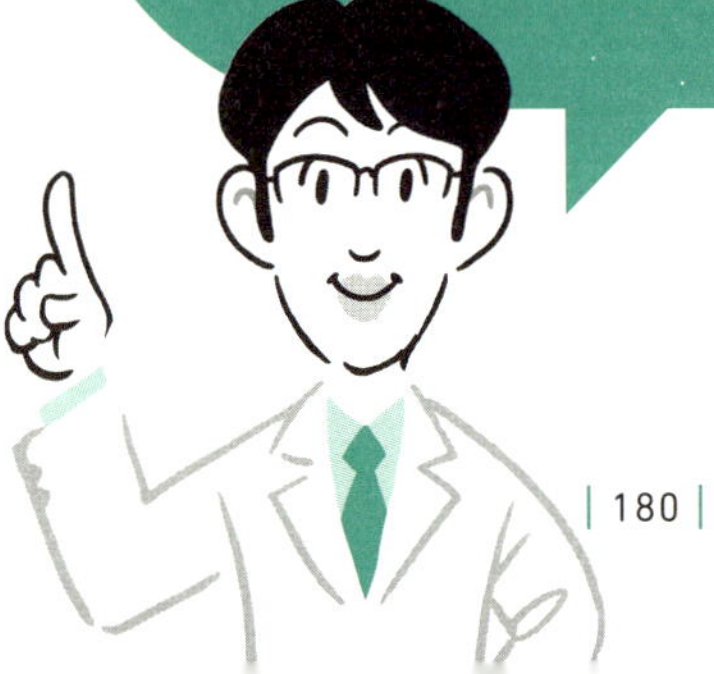

眼鏡のレンズは小さ過ぎると良くない

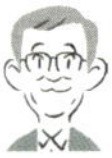

「お母さんは若い時からコンタクトレンズをしていたよな。そう言えば緑内障だとコンタクトレンズをしてもいいのか？」

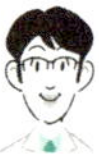

「緑内障でもコンタクトレンズはダメってことはないよ。でも、コンタクトレンズの上から目薬をするのは避けたいね」

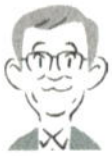

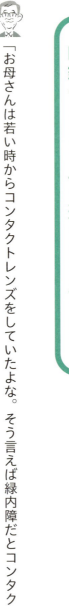

「何でダメなんだ？　コンタクトレンズで目玉が押さえられるから目薬が効きそうじゃんか」

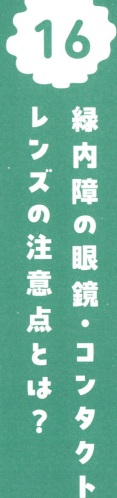

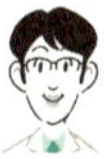

「そういうものでもないんだよ。コンタクトレンズの上から目薬を差すと、眼球に防腐剤が残ってしまうんだ。可能なら裸眼の時のほうがいいな」

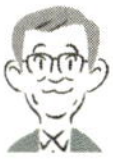

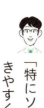

「ソフトレンズとハードレンズだと違いはあるのか？」

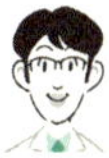

「特にソフトレンズの場合は使用時に注意が必要かな。コンタクトレンズをすると目が傷つきやすくなるんだけど、**ソフトコンタクトレンズをしていると、装着感がないから目に傷がついても気づかない**ことがあるんだ」

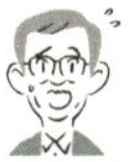

「それは問題だな」

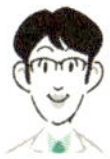

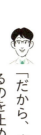

「だから、痛みって人間にとって必要なものなんだよ。痛ければ、コンタクトレンズを入れるのを止めたり、眼科に行ったりもできるじゃない？　でも、痛みがないと、コンタクトレンズを使い続けてしまって傷がひどくなったり、傷から感染を起こしてしまうこともあるんだよね」

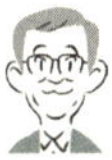

「じゃあコンタクトレンズは止めたほうがいいな」

「まったくつけちゃダメってことはないけれども。可能なら控えたほうがいいという程度かな」

「ところで眼鏡はどういうのがいいんだ？　オレは眼鏡にはこだわりがあるから知りたいところだな」

「眼鏡は小さ過ぎたり、細過ぎるのは避けて程良い大きさのものがいいよ」

「なぜなんだ？」

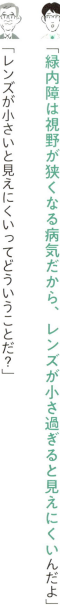

「**緑内障は視野が狭くなる病気だから、レンズが小さ過ぎると見えにくい**んだよ」

「レンズが小さいと見えにくいってどういうことだ？」

「人によるけれども、視野が良いところで見ないと見えづらく感じる人もいるんだ。できれば眼鏡のレンズは大きめにしたいね」

「ところで、老眼鏡はつくったほうがいいのか？」

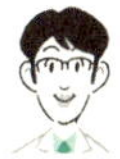

「できればつくっておいたほうがいいと思うよ。あとは**遠近両用眼鏡があるけど、緑内障の人は遠く用と近く用をそれぞれつくるほうが見やすい人もいるよ**」

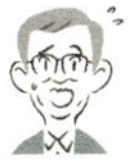

「それはお金がかかるな。なるべく安いほうがいいんだが」

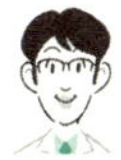

「その気持ちはわかるんだけど、遠近両用の眼鏡は目線によって遠くと近くのものを見分ける構造になっているんだよね。例えば、まっすぐ見ると遠くが見えて、手元を見たり、目線を落としたりすると近くが見えるっていうふうに。それをレンズでうまいこと調整しているんだけれども、シンプルに遠くは遠く、近くは近くのレンズで見たほうが見やすいことは確かなんだよ」

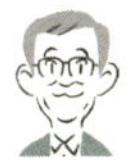

「確かに、遠近両用眼鏡をしていると疲れるもんな」

目には利き目がある

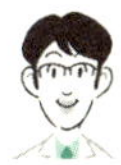

「ところで、その眼鏡はいつつくったの？」

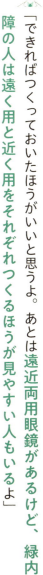

「4年ぐらい前かな」

「それなら、度数を確認してもらったほうがいいよ。一般的に**眼鏡は2年経ったら度数が変わっていることが多い**と言われているよ。近視も老眼も年齢を重ねてから進むこともあるし、そもそも**眼鏡のレンズはだいたい2年で劣化すると言われている**んだ。だから、2年に1回はチェックが基本になるかな」

「そうか。緑内障になったら、サングラスをしたほうがいいとか言うけど実際はどうなんだ?」

「お母さんにも言ったけど特にレンズに色を入れたから目にいいとか悪いということはないよ(p66)。でも、人によっては色を入れると見やすくなることがあるから、色を入れること自体は悪いことじゃないね」

「じゃあ紫外線カットはどうなんだ?」

「それもお母さんにも言ったんだけど、たいていの眼鏡には紫外線カット機能がすでに入っているから、特別に対応した眼鏡を買う必要はないよ。ただし、『紫外線を多く浴びると落屑《らくせつ》症候群になりやすい[*60]』と言われているんだ。この症状が出ると、眼圧の変動が激しくなって視神経がダメージを受けやすくなるんだ。通常の緑内障よりも進行が早いし、治療が難しくなるから気をつけてね。あ、そう言えばお父さんの利き目はどっち？」

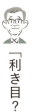

「利き目？　初めて聞いたぞ。よくわからないな」

「じゃあ、チェックしてみよう（図22）。両手を輪にしてその中からものを見てみてよ」

「おう、こういう感じか？」

「そうしたら、右目を閉じて左目でものを見るんだ」

「何も見えなくなったぞ。大変だ！」

「違う違う、右目を閉じるけど左目は開けるの。そうそう。で、反対に左目を閉じて右目で見てみて。どうなった？」

「右目を閉じて左目で見たら、見えなくなったぞ」

「ということは右目が利き目ってことだね。**利き目のほうが目の位置がずれやすいか**

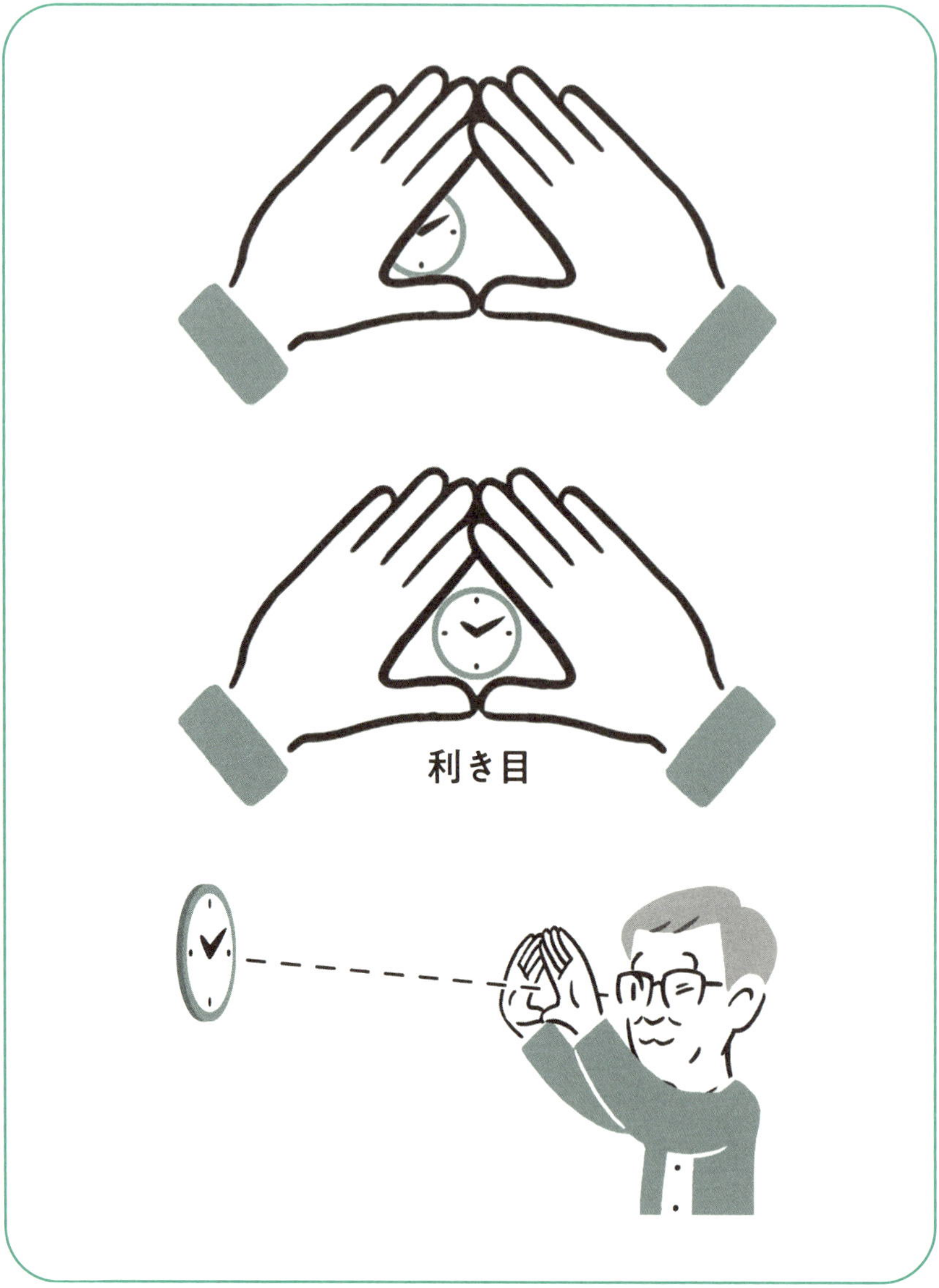

図22 利き目の調べ方
両目で見た時と同じように見える目が利き目となる。

ら、眼鏡をしっかりと調整しておいたほうがいいよ。利き目を知っておくと緑内障で視野が悪化した時も変化に早く気づくことができるから覚えておくといいね」

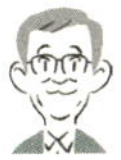

「今度、眼鏡屋さんに行った時にチェックしてもらうか」

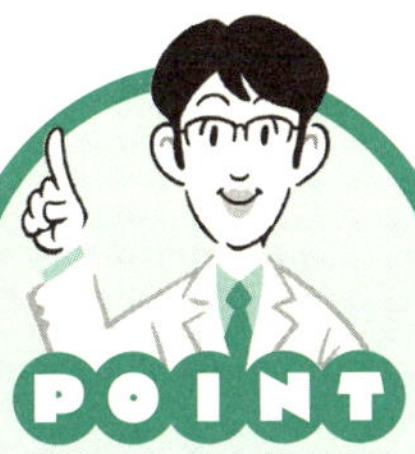

- コンタクトレンズは緑内障に悪影響を及ぼすものではないがなるべく控えたほうがよい。
- ソフトコンタクトレンズをすると、目が傷ついていることに気づかない可能性があるので注意。
- 緑内障は視野が狭くなるため、眼鏡のレンズは小さ過ぎると見えにくくなる。
- 緑内障は遠近両用ではなく、遠く用と近く用の眼鏡をそれぞれつくるとよい。
- 眼鏡は度数が変わったり、素材が劣化したりするので2年に1回チェックする。
- 目には利き目があり、利き目は目の位置がずれやすいので、眼鏡を調整するとよい。

17 緑内障が進行したらどうすればいい？

緑内障になったら仕事は続けるべきか？

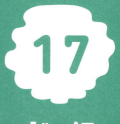

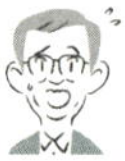
「緑内障だから仕事は辞めたほうがいいんだろ？」

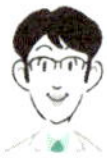
「どうしたの？　この前まで生涯現役とか言ってたじゃん？」

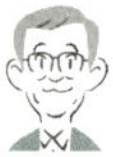
「仕事していると目が疲れるし、本を読んだり、パソコン見たりしたら、さらに目が悪くなりそうだろ」

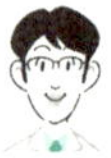
「うーん。そこが難しいところなんだよ。本を読んだり、パソコンを見たりするのは緑内障

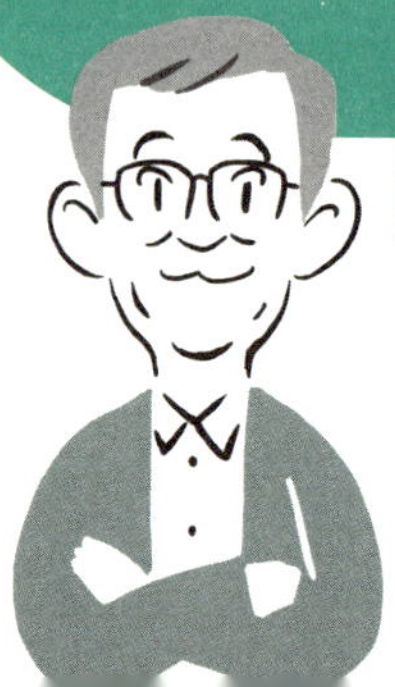

に良くないかというと、まだよくわかっていない部分もあるんだ」

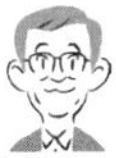
「そうなのか？　お前医者ならズバッと答えろよ。はっきりしねぇな」

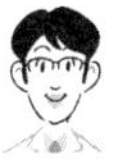
「実際研究でも『手元を見ることで眼圧に与える影響は1㎜Hg程度』[61]と言われていて緑内障への影響はごくわずかなんだよ」

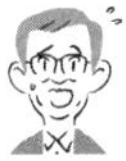
「うーん。じゃあオレはどうすればいいんだよ？」

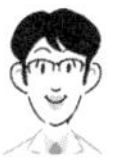
「それは人によるかな。緑内障が後期の人であれば、仕事のやり方に気をつけるべきだとは思う。でも、個人的には仕事を辞めるのは判断が早過ぎると思うな。ましてお父さんは中期の緑内障だからまだ気にしなくていいよ」

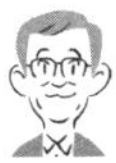
「そうか。でも見えなくなったら仕事ができなくなるだろ」

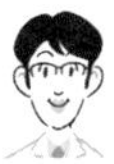
「確かに、車を運転するような人の命に関わる仕事は避けたほうがいいけど、それ以外なら工夫次第でどうにかなる部分もあるよ。仕事がスピード勝負でなければ、時間をかければいいわけだし、ミスが問題になるならそれをサポートする方法もあるよ。例えば、事務職で入力作業が必要な場合は見やすくするためのアプリを使ってみたり、ミスタイプの検出もある

程度パソコン上でできたりするからね」

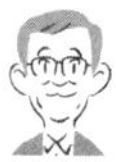
「いろんな方法があるんだな」

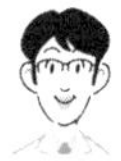
「思い切って仕事を変えちゃう人がいるけれども、次の仕事が自分に合っているとも限らないからね。実際に新しい仕事に変えたけれどもやっぱりうまくいかないと言って辞めてしまう人もいるから」

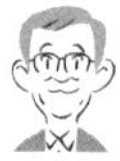
「確かにそうだよな。ところで緑内障が進むと仕事は見つけにくくなるのか？」

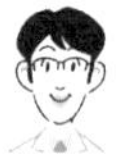
「症状が進んでしまうと、仕事を見つけづらくなるのは事実だね。だから、現実的な方法としてできるだけ今の仕事を続けることが大切なんだ。企業によっては、見えづらくてもできる仕事に配置転換してくれる場合もあるからね」

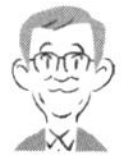
「そうだな。大きな企業であればサポートも手厚そうだしな」

緑内障が進んだらパソコンやロービジョンを活用しよう

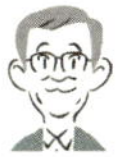

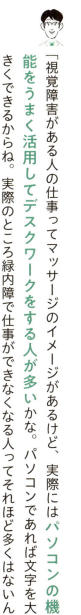

「緑内障が進んでほとんど見えなくなったら仕事や生活はどうすればいいんだ？」

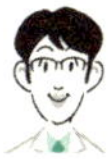

「その場合には、視覚障害がある人を対象にした職業訓練施設に行く方法もあるよ」

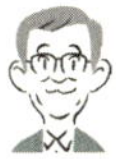

「そんな場所もあるんだな」

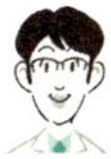

「視覚障害がある人の仕事ってマッサージのイメージがあるけど、実際には**パソコンの機能をうまく活用してデスクワークをする人が多い**かな。パソコンであれば文字を大きくできるからね。実際のところ緑内障で仕事ができなくなる人ってそれほど多くはないんだよ」

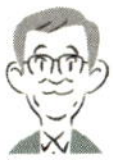

「それは少し安心できるな。ところで、お前パソコンは目に良いか悪いかわからないって言ってただろ？　それだともし良くないとしたらマズいよな」

「確かにそういった面もあるけれども、現実的な仕事のしやすさを考えるとパソコンを使ったほうが良い部分が多いんだよね。その他にも**仕事以外の生活の支援をしてくれるリハビリテーションセンターや視覚障害者生活支援センターもある**よ」

「そこではどんなことを教えてくれるんだ？」

「料理のつくり方や白杖を使って歩く方法とか、女性ならメイクの仕方とかも教えてくれるんだよ」

「それは助かるな。外へ出られなかったり、料理がつくれなかったりすると日常生活に影響が出るしな」

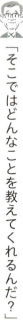

「僕が診ている患者さんの中にも『一人じゃ外出できない』と言っていた人がいたけど、今では一人で白杖を使って通院しているよ。だから、たとえ見えなくなってしまったとしても諦めずに訓練するのは良い方法だと思うよ」

「もう少し簡単にできそうなのはないのか？　オレそこまで頑張れる自信がないよ」

「『**ロービジョン**』っていう方法もあるよ。この方法を知ると道具をうまく活用して日常生

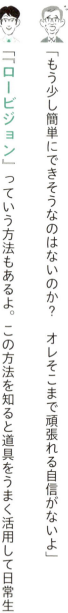

活を不自由なく送れるようになるんだ」

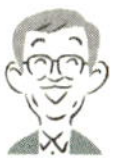

「それは良さそうだな。どんな道具があるんだ？」

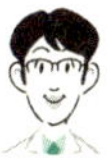

「例えば、拡大鏡を使って手紙を読めるようになったという人がいるよ。他にもスマートフォンの白黒反転という機能を使って視野欠損があっても見えやすくする方法もあるんだ」

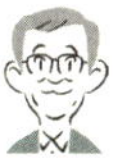

「それは便利だな。それでも生活が難しくなったらどうすればいいんだ？」

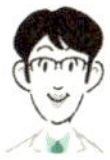

「**公的なサポートとしては視覚障害認定**（表7）**という制度がある**よ。医者が診断書を書くことで、視力や視野の状態に応じた視覚障害認定を受けることができるんだ。この認定を受けて**『障害者手帳』を取ると、福祉用具を安く購入できる**んだよね」

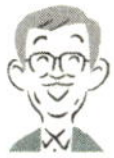

「何でも安く買えるのはいいな」

表7 身体障害者障害程度等級表
（「視覚障害」身体障害者福祉法施行規則別表第5号より引用）

等級	障害の状態
1級	視力の良い方の眼の視力（万国式試視力表によって測ったものをいい、屈折異常のある者については、矯正視力について測ったものをいう。以下同じ。）が0.01以下のもの
2級	1. 視力の良い方の眼の視力が0.02以上0.03以下のもの 2. 視力の良い方の眼の視力が0.04かつ他方の眼の視力が手動弁以下のもの 3. 周辺視野角度（I/4視標による。以下同じ。）の総和が左右眼それぞれ80度以下かつ両眼中心視野角度（I/2視標による。以下同じ。）が28度以下のもの 4. 両眼開放視認点数が70点以下かつ両眼中心視野視認点数が20点以下のもの
3級	1. 視力の良い方の眼の視力が0.04以上0.07以下のもの（2級の2に該当するものを除く。） 2. 視力の良い方の眼の視力が0.08かつ他方の眼の視力が手動弁以下のもの 3. 周辺視野角度の総和が左右眼それぞれ80度以下かつ両眼中心視野角度が56度以下のもの 4. 両眼開放視認点数が70点以下かつ両眼中心視野視認点数が40点以下のもの
4級	1. 視力の良い方の眼の視力が0.08以上0.1以下のもの（3級の2に該当するものを除く。） 2. 周辺視野角度の総和が左右眼それぞれ80度以下のもの 3. 両眼開放視認点数が70点以下のもの

5級	1. 視力の良い方の眼の視力が 0.2 かつ他方の眼の視力が 0.02 以下のもの 2. 両眼による視野の 2 分の 1 以上が欠けているもの 3. 両眼中心視野角度が 56 度以下のもの 4. 両眼開放視認点数が 70 点を超えかつ 100 点以下のもの 5. 両眼中心視野視認点数が 40 点以下のもの
6級	視力の良い方の眼の視力が 0.3 以上 0.6 以下かつ他方の眼の視力が 0.02 以下のもの

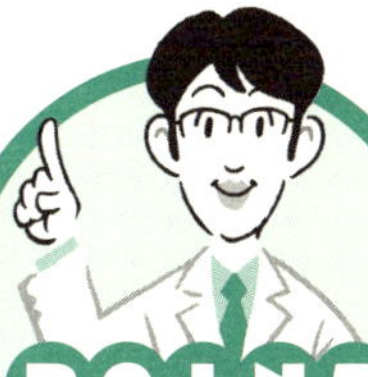

POINT

- 緑内障が進んでもパソコンを活用するなどして仕事を続ける人が多い。
- 緑内障が進んだら、リハビリテーションセンターや視覚障害者生活支援センター、ロービジョンを活用する方法がある。
- 公的なサポートとしては視覚障害認定があり、障害者手帳を取ると福祉用具の割引を受けられる。

第4章

診察・検査編

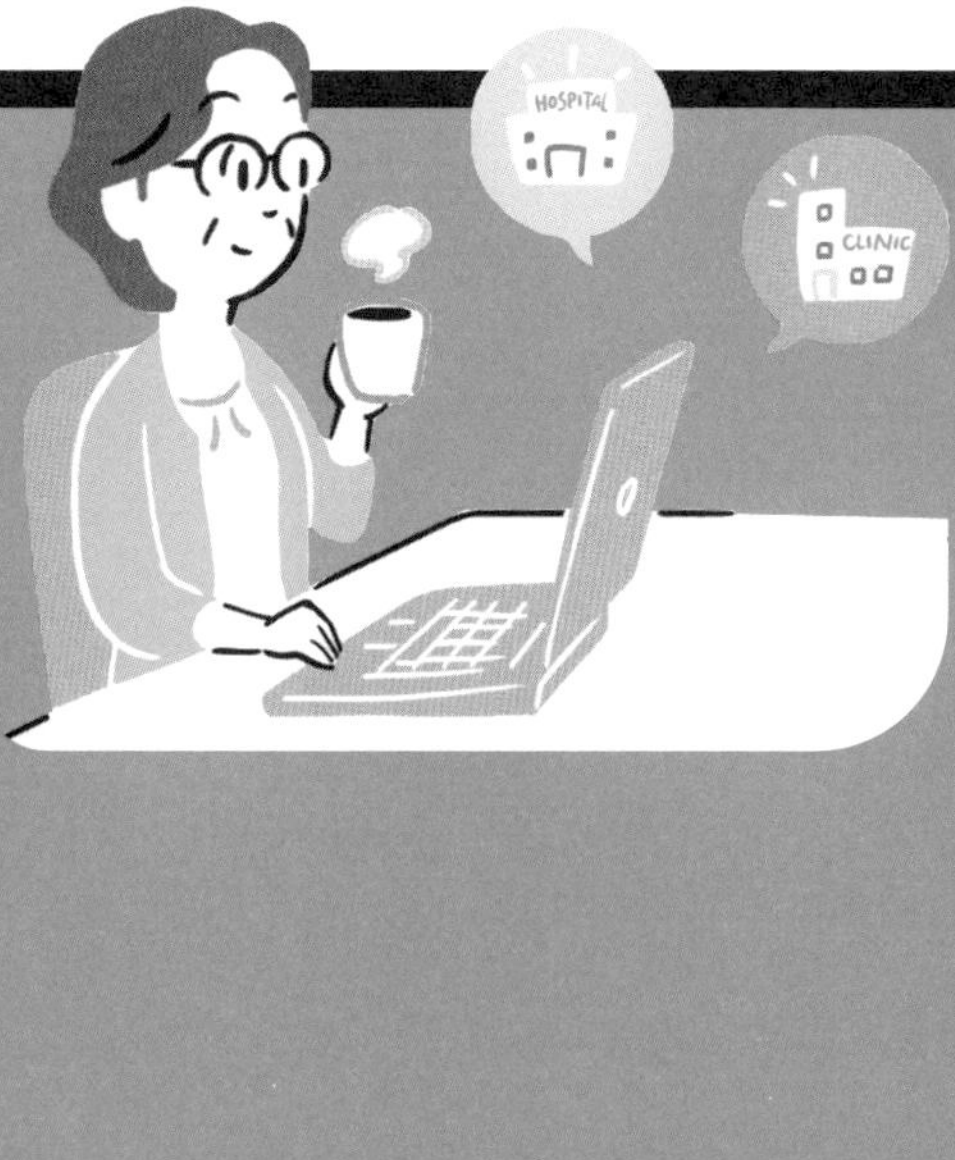

18 眼圧測定ってどの方法が正しいの？

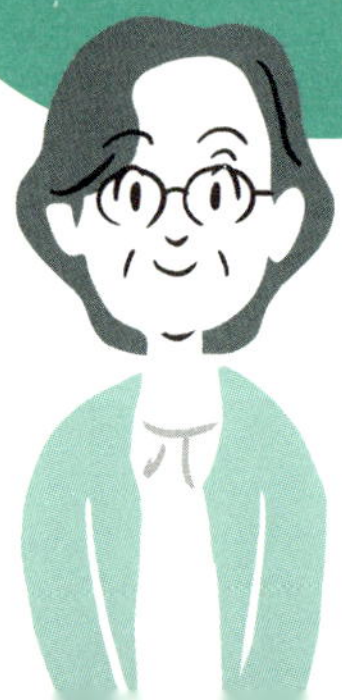

眼圧を何度も測る理由

実家で母がつくった手料理を食べながら

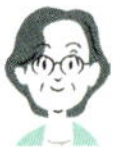

「クリニックへ行くと眼圧って測るじゃない。空気で測るのが苦手なのよね。とはいっても先生が測るのも緊張するし。あれってどっちがいいのかしら？」

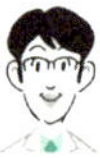

「医者が測るほうが正確だってことにはなっているよ。けれども、それは医者がきちんと眼圧を測れる場合に限るかな。だから、どっちがいいとも言えないんだよね」

「そうなんだ。眼圧を測る時って力が入っちゃうのよね。先生や看護師さんから『逃げないで』って言われるんだけれども。ついつい」

「確かに苦手な人が多いよね。でも力を入れちゃうと眼圧が上がっちゃうから注意してね」

「えっ！　力を入れるだけでも眼圧って上がるの？」

「実は血圧も力を入れると上がるんだよね。あれと同じ原理で眼圧も力を入れれば上がるんだよ。研究でも**『眼圧を測る時に力むだけで眼圧が上がる**[*62]**』**ことがわかっているんだ。**経験的には2㎜Hgぐらいは上がる**かな」

「それは問題ね。そう言えば、眼圧は目薬をすれば下がるわけだけど、1回でどのぐらい下がるものなのかしら？」

「目薬にもよるけど一般的な目薬だと2～3㎜Hgぐらい下がると言われてるんだよね。プロスタノイド系の目薬だともっと下がるかな」

「それしか下がらないんだ？　じゃあ目薬で眼圧が2～3㎜Hgぐらい下がったとしても、眼圧を測る時に力を入れたら意味がないじゃない。せっかくダイエットしたのにスイーツを食べ過ぎちゃったようなイメージかしら？」

「うーん。ちょっと違うと思うな。だから、眼圧は何度も測らなきゃいけないんだよね」

「じゃあ、力をうまく抜けるようになれば、たまに測ればいいわけね。頑張って力を抜く練習をしなきゃ」

「いやいやそうじゃないから。たとえ眼圧がきちんと測れたとしても定期的にチェックすることは必要なんだよ」

「どうして？　面倒臭いじゃない」

「実は**眼圧って1日の間でも上下**

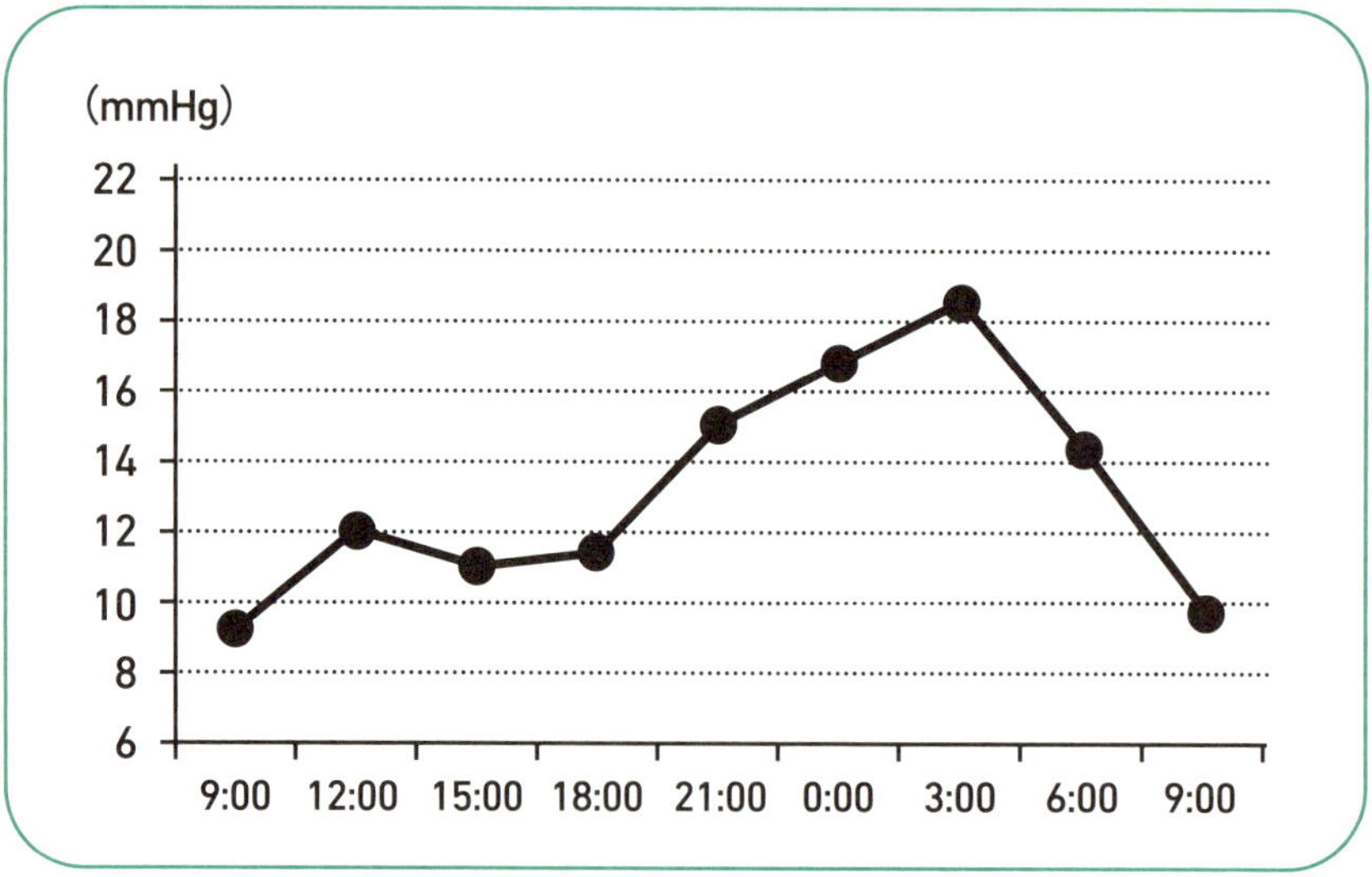

図23 眼圧の時間によるばらつき
眼圧は時間以外に季節によっても変化する。

する し、**季節でも変わってしまう**んだ（図23）。研究でも『眼圧は朝と晩でも差がある』[*63]ことがわかっているし、冬になると眼圧は高くなる傾向にあるんだ」

「じゃあ、クリニックで眼圧を測っても時間によって誤差が出ちゃうじゃない？」

「だから、**眼圧は何度も測ってその人の傾向を見る必要がある**んだ。僕の場合は眼圧を数回測って症状が進むようなら、目薬を追加したり、手術（p298）やレーザー治療（p290）を検討したりしているよ。医者によっては眼圧をたくさん測って平均値を見るなど、いろいろな方法があるんだ」

眼圧の測定方法には種類がある

「眼圧を何度も測る必要があるなら、血圧みたいにもっと簡単に家で測れればいいのにね」

「今日はそんなお客様の声にお応えして『iCare HOME2』という自宅眼圧計をご用意しました」

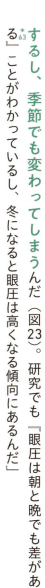

「今日はやけにノリがいいわね。その調子、その調子。ところで、それは電気屋さんで売ってるの？」

「ないよ」

「おっ、いつもの調子に戻ったわね。高級デパートに行けばあるのかな？」

「そういうことじゃなくて主治医のＯＫをもらわないと買えないし、買えたとしても何十万円もしちゃうものなんだよ」

「それは現実的ではないわね」

「そうなんだよ。その他にも『**トリガーフィッシュ**』っていうコンタクトレンズをつけっぱなしにして**24時間の眼圧を測る方法**もあるんだ。24時間眼圧を測ると、眼圧の1日の傾向がわかるから、眼圧が一番上がるタイミングで目薬を差して治療効果を高めることができるんだ。最近では『**角膜ヒステリシス**』という測定方法も出てきたよ」

「何それ？　なんかビジュアル系バンドの名前みたい」

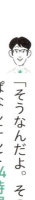

「これは黒目の弾力性を測る検査なんだ。この数値を見ればもう一つの眼圧がわかるんだよ」

「もう一つの眼圧って何よ。種類があるの？」

「実は本来の眼圧は目に針でも刺さない限りわからないものなんだよ。でも、そういうわけにはいかないから空気やチップを当てて近い値を測っているんだ。目の表面の角膜の厚さには個人差があるから、角膜が薄いと眼圧が低めに出ちゃうんだけどね」

「え、角膜が薄いと眼圧が低くなるということは反対に角膜が厚いと高くなるのかしら？眼圧って意外にいい加減なものなのね」

「実はそうなんだよね。角膜ヒステリシスはそうした角膜の厚みや弾力の個人差を補正してくれる方法なんだ。例えば、眼圧を10㎜Hgまで下げているのにどうして症状が進むんだろうと思う時があるんだけど、角膜ヒステリシスを測ったら、本当の眼圧は18㎜Hgだったみたいなことがよくあるんだ」

「眼圧が低いのに緑内障が悪くなると、どうしたらいいかわからなくて落ち込んじゃうこともあるけど、まだまだやれることはあるってことね」

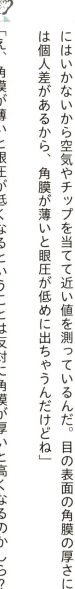

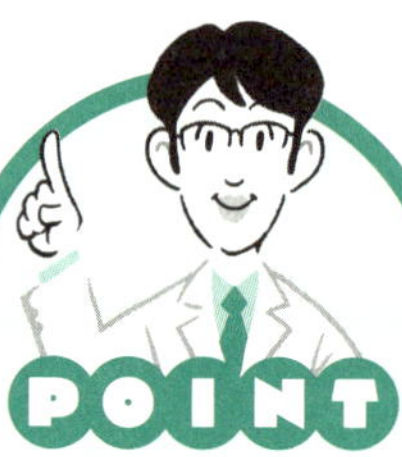

- 眼圧は一般的には機械よりも医者が測ったほうが正確だと言われているが、医者のスキルによっても変わってくる。
- 眼圧を測る時に力むだけで2㎜Hg程度上がる。
- 眼圧は1日の中で変動し、季節によっても変わる。
- 眼圧は何度か測って傾向を見ることが大切。
- 最新の眼圧測定方法として24時間眼圧を測定するトリガーフィッシュや、黒目の弾力性を測り、眼圧の数値を補正する角膜ヒステリシスなどがある。

19 病院では教えてくれない 視野検査の見方

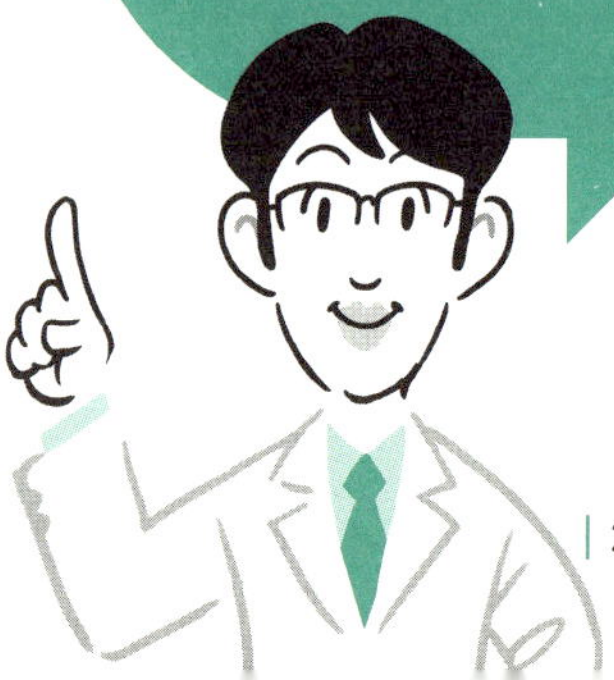

視野検査の結果はMD値とVFIを見る

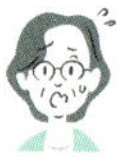

「クリニックに行くと、視野検査を受けるじゃない？　でも、どういう仕組みになっているのかって説明してくれないわよね。それに視野検査は疲れるし、毎回憂鬱なんだけど」

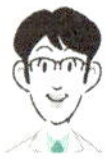

「そう言えば、この前視野検査の範囲には種類があるって話をしたよね？」

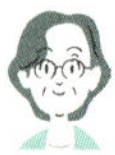

「視野検査は中心30度が重要（p70）で中心10度のチェックも必要なんでしょ」

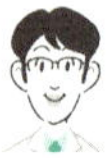

「そうそう。ちなみに、これらの検査は静的視野検査と言ってハンフリー視野計（図24）

やオクトパス視野計などの機械を使うんだ。これは光の強弱を変化させて視野の欠けを見ているんだよ。それ以外にも**動的視野検査**と言って、検査員が光の強弱を変えたり、動かしたりすることで視野の欠けを測ることもあるんだ。動的視野検査はゴールドマン視野計（図25）という機械を使っていて広い範囲の視野を調べることができるんだ。それ以外にも軽度の緑内障の場合はFDTという検査をすることもあるよ」

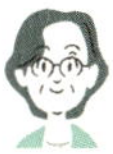

「視野検査にもいろいろな種類があるのね。とりあえず視野検査の結果が良ければ、緑内障は問題ないってことかしら？」

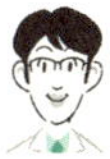

「そうとも言えないかな。緑内障は進行する病気だから、今は大丈夫でも安心できないんだよね。だから、**通院を継続して『過去の視野検査と比較して悪くなっていないか』をチェックしなきゃいけない**んだ」

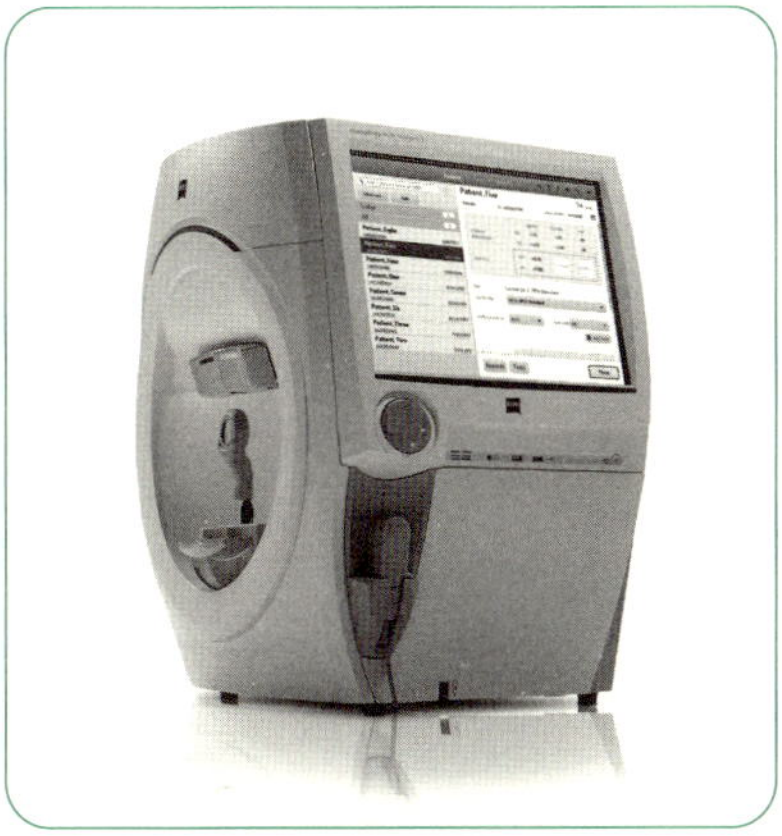

図24 ハンフリー視野計
（カールツァイスメディテック提供）

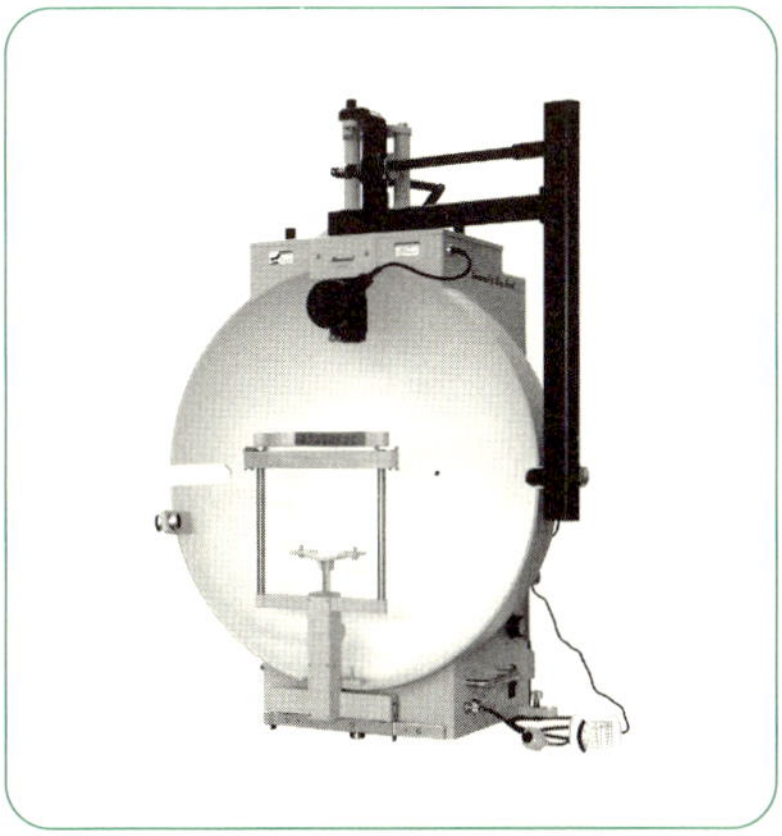

図25 ゴールドマン視野計

「それってどうやって見るの？　クリニックでは視野検査の結果を見せてくれたことがないんだけど」

「医者によっては視野検査の結果を聞けば、状態を説明してくれると思う。こうやって画面を見せてくれるよ」

「つまんないわね。イケメンの写真のほうが楽しいわ」

「いやいや、そこで楽しみを見つけないでよ」

「それにしても視野検査の結果を覚えるのはしんどいわね」

「病院やクリニックによっては**視野検査の結果をプリントして渡してくれることもあるよ**。とはいえ、医者の治療方針によっては患者に視野検査の結果を教えないところもあるから、そこら辺は注意してね」

「じゃあ、先生に聞いてみるわ」

１ヵ月後

「視野検査の結果（「完全図解！　病院では教えてくれない視野検査の見方」参照）をもらってきたんだけど、どうやって見ればいいの？」

「まずは視野検査の数字を見ることが大切なんだ。**初期の頃はＰＳＤの数値が重要で、ある程度進行したら、ＭＤ値やＶＦＩの数値が大切になるよ**」

「ややこしいわね。その英語は何を指しているの？」

「ＰＳＤっていうのは視野の悪さのばらつきを示しているんだ。初期の場合はあまり視野が欠けてこないんだけど、ばらつきが強くなるんだよね。ＰＳＤは数値が大きくなるほど、状態が悪いという意味なんだ」

「私はＰＳＤが左3・91、右2・14だから少し悪いっていうことなのかしら」

「お母さんの場合は初期だから、ＰＳＤも参考になるね。ＭＤ値はどうだったかな？　これは現在の視野の欠けを示しているんだよね。この数値が0の場合はまったく視野が欠けていない状態で、-30で中心視野が見えない状態を指しているんだ。一方、ＶＦＩは緑内障の重症度を示していて、１００％の場合は正常で0％になると失明状態を示しているんだ」

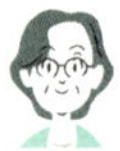

「私はＭＤ値が両方とも-2.22でＶＦＩが左95％、右97％ね」

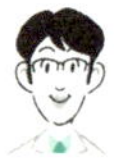

「緑内障の病期をくわしく見るといくつかの基準があるんだけれども、ざっくりと見る場合はＭＤ値で判断するといい。-6未満までが初期、-6～-12未満までが中期、-12以上より悪ければ後期になるよ。だから、お母さんは初期だね。ＰＳＤに多少ばらつきがあるけど、ＶＦＩもほとんど問題ないからそんなに心配しなくていいよ。ちなみにＭＤ値が同じ場合でも、中心部の視野が良ければＶＦＩは良い数値になる傾向があるから覚えておいてよ」

ＭＤ値が悪くても諦めない

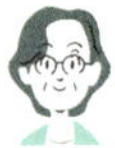

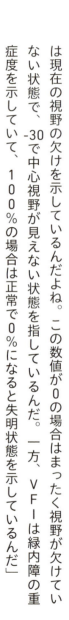

「今はそんなに心配しなくていいってことね。よく緑内障の末期って言っている人を見るんだけど、これと後期は区別があるのかしら？」

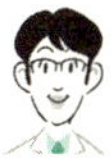

「特に区切りはないかな。ＭＤ値が-30になると中心30度以内はほとんど見えない状態になってしまうから、病院やクリニックでは目薬や手術（p298）やレーザー治療（p290）で眼圧を下げて、ＭＤ値をなるべくいい状態で維持したいと考えているんだ。でも、実は**ＭＤ値が-30になったからと言って必ずしも何も見えていないわけでもない**んだよね。完全に見えなくなるまでは周辺の視野は意外と見えているものなんだよ。**緑内障の発見が遅れて視野の維持が難しい人の場合も、諦めて治療を止めるんじゃなくて周辺の視野を維持するために治療をする必要がある**んだ」

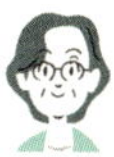

「視野検査の数値が悪くなったら、完全に見えなくなるんだと思っていた。あと視野検査の結果の上のほうに細かい数字が書いてあるんだけど、これらは何を指しているのかしら？」

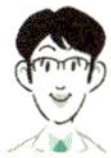

「固視不良って書かれているのは、まっすぐ見ていなかったってこと。どちらも0ってことはちゃんと検査を受けられてるね」

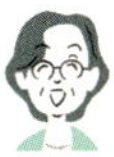

「良かった。早押しは得意なんだけど。ピンポン、正解は越後製菓」

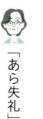

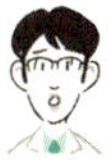

「早押しじゃないから。っていうかＣＭじゃないんだから」

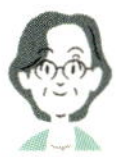

「あら失礼」

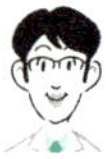

「その日のコンディションもあるからちょっとぐらいは固視不良があっても仕方がないと医者は考えているよ。ちなみに、固視不良が20％以下だと信頼できるデータだと言われているんだ。あと偽陽性というのはボタンを押し過ぎってことなんだ。タイミング的にはボタン押すタイミングなのに光をわざと出さない時があるんだよね。その時押しちゃうと偽陽性になっちゃうんだ」

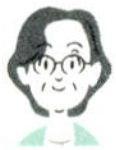

「右は1％って書いてあるけどこれはまずいの？」

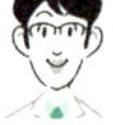

「そのぐらいなら大丈夫。15％以上だと信頼できないデータになってしまうんだよね。次に偽陰性っていうのは本来絶対に見えるでしょっていう時に押していないことを指しているんだ」

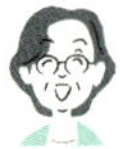

「これは0％だったわ。優秀」

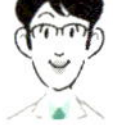

「そうだね。これは33％以上だと良くないかな。あとはＧＨＴという緑内障半視野テストっていう指標もあるんだ。これは上半分と下半分の視野を比較していて視野の状態に応じて『正常範囲内』『ボーダーライン』『正常範囲外』『異常な高感度』『全体的感度低下』というコメントが出るんだ」

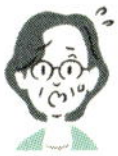

「あら。正常範囲外になってる……。緑内障だから当然か」

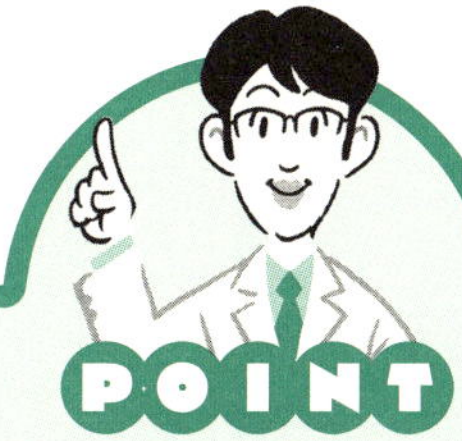

- 視野検査には静的視野検査と動的視野検査がある。
- 視野検査は過去のデータと比較して傾向を見ることが大切。
- 可能であれば病院やクリニックで視野検査の結果をもらって自分の状態をチェックするとよい。
- 視野検査は初期の頃はPSDが重要。ある程度緑内障が進むと、MD値とVFIを見れば大まかな状態がわかる。
- MD値が-30だからと言って必ずしもまったく見えなくなるわけではない。周辺の視野を維持するために治療することが大切になる。

20 実は視野は良くなることがある

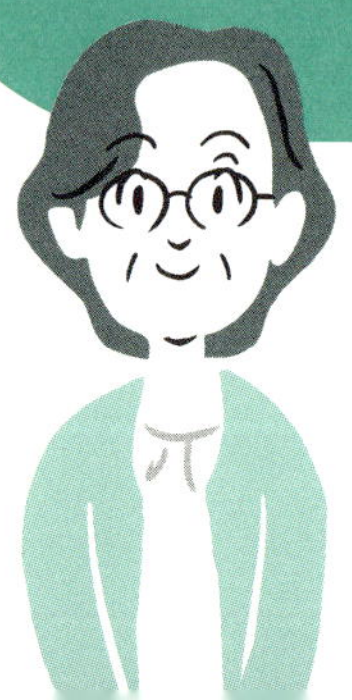

医者が言う「大丈夫」にはパターンがある

「そう言えばお父さんの視野検査はどうだったの？」

「本人から了解を得てるから見せるね。こんな感じ」

「お父さんのＭＤ値は-6だから……。あれま。意外と進んでいるのね」

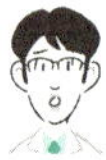

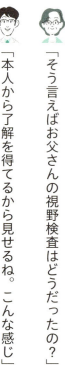

「そうなんだよ。お父さんはちゃんと目薬をしない時もあるし、そもそも発見が遅かったしね。きちんと治療してほしいんだけれども」

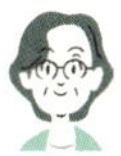

「ＭＤ値はどのぐらいのペース進むものなの？　先生からは『とりあえず様子を見ましょう』と言われているけれど」

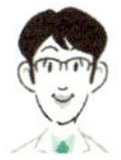

「研究によると**『毎年ＭＤ値は-0.3ぐらい悪くなる』**[*64]**のが一般的**かな。治療していないと-2ぐらい進むこともありえるよ。でも、これには個人差があるんだよね。まったく悪くならない人もいれば、毎年-1ぐらいのペースで進んでしまう人もいるんだ。**こればっかりは個人差があるから難しい**ところなんだよね」

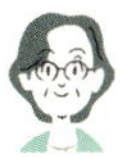

「お父さんみたいにきちんと治療をしない人もいるからね」

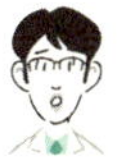

「そうそう。お父さんは何でも『大丈夫』って言っているけど、たいていは大丈夫じゃないでしょ。前に家族旅行で晩御飯を食べに行った時も、知っている道だからと言うのを信じていたらエライ目にあったよね」

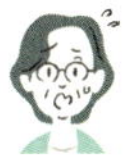

「あれはひどかったね。『この道で合っているの？』と言っても『大丈夫』って言ってたわね」

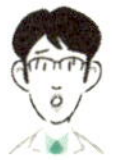

「あの時は元の道に戻るのに本当に苦労したよね。そう言えば、**医者が言う『大丈夫』っていろんなパターンがある**んだよ」

「えっ、大丈夫って言われたら問題ないってことでしょ？」

「実はそうとも言えないんだよね。『**まったく悪くなっていないという意味での大丈夫**』もあれば、ちょっとずつ悪くなっているけれども『**今まで通りの進行だから大丈夫**』という意味のどっちもあるんだよね」

「悪くなってても『大丈夫』って言われることがあるのは知らなかった。患者から見るとちょっと不安だわ」

「医者によっては、加齢で多少目が見えなくなるのは老化現象として止むを得ないと考えている人もいるからね。例えば、お父さんは今ＭＤ値が-6じゃない。ちなみに、参考程度だけど**生活に支障が出るＭＤ値は-20**って言われているから、毎年-1ずつ悪くなるとしたら14年後に生活に支障が出てしまうことになる。現在74歳だから、生活に支障が出るのは88歳の時期になる。１００歳までは生活に支障が出ないようにするなら、今よりももっと積極的に治療したいところだね」

「私の場合、ＭＤ値が両方-2.22だから、毎年-1ずつ悪化したとすれば生活に支障が出るのは18年後。ということは生活自体が厳しくなるのは58歳ってことね」

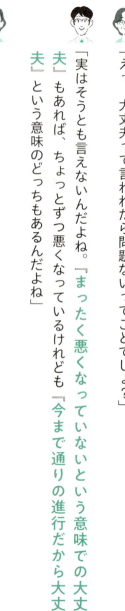

「おいおい。お母さんが僕を産んだのはいくつだよ。さすがにサバ読み過ぎでしょ」

「あら失礼」

「**視野が一生保てるかどうかを判断するには視野検査の結果を数年分集めたうえで、MDスロープというグラフ（「完全図解！　緑内障の治療方針チャート」参照）にしてみるといいよ。**そうすると、だいたい毎年どれくらいのペースで悪くなっているのかがわかるからね。あとは、現在のMD値＋（1年間で悪化したMD値×〈100−現在の年齢〉）を計算してみてよ。その**数値が-20を下回れば、一生不自由なく暮らせる可能性があるという目安になる。100歳までに-20を超える可能性がある場合は目薬を増やしたり、レーザー治療（p290）や手術（p298）などの積極的な治療を考えたほうがいい**と思うよ」

「私は大丈夫そうね。でもお父さんは微妙ね……」

「だから、大丈夫じゃないんだって」

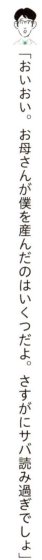

比較暗点と絶対暗点

「緑内障って欠けた視野は戻らないのよね？　でも、ＭＤスロープを見ると、ところどころ上がっている場所があるじゃない？　これって視野が良くなったってこと？」

「視野は良くなることはないと言いたいところだけど、これが実はないとは言い切れないんだよね」

「あなた、一度失った視野は良くならないって言ったでしょ？　嘘つき！」

「勘違いされたくないから黙ってたんだけど、**視野には『比較暗点』と『絶**

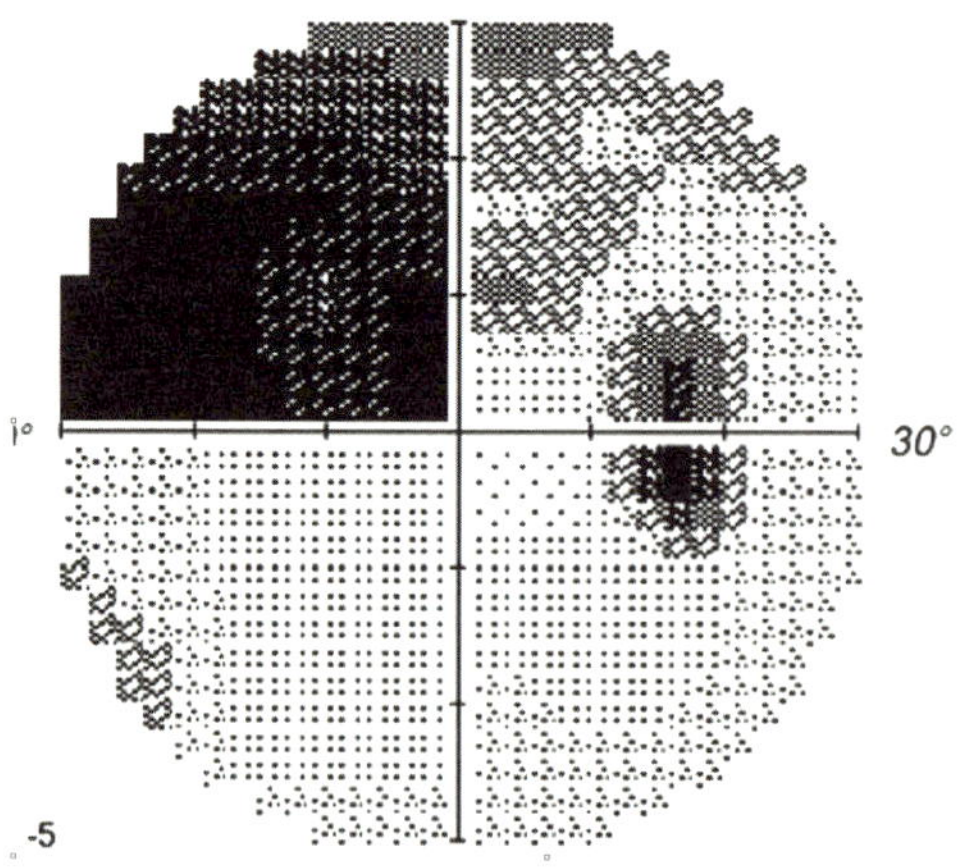

図26 比較暗点と絶対暗点
視野検査のグレー部が比較暗点、黒い部分が絶対暗点だとイメージするとよい。

対暗点』があるんだ（図26）」

「何なのそれは？　初耳だわ」

「絶対暗点というのはまったく見えなくなっている視野欠損を指すんだ。一方で比較暗点というのは見えにくく感じる場所だと考えるといいかな。例えば、視野検査の結果の真っ黒のところが絶対暗点で、灰色がかっているところが比較暗点だと言うともっとイメージしやすいかな？」

「まったく見えないか、見えにくいかの違いってことね」

「そうそう。絶対暗点は視野が回復することはないんだけれども、**比較暗点なら良くなる可能性はある**んだよね」

「えっ！　あなたそれ教えて大丈夫なの？　ひみつのアッコちゃんじゃないの？　そういえば、私は学生時代にアッコちゃんに似てるって言われたことがあるのよ」

「それは自慢なのかな。何とも言えない感じだけど……。話を戻すけど比較暗点の原因はいくつかあるんだ。一つは眼圧が高くて視神経が仮死状態になっている場合。この場合は眼圧を下げれば視野が戻る可能性がないとは言えないんだ」

「そうなのね」

「あとは体調が悪かったり、白内障などの病気で比較暗点になっていたりする場合は治療すれば治るよ」

「白内障は手術すれば見えやすくなるしね」

「あとは瞼の問題で視野が欠けることもあるんだ。本来は瞼をしっかりと上げてから視野検査をするんだけど、それでも下がってしまう人がいるんだよね。そういう人は視野が戻ることがあるよ」

「どういう人が瞼を上げると良くなるのかしら？」

「指で瞼を上げてみてよ」

「あ、ちょっと見やすい」

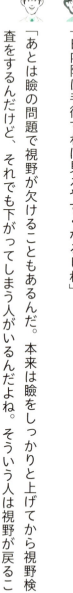

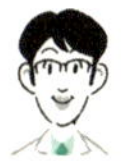

「そう感じる場合は瞼で視野がうまく使えていないんだ。だから、瞼を上げるだけで視野が良くなるんだ」

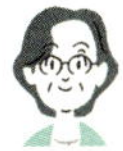

「そんな簡単なことで視野が良くなることがあるのね」

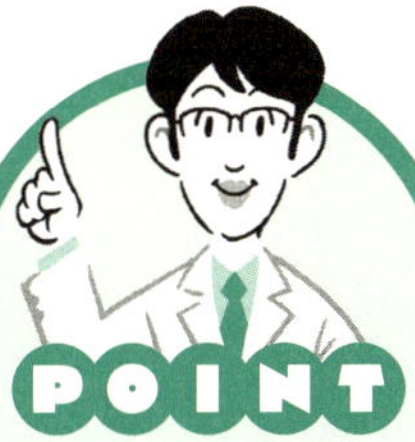

- MD値は治療をしている場合、年-0.3の悪化が一般的だが、個人差がある。
- 医者が言う「大丈夫」にはまったく悪くなっていないという意味と想定通りの悪くなり方だという意味の二つがある。
- 視野検査の結果を数年分集めてMDスロープをつくると視野の進行予測ができる。
- 緑内障治療の目標は100歳までに生活に支障が出る可能性があるMD値-20にならないようにするとよい。
- MD値が100歳までに-20を超える可能性がある場合は目薬を増やしたり、レーザー治療や手術などの積極的な治療を検討する。
- 緑内障の視野には比較暗点と絶対暗点があり、比較暗点の場合は視野が回復する可能性がある。

21 病院では教えてくれないOCT検査の見方

OCT検査と視野検査の関係とは？

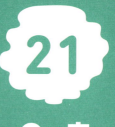

「ところで、視野検査でわかるのは視野が悪くなった結果だけじゃない？　視野が悪くなるのを事前にチェックできたらいいなと思うんだけど」

「それは視神経の状態を見ればある程度わかるよ」

「どうやって見るの？」

「OCTっていう機械で目を輪切りにしたようにして写真を撮るんだよ。そうすると視神経

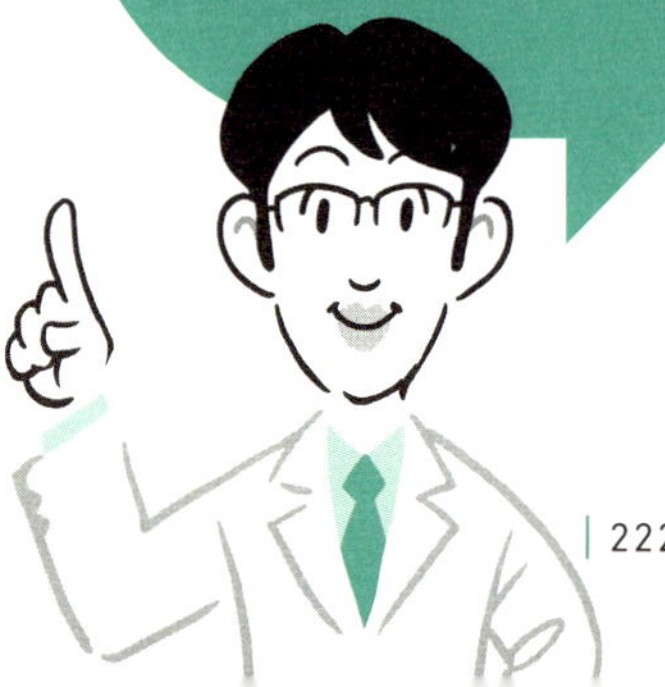

の状態がわかるから、ある程度進行予測ができるんだ。ＯＣＴ検査では視神経がμm（マイクロメートル）といって１㎜の千分の一単位の変化を見ていくことになるんだ」

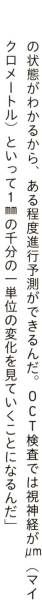

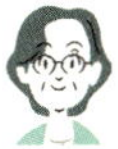
「そんなに細かい変化を見ているのね。ＯＣＴは目のＣＴとかＭＲＩみたいな感じかしら？」

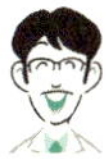
「そうそう。放射線を使わないＣＴだと思うといいかもしれないね。この機械で目の写真を撮れば視野が悪くなる前に対策できるというわけなんだ」

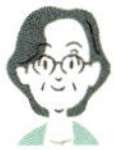
「それなら、視野検査をしないでＯＣＴをすればいいじゃない？」

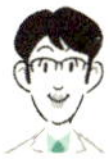
「実はそれだけじゃ情報としては不十分なんだ。近視が強いとデータに信頼性がなくなってしまうこともあるんだ。それにある程度緑内障が進んでしまうと、視神経の変化がＯＣＴではわかりにくくなってしまうこともある。だから**ＯＣＴ検査は初期の段階の悪化をなるべく早く見分けるという使い方が一番適している**んだよ」

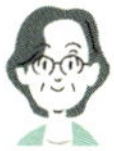
「初期の頃には良い検査なわけね」

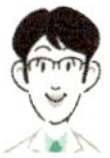
「あとはよく誤解されていることなんだけど、視野が欠ける病気は必ずしも緑内障だけじゃ

ないんだ」

「えっ！　視野が欠けたらすべて緑内障でしょ？」

「確かに緑内障になると視野は欠けるんだけど、**他の病気でも視野は欠けることがあるんだ**。網膜剥離でも脳梗塞などの脳の病気でも視野が欠けるんだよね。だから、**ＯＣＴの画像を見る時は、緑内障特有の視神経の異常に見合う視野が欠けていることを確認しないといけないんだ**。ＯＣＴ検査と視野検査の結果が一致していて視野が弓状に悪くなっていないと緑内障とは言えないんだよね（図27）。その他にも緑内障は鼻側の視野が欠けてくることがあるんだ。例えば、お母さんのＯＣＴ検査と視野検査の結果を見てみてよ」

「これが私の左目のＯＣＴ検査の結果ね（「完全

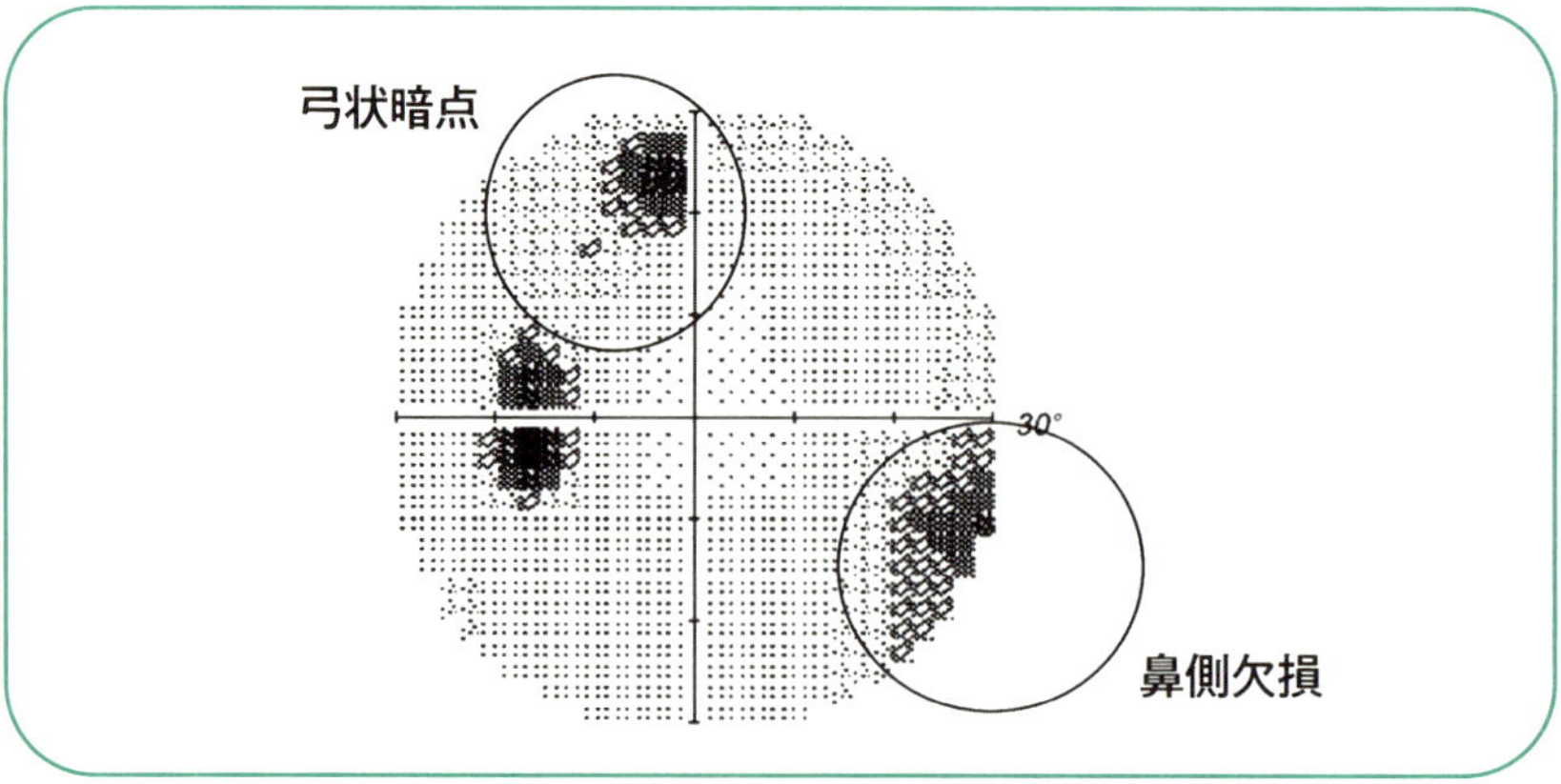

図27 緑内障の視野は弓状に欠けたり、鼻側が欠けたりする

図解！　病院では教えてくれないＯＣＴ検査の見方」参照）」

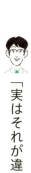

「写真を見ると緑・黄色・赤の場所があるのがわかるかな（p7、①）？」

「確かにあるわね」

「これは視神経の周りをグルッと切って視神経の厚みを表した図（p7、①）なんだ。バウムクーヘンの断面のようなイメージかな。ちなみに緑であれば正常、赤は異常、黄色はボーダーラインを示しているんだ」

「赤がけっこうあるわね。そう言われるとバウムクーヘンを食べたくなってきたわね。周りに砂糖がついてるのもおいしいわよね。じゃあ食べに行ってくるわ」

「現実逃避しないでおこうか。この赤になっているところが視神経が薄くなっている場所なんだ。お母さんは下側が弱いね」

「じゃあ下の視野が悪くなるってことなの？」

「実はそれが違っていて、**目に入った情報は脳が上下左右を入れ替えて見ているん**

だ。だから、上が見にくくなっているはず。ほら、この視野検査の結果（p9）を見てみてよ」

「黒い部分の視野が欠けているんだよね。あ、本当だ。上のほうが黒い」

「でしょ？　お母さんとは反対に下側の視野が欠ける人は要注意。下側の視野が欠けると運転の時に信号を見落としたりすることがあるんだ。上側の視野が欠けている人よりも早めに日常生活に支障が出やすいから、より積極的に治療する必要があるよ」

「そんなの初めて聞いたわ」

「だから、**ＯＣＴ検査と視野検査の結果を併せて見ることがポイント**になるんだ」

緑内障にはいくつかの前段階がある

「そうなのね。あとＯＣＴの画像の下にケーキを何等分かにしたような図（p7、②）があるじゃない？　ここに数字が書かれているけどこれは何を指しているのかしら？」

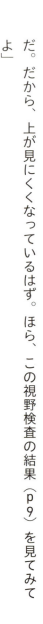

「その数値は視神経乳頭を分割した厚みを示しているんだ。この数値が小さいほど視神経が薄くなってるということになるよ」

「そういう意味があるんだ。ケーキと言えばフルーツタルトがおいしいわよね。じゃあ食べに行ってくるわ（図28）」

「あ、だから現実逃避はしないでよ。ＯＣＴ検査の結果は視野検査の結果よりも早く悪化する傾向があるから定期的にチェックすることが大切なんだ」

「じゃあ、ＯＣＴ検査の結果が悪くても視野検査は問題なしって段階があるってことなの？」

「そうなんだよ。この状態を『前視野緑内障』って言うんだ。つまり、視野が悪くなる前の緑内障。ただし、前視野緑内障状態の人がみんな緑内障になるのかというとそうでもないところがややこしいんだよね」

「あなた、視神経が悪くなったら視野も悪くなるって言ったじゃない？」

「基本的にはそうなんだけど視野は悪くならない人もいるんだ。だから、前視野緑内障は治療する医者もいるし、治療しない医者もいるんだよね」

「患者としてははっきりしてほしいわね。決まりがないの？」

「まだ結論が出ていないんだよね」

「あー、そう言えば、お隣の山田さんが駅前の病院で緑内障って言われたらしいんだけど、ショッピングモールのクリニックに行ったら緑内障じゃないって言われたみたいなんだよね。山田さんは前視野緑内障なのかな？」

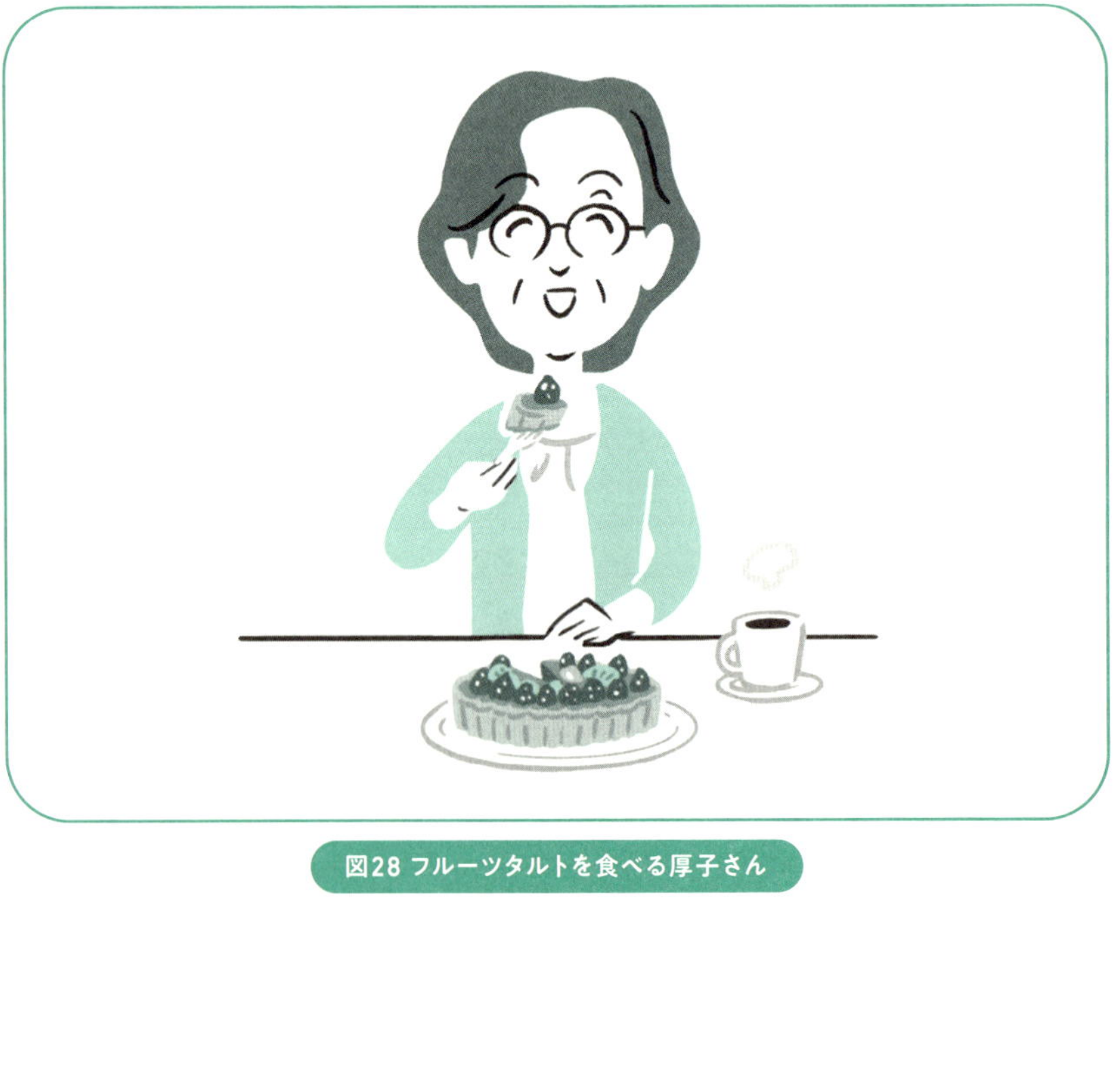

図28 フルーツタルトを食べる厚子さん

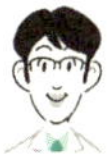

「そうかもしれないね。まあ実際に診てみないと何とも言えないけど。ちなみに、緑内障の進行パターンの中には『緑内障疑い』と言われる状態があるんだ。健康診断の結果では『視神経乳頭陥凹拡大』（図29）と表記されているかな。**視神経が薄くなると視神経乳頭という場所のくぼみが大きくなるんだ。その後に前視野緑内障、緑内障に進行する**というイメージかな」

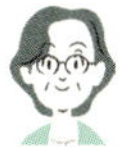

「緑内障疑いと前視野緑内障は同じようなものじゃないの？」

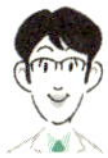

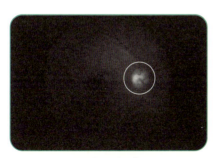

「医者の中には区別しない人もいるけれども、前視野緑内障の場合は緑内障に特徴的な視神経の形をしているんだ。一方、緑内障疑いの場合は視野に異常がないのは一緒だけれども視神経の形は特徴的とまでは言えない状態になるんだよね」

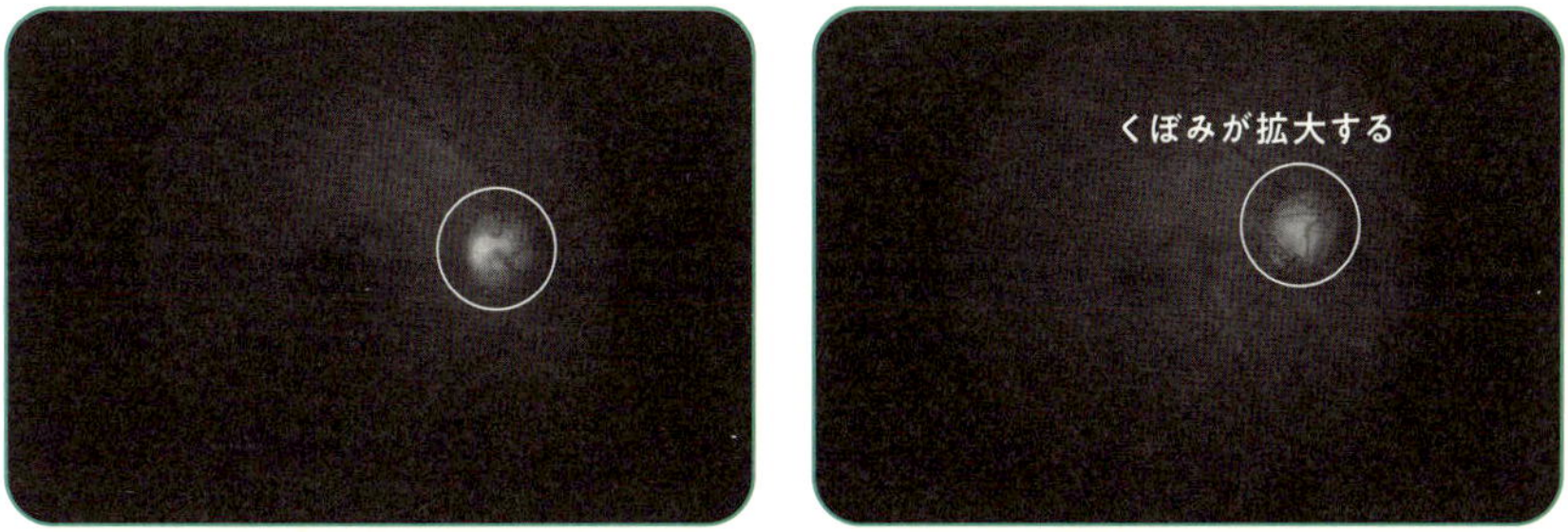

正常な場合　　異常な場合

図29 視神経乳頭陥凹拡大（著者提供）

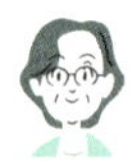

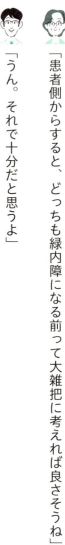

「患者側からすると、どっちも緑内障になる前って大雑把に考えれば良さそうね」

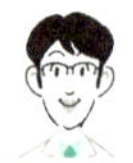

「うん。それで十分だと思うよ」

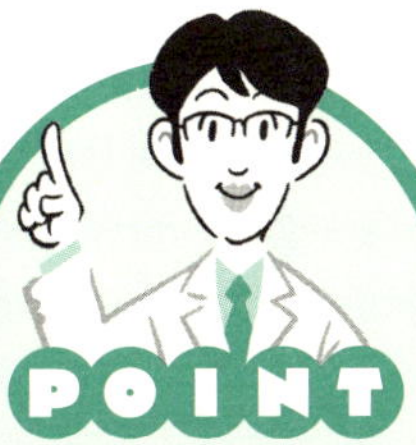

- OCT検査は初期の緑内障の悪化を見分けるのに適している。
- 視野が欠ける病気は緑内障以外にもある。そのため、視野検査とOCT検査の所見が緑内障特有のものだと判断されて初めて緑内障と診断される。
- 目に入った情報は脳が上下左右を入れ替えて見ているためOCT検査の結果は実際の視野と反転している。
- OCT検査と視野検査の結果は併せて見る。
- 視神経が薄くなると視神経乳頭のくぼみが大きくなり、その後前視野緑内障を経て緑内障に移行する。

22 緑内障は医者選びが重要

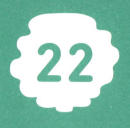

緑内障になったらどんな病院やクリニックに行けばいいの？

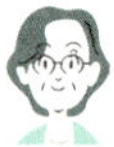

「実は今通っているクリニックの先生が辞めちゃったのよね。だから、新しいクリニックを探さなくちゃいけないんだけど、どういうところに行けばいいのかな？　大学病院とかのほうがいろいろ充実していて良さそうじゃない？」

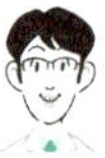

「お母さんは初期だし、進行が早いわけでもないんだから大学病院には行かなくていいよ」

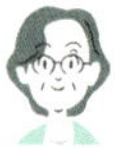

「何で？　大は小を兼ねるって言うじゃない？」

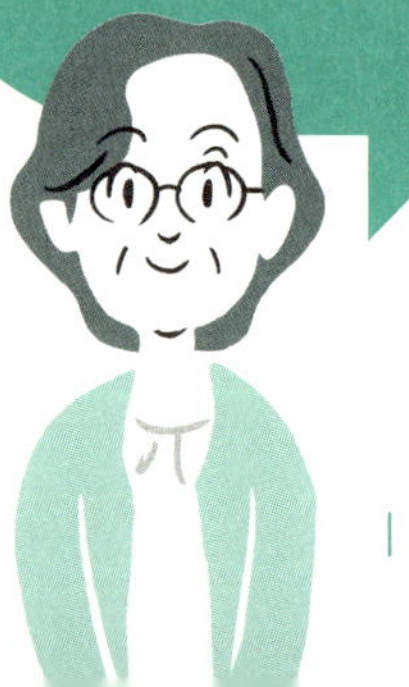

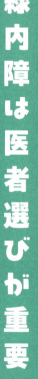

「確かにそういう面はあるけれども、**大学病院は、重症な患者さんを治療する場所だ**からお母さんみたいに症状が安定している人が行くところじゃないんだよ」

「私みたいに目薬だけってわけにはいかないのね」

「そうそう。大学病院も忙しいからできることに限りがあるの。そもそも大学病院ではシステム自体が症状が軽い人を定期的に見るようにできていないんだよね」

「だから、紹介状がいるのね。じゃあ、近くに大きな病院があるからそこに行こうかな」

「それって総合病院？」

「そうみたい。けっこう大きいのよ。カフェもあったりしてコーヒーもゆっくり飲めるからちょっと楽しみなのよね」

「カフェに行くのはいいけれど、総合病院も安定している人が行く場所じゃないんだよ」

「えっ、そうなの？　じゃあ、スタバに行けばいいの？」

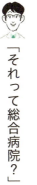

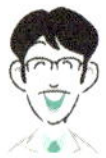

「僕はコメダ派かな。ってそうじゃなくて、近くのクリニックでいいよ」

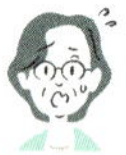

「えー。それじゃあきちんと治療できなさそうじゃない」

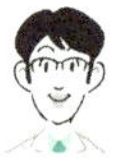

「いやいや。今は症状が安定しているんでしょ？」

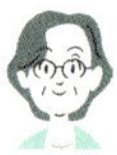

「そうそう。先生からは安定してるって言われてるわ」

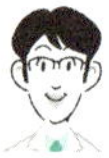

「でしょ？ **症状が安定しているならクリニックに行くのがいいよ。**それで悪くなってきたら総合病院や大学病院に行けばいいんだよ。開業の先生のほうが細かく診てくれるし、最近は設備が整っているところもあるから調べてみるといいよ」

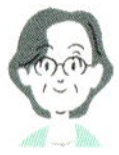

「じゃあ細かく診てほしい場合はクリニックのほうがいいのね。ところで、大学病院や総合病院だと先生がよく変わるって聞くわよね」

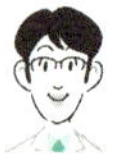

「そうそう。大学病院や総合病院にはローテーションがあって他の病院へ異動することが前提になっているんだよね」

緑内障の病院選びはホームページをチェック

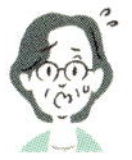
「先生に異動されちゃうと患者としては困るわね。じゃあ、クリニックならどこでもいいのね」

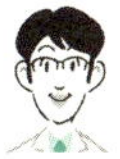
「実はクリニックによって得意不得意があるんだ。緑内障治療が得意じゃないところもあるから、まずは眼科専門医がいるクリニックを探してみるといいよ」

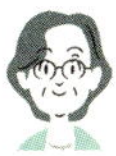
「眼科はみんな目が専門じゃないの？　どういうことよ？」

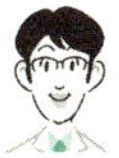
「いや、そうとも限らないんだよ。眼科医って名乗るだけなら、医者であれば誰でもできるんだ。例えば、僕が明日から『脳外科医』って言ってもいいんだよ」

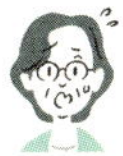
「そりゃダメでしょ。脳の手術をしたことはあるの？」

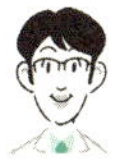
「ない」

「それは患者さんが困るから止めてちょうだい」

「安心して単なる例えだよ。名乗るだけなら可能なの。そういう意味で眼科の経験がなくても眼科医って言うこと自体は可能なんだよ。だから、**眼科として最低限の専門的な知識を持っているっていう印が眼科専門医という資格になる**わけなんだ」

「じゃあ、それがあれば信用していいのね」

「そうだね。でも、この資格を持っていたとしても、眼科医として最低限知っておいてほしいレベルの知識を持っているということでしかないかな。それに緑内障を専門に治療している医者はいるけど緑内障専門医はいないんだ」

「えっ！　それってどういうこと？」

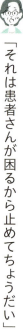

「実は緑内障専門医という資格は公的にはないんだよ。**緑内障を専門にしている医者は日本緑内障学会に所属していることが多いから、医者選びの一つの目安にするのはいい**と思うよ」

「そうなのね。参考にしてみるわ。それ以外に病院やクリニックを選ぶ際のポイントはないの？」

「病院やクリニック選びは通いやすさも重要になるよ。仕事で日曜日しか休みがないとか、交通の便とかもあるじゃない？　最初のうちは無理が利くかもしれないけれど、緑内障ってずっと治療をしなくちゃいけない病気だから無理はしないほうがいいんだ」

「確かにクリニックに行きにくいと治療も続かないわよね」

「そうなんだよ。さらに欲を言えば緑内障を専門にしている医者がいるとよりいいね」

「それってどこでわかるの？」

「クリニックのホームページを見ると、緑内障を専門にしている場合には、緑内障に関する情報をたくさん紹介していたりするよ（図30）。あとは**医者の経歴を見て、今までどんな治療をしてきたのかを調べてみる**といいよ。大学病院にいた医者であれば、緑内障を専門にしていたかどうかも検索すればわかると思うよ」

「ホームページを見ればいいのね。その他にチェックしたいところはある？」

「**医者の治療方針を見ると相性は何となくわかる**と思うよ」

「確かに先生との相性はあるよね」

「お父さんの場合は医者に頼りがいを求めているし、お母さんの場合はしっかり相談できそうかどうかを重視しているよね。そんな感じで人によって好みや求めているものが違うからね」

「確かにね。あと私の場合はイケメンかどうかも重要ね」

「そこかい」

「反対にこのクリニックは止めておいたほうがいいっていうポイン

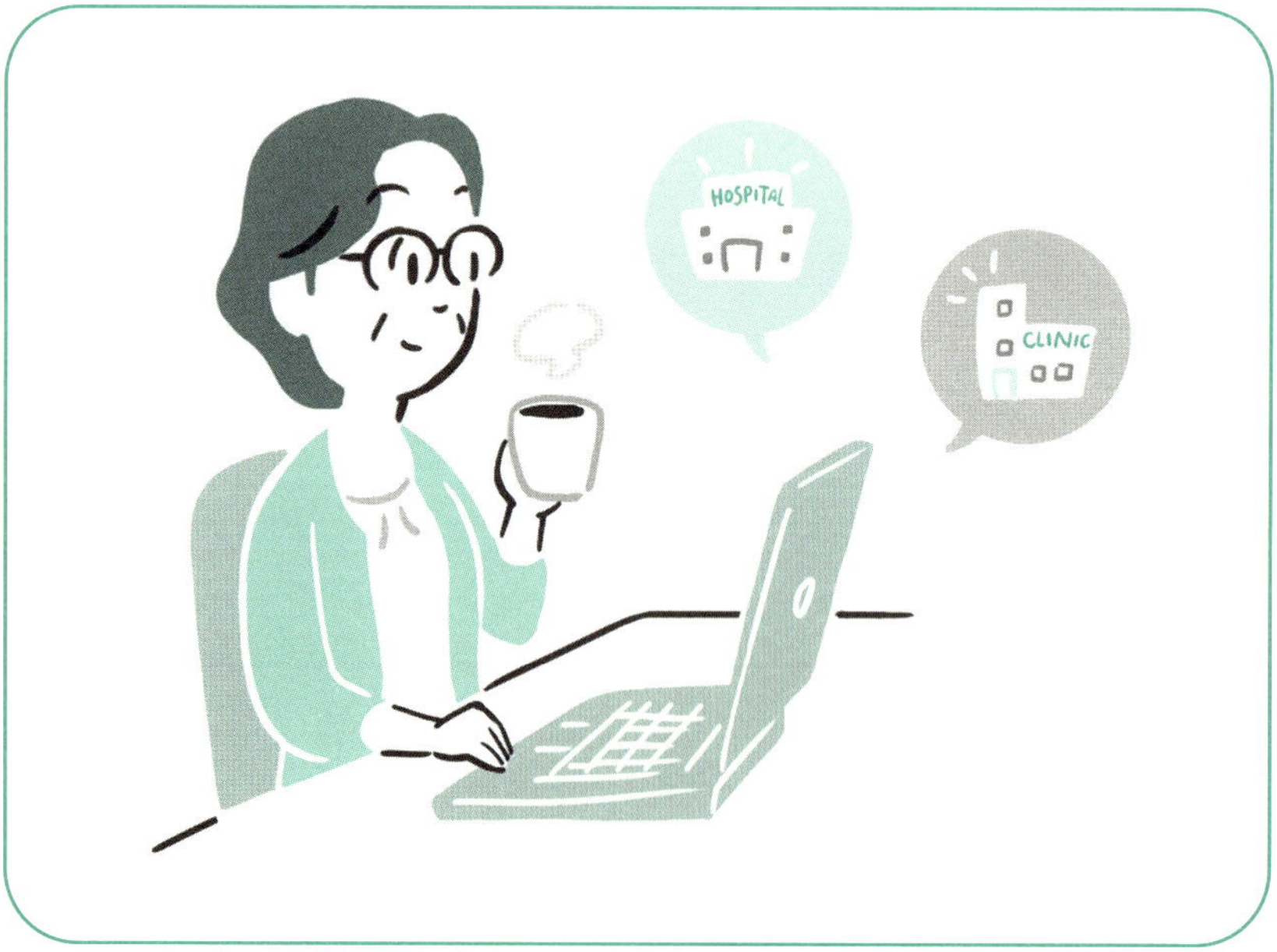

図30 クリニックを探す厚子さん

トはあるかしら」

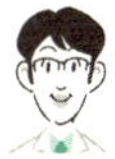

「うーん。例えば、緑内障で一般的な治療以外をすごく勧められたり、高額な治療を勧められたりするようなところは要注意だね」

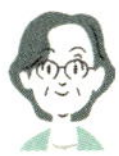

「何が悪いの？　そういうクリニックは他でできないことができるんじゃないの？」

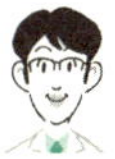

「そうでもないんだよね。自費診療が主体ということは利益を最優先にしている傾向があるってことなんだ。必ずしもそうとは言えない部分もあるけど、その見分け方はけっこう難しいんだよ。だから、あえて自費診療のクリニックに行く必要はなくて保険診療のクリニックに行ったほうがいいと思うよ」

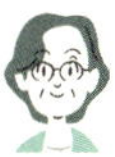

「そういうものなのね。ところで、セカンドオピニオンで大きい病院に行くっていうのもよく聞くわよね。これはどうなの？」

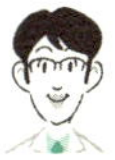

「**セカンドオピニオンっていうのは、主治医以外にこの治療方針でいいのかアドバイスを求めること**なんだ。それ自体は悪いことじゃないし、僕もけっこうセカンドオピニオンをしているよ」

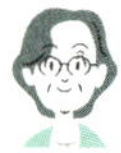

「そうなんだ。セカンドオピニオンをしてもらいたい時は外来で伝えればいいのかな？」

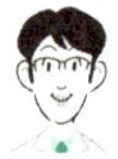

「紹介状も必要だね。セカンドオピニオンは今までの治療データを見たうえでその方針に対して意見を言うことなんだよ。だから過去のデータがないと判断できないんだよね。あとは医者によってはセカンドオピニオンに行くって言うと怒る人もいるから注意してね。最近だと**一人の患者さんを二人以上で診る医療連携もある**から病院やクリニックを調べてみるといいよ」

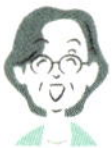

「先生が何人かで診てくれるのは心強いわね」

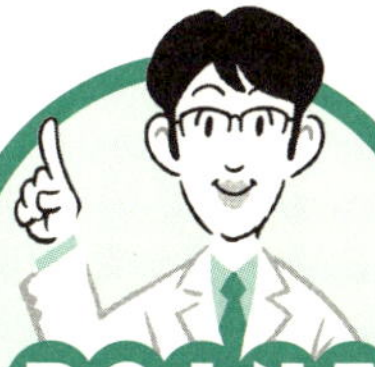

POINT

- 大学病院や総合病院は症状が重い患者が対象、クリニックは症状が安定している患者が対象となる。
- 緑内障の病院選びの一つの目安として眼科専門医がいるかどうかをチェックする。
- 緑内障の医者選びの一つの目安として日本緑内障学会の会員かどうかをチェックする。
- 緑内障のクリニックを探す際はホームページで医者の経歴や治療方針などをチェックする。
- 治療方針が合っているかについてはセカンドオピニオンを受ける方法がある。
- 医療連携で複数の医者に緑内障を診てもらう方法がある。

23 医者とのコミュニケーションで緑内障の治療効果が高まる

緑内障の治療方針が人によって違う理由

「緑内障の診察の流れって決まっているの？　私の友達はけっこう外来に行かされているみたいなの。反対に、知り合いの人は先生がほとんど検査をしてくれなくて心配してた。どれが正解なのかな？」

「確かに医者の診察の流れ（図31）は決まっているけどまちまちなんだよね。でも大まかな流れは決まっているよ。『最初に病院やクリニックに行くと問診をした後に視力・屈折検査をして、目の状態や緑内障に関連する他の病気を調べる細隙灯《さいげきとう》顕微鏡検査と隅角鏡を組み合わせて、緑内障のタイプをチェックすることが一般的かな。状況に応じて眼圧測定、

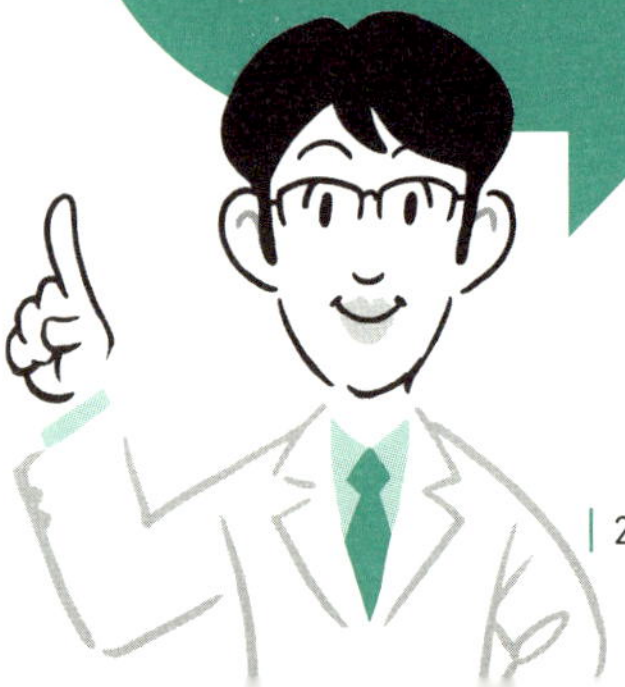

ＯＣＴ（眼底）検査、視野検査をやることもあるね。病院やクリニックによってはすべての検査後に、問診をすることがあるよ[*65]』。この辺りの**大まかな診察の流れは医者が患者さんを治療する際に参考にする『緑内障診療ガイドライン』に定められている**んだ」

「先生の間では決まりごとがあるのね。じゃあ、治療方針（図32）も決まっているのかな？」

「これもけっこうわかりにくいんだよね。緑内障になると患者さんには何度か通院してもらって眼圧を測るんだ。そして、眼圧の平均値を計算して基準となる眼圧を見極めて目標眼圧を設定する。そこで初めて目薬が処方されて、治療が始まるんだ」

「時間がかかるのね」

「そうなんだ。それでも目標眼圧まで下がらなければ目薬の変更や追加を行ってようやく患者さんに合った目薬が決まる。ここまでに数年かかることもあるかな。次に目薬を変更、追加するタイミングは視野欠損が進んだ時か、目標眼圧に達しなくなった時になるんだ」

「目薬が決まればずっと同じものを差していればいいんだと思っていた」

「目薬は使っているうちに効きが悪くなることがあるんだ。それに、視野検査をする中で緑内障の悪化が見られる場合には目薬の変更や追加をすることもあるよ。それでも進行する場合はレーザー治療（p290）や手術（p298）に切り替えたりもするかな」

「治療方針もだいたい決まっていることはわかったけど、診察の間隔はどうなの？」

「これも病院やクリニックによってまちまちなんだよね。大学病院や総合病院は混んでるから診察間隔は延びがちになるんだ。一方、クリニックは場所にもよるけど比較的診察間隔は短いかな」

「じゃあ、検査の間隔はどうなのかしら？」

「これも病院やクリニックによって違うんだけど、研究によれば、『症状が安定している人の場合は半年ごとの視野検査やＯＣＴ検査でよい[*66]』と言われているよ。僕の場合は中心10度と中心30度を測っているから3〜6ヵ月に1回は視野検査をしているかな。眼圧を測るのは1〜3ヵ月に1回程度が一般的だと思う」

「今まで話を聞いてきて思ったんだけど、緑内障って治療方針がある程度決まっているのに**診察や検査の間隔だけじゃなくて、治療内容も人によって違う**じゃない？　これっておかしくないかしら」

「確かにそう思うよね。でも、医者はみんな基本的にガイドラインに従ってはいるんだよ。でも、あくまでざっくりとした一般論だから、医者によって解釈が分かれたり、治療内容や治療方針に違いができたりするんだよね」

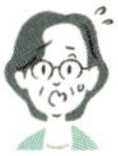

「それは患者からすると困るわね。せっかくなんだからきちんと決めればいいのに」

「実は治療方針をきっちり決められないのは医者側の都合というよりも患者さん側の問題もあるんだよ」

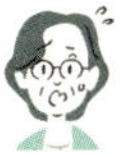

「えっ！　私が悪いってこと？　ひどいわ。そんなことを言う人の親の顔が見てみたいわ」

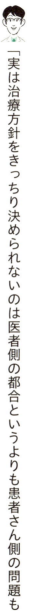

「そこにいるでしょ。って、そうじゃないよ。人によって寿命は違うし、緑内障になる時期も違うよね。治療の積極性とかもいろいろ違う。だから、**マニュアルで決めてしまうと、患者さんの状況に応じて治療をカスタマイズできなくなっちゃう**んだよ。それに患者さんが緑内障治療に求めるものも人それぞれ違うしね」

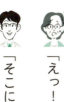

図31 緑内障診察・検査フローチャート

（『緑内障診療ガイドライン（第5版）』より改変引用）

問診・視診

問診・視診では、自覚症状の有無を聞かれる（検査後の場合もあり）。見えにくさや、かすみなどの症状があれば、医者に伝えるとよい。

さらに緑内障の家族歴や既往症、服用中の薬などについても聞かれるので、あらかじめ整理しておくとよい。

視力・屈折検査

緑内障は後期になるまで進行しないと視力は低下しないが、現在の状態をチェックする。屈折検査では、近視や乱視の有無などをチェックする。

細隙灯顕微鏡検査

光を目に直接当てて、肉眼では見ることのできない目の細かい構造を確認する。また、緑内障に関連した他の病気も調べる。緑内障の場合は白内障を併発していることも多く、この検査をすればわかる。

眼圧測定

眼圧検査には、眼圧計と言われる機械で空気を直接目に当ててどのくらい眼球がへこむかを確認する方法や、麻酔の目薬をして医者が目の角膜にチップを当てて測る方法がある。正確な眼圧を測りたい場合には医者が測ることもある。他にもいくつかの種類の眼圧検査がある。

隅角検査

細隙灯顕微鏡に隅角鏡を組み合わせて隅角の状態を調べる。この検査によって、開放隅角あるいは閉塞隅角のいずれのタイプの緑内障なのかがわかる。左記のOCT検査によって隅角を確認する方法などもある。

眼底検査

瞳孔から目の奥を観察したり、眼底カメラで撮影して網膜や視神経乳頭、視神経の様子をチェックする。近年では、よりくわしく調べるためにOCT検査を行うことが増えている。

視野検査

一般的な視野検査は静的視野検査といって光の大きさは変えずに明るさのみを変化させる。緑内障は中心30度の視野が欠けることが多いため、視野検査の大半は30度(または24度)の範囲を計測している。それ以外にも見え方に直結する中心10度の視野を検査することがある。

OCT検査

OCTは赤外線で輪切りにしたように眼底を撮影して、眼底中心部の断面を調べたり、視神経乳頭や視神経の厚みなどを測ったりする。さらにOCTの中には角膜の厚みを調べたり、開放隅角あるいは閉塞隅角のいずれのタイプの緑内障なのかをチェックできたりするものもある。

診断

図32 一般的な緑内障の治療方針
（『緑内障診療ガイドライン（第5版）』より改変引用）

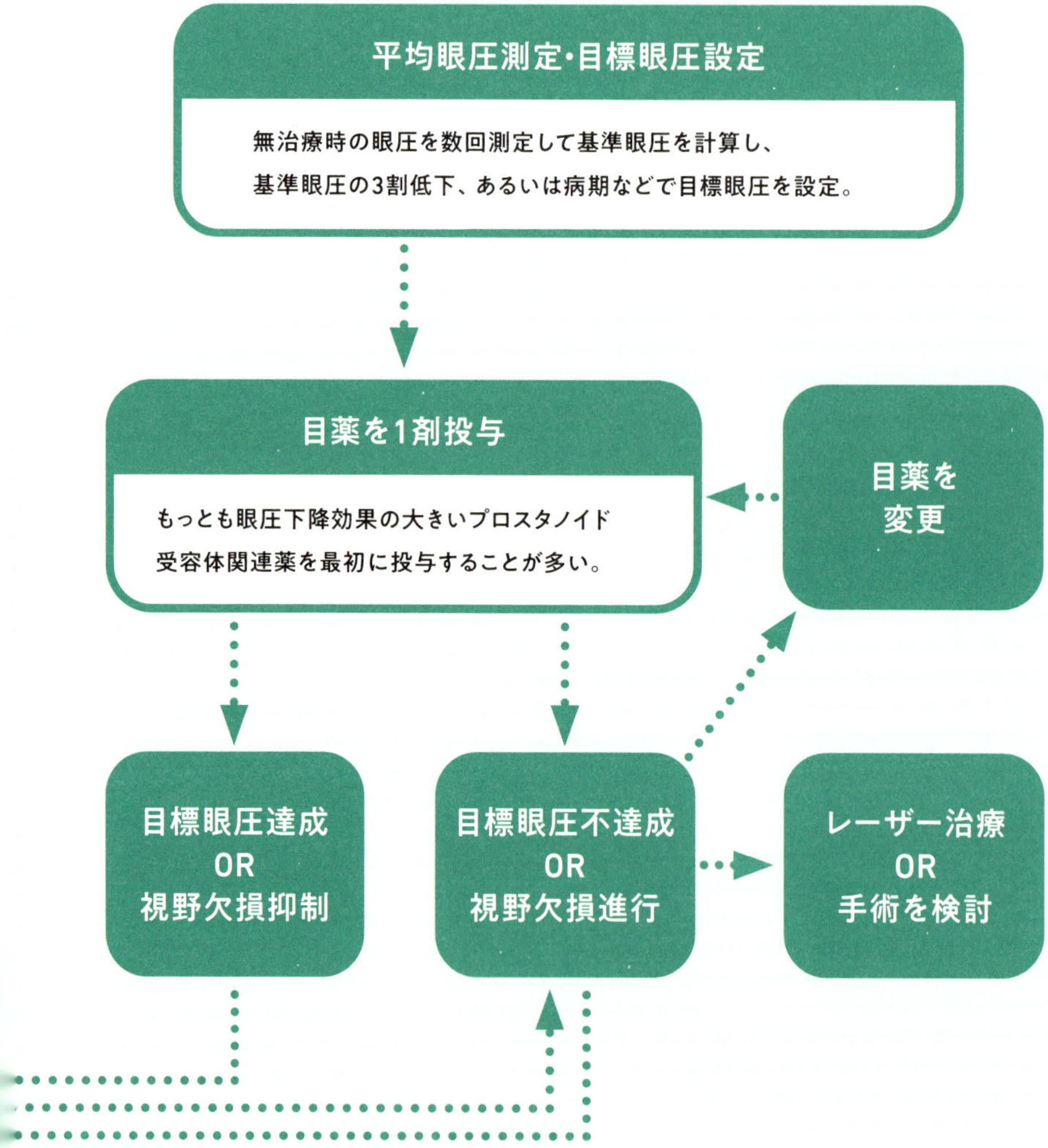
平均眼圧測定・目標眼圧設定
無治療時の眼圧を数回測定して基準眼圧を計算し、
基準眼圧の3割低下、あるいは病期などで目標眼圧を設定。
目薬を1剤投与
もっとも眼圧下降効果の大きいプロスタノイド
受容体関連薬を最初に投与することが多い。
目薬を
変更
目標眼圧達成
OR
視野欠損抑制
目標眼圧不達成
OR
視野欠損進行
レーザー治療
OR
手術を検討

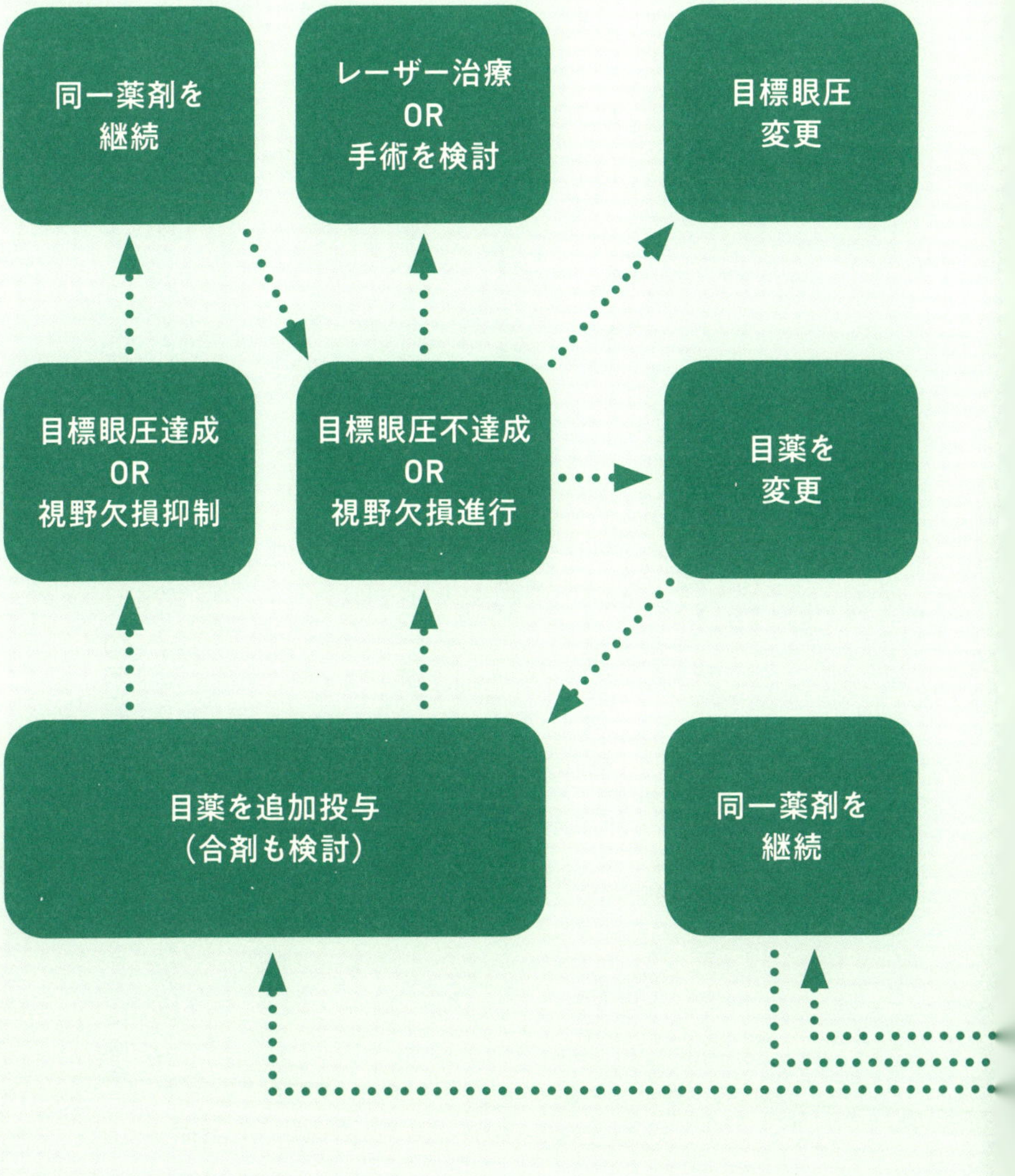
同一薬剤を
継続
レーザー治療
OR
手術を検討
目標眼圧
変更
目標眼圧達成
OR
視野欠損抑制
目標眼圧不達成
OR
視野欠損進行
目薬を
変更
目薬を追加投与
（合剤も検討）
同一薬剤を
継続

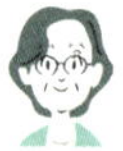
「そんなことないでしょ。みんな一生見えてればいいって思っているんじゃないかしら」

「基本的にはそうだと思うけどこんな時はどうかな？　このまま不自由なく生活するには手術をしなければいけない。けれども、手術にリスクがあって見えにくくなる可能性があるとしたら？」

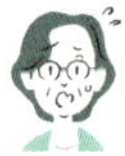
「それは迷うわね」

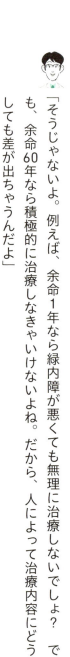

「でしょ？　すると、治療目標が変わってきてしまうことになるんだ」

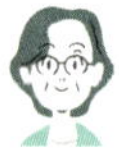
「じゃあ寿命に関してはどう治療に関係するのよ。年を取ったら諦めろってことかしら？」

「そうじゃないよ。例えば、余命1年なら緑内障が悪くても無理に治療しないでしょ？　でも、余命60年なら積極的に治療しなきゃいけないよね。だから、人によって治療内容にどうしても差が出ちゃうんだよ」

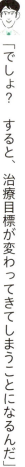

医者と患者の信頼関係を築く

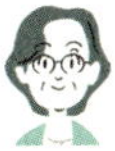

「あなたの話を聞いて納得したわ。ところで、人によって治療内容が変わる理由はわかったけど、緑内障になると『この治療で大丈夫なのかな』って不安になる時があるよね。眼科の先生が『病気についてあまり説明してくれないから緑内障が心配で眠れない』って人がいるんだけれどもどう言ってあげるといいかな？」

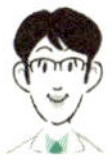

「それは難しいなぁ。人によって言ってほしい言葉は違うし、説明がうまくない先生もいるしね」

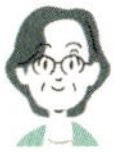

「そうだけれどもね。親身になってくれるだけでも患者は安心するじゃない？」

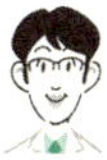

「本来は医者がそうすべきだよね。そうなんだけれども理想論を言っても始まらないし、ベストな先生が必ずしも近くにいるわけじゃないしね。そこで、大切になるのが医者と信頼関係を築くということかな」

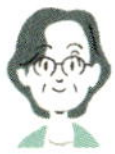

「それってどういうこと？　患者側も努力する必要があるってことかしら。先生の趣味とか

聞けばいいのかな？」

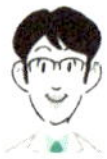

「そういうことじゃなくて。実は医者の中には患者さんからのクレームを恐れて、積極的には安心させるようなことを言わない先生もいるんだよ。僕の場合はある程度知識を持っている人や、診察の中である程度会話をして病気のことを伝えても大丈夫だと思った人には『このまま治療していれば大丈夫』と伝える時もあるよ。お母さんになら何を言っても大丈夫だからきちんと伝えるけどね」

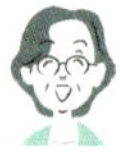

「お医者さんって意外と人を見てるのね。あなたを見ていると女の子にかける言葉も知らないし、世間知らずだと思っていたけど」

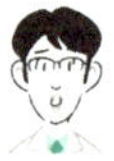

「まあ、その部分は否定しないなあ。相手の様子によって、説明の仕方とかは変えることもあるよ。あとは患者さんが医者のことを信頼して説明を聞くと治療効果が上がることもわかっているんだ」

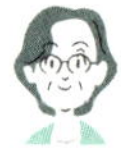

「どういうこと？」

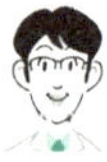

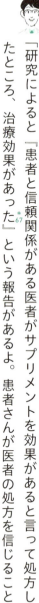

「研究によると『患者と信頼関係がある医者がサプリメントを効果があると言って処方したところ、治療効果があった[*67]』という報告があるよ。患者さんが医者の処方を信じること

で、体の中からホルモンが適切に分泌されたり、ストレスが減ったりして状態が良くなるみたい。だから、**お互いの信頼関係を築くうえでも患者さんが医者とコミュニケーションをとることは大切**だし、もし、医者とコミュニケーションがとりづらいと感じるようであれば、病院やクリニックを変えるのも一つの方法だね。そういう意味では緑内障治療は医者選びがとても重要だと思うな」

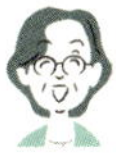

「何事もコミュニケーションは大切ね。そういう意味ではお父さんはコミュニケーションが下手ね」

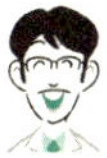

「そうだよね。特にテレビ見ながら話を聞いている時は最悪だよね。よくテレビを見ながらお母さんの話に上の空で『うんうん』って言って聞いていないことがあったよね」

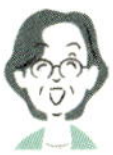

「そうそう。『話を聞いていたの?』って言うと聞いてたって言うのよ。真面目に見るようなテレビの場面ならまだしもCMを見ている時なんかでもそうだからね。この前なんて女性用の化粧品のCMを真面目に見ていて私の話を聞いてないから怒ってやった」

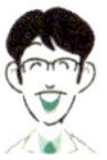

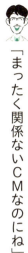

「まったく関係ないCMなのにね」

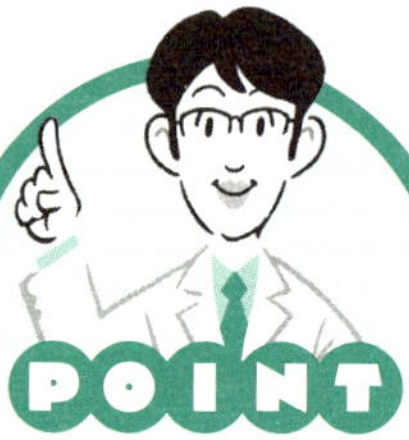

- 緑内障の診察の大まかな流れは『緑内障診療ガイドライン』に定められている。
- 緑内障の診察の間隔や治療内容は人によって異なる。それは患者のニーズに応じて治療をカスタマイズする必要があるから。
- 緑内障治療では医者と患者が積極的にコミュニケーションをとることによって治療効果が高まる。

第5章

目薬・治療編

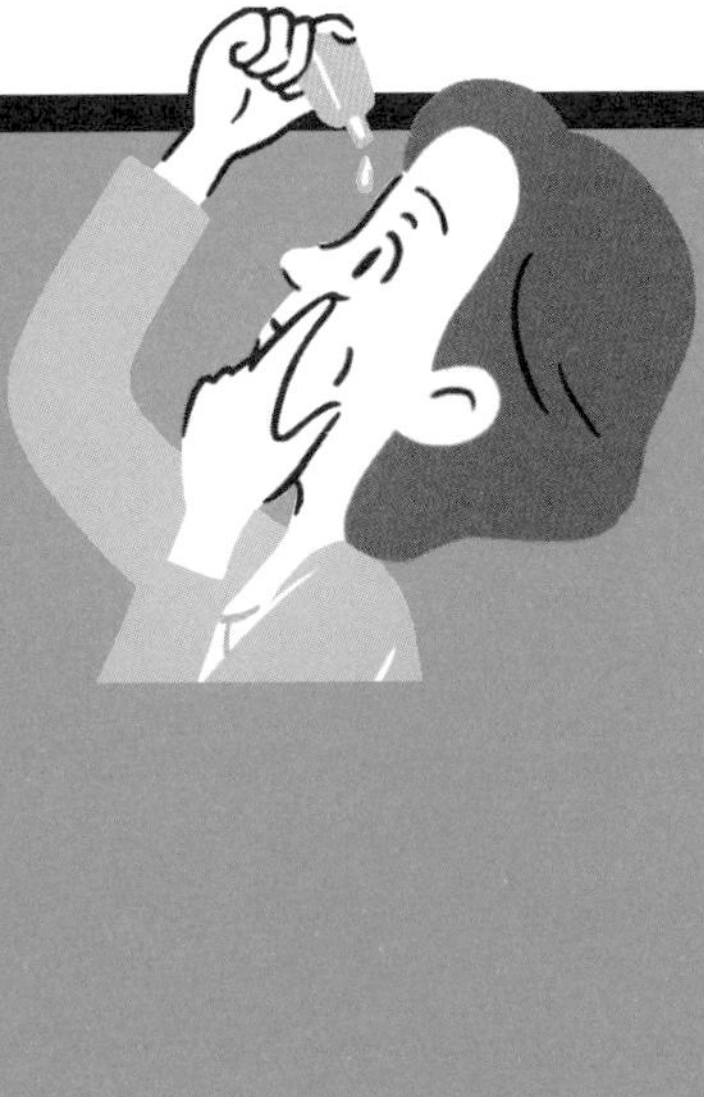

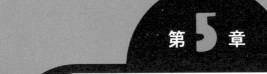

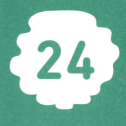

24 目薬の種類と最強の組み合わせ

緑内障の目薬の種類はこんなにある

「ところで、クリニックでこの目薬を処方されているんだけど効くのかな?」

「キサラタンっていう目薬だね。最初に処方することが多いかな」

「目薬にはいろいろな種類があるのかしら?」

「もっとも一般的な単剤の目薬としてはプロスタノイド受容体関連薬があるんだ」

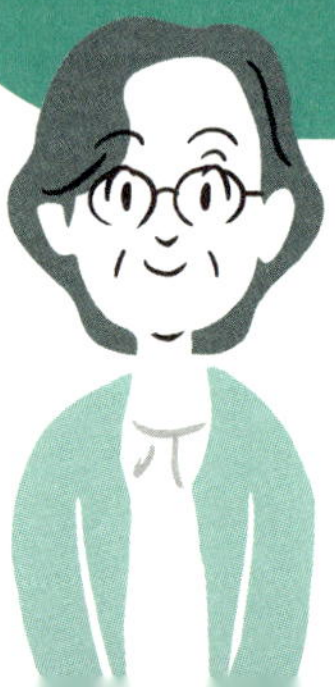

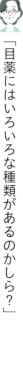

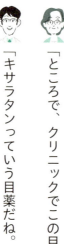

「ちょっと待って単剤って何よ。いきなり難しいわね」

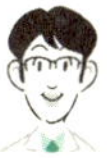

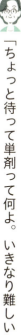

「**単剤っていうのは目薬が1種類配合されている**という意味なんだ。単剤には大まかに二つの作用があるんだけど、まず一つ目の作用の分類にはFP受容体作動薬のキサラタン・トラバタンズ・タプロス・ルミガン、その一種のEP2受容体作動薬にはエイベリスといった目薬が含まれるんだ。その他にROCK阻害薬のグラナテック、イオンチャネル開口薬のレスキュラ、副交感神経作動薬のサンピロ、α_1遮断薬のデタントールという目薬もこの作用の分類になる。もう一つの作用の分類の目薬としては炭酸脱水酵素阻害薬（CAI）のトルソプト・エイゾプト、β遮断薬としてチモプトール・リズモン・ミケランがあって、これら二つの作用を掛け合わせた目薬としてα_2作動薬のアイファガン、$\alpha_1\beta$遮断薬のハイパジール・ニプラノールがあるんだ。一覧表（「緑内障目薬（単剤）・内服薬一覧／緑内障目薬ランキング」参照）にまとめてみたから見てみてよ」

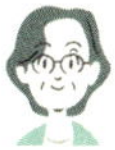

「いきなり本の解説みたいになったわね」

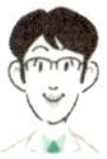

「そこをつっこむか。その他にも**合剤（「緑内障目薬〈合剤〉一覧」参照）と言って複数の種類の目薬が配合されている**ものもあるんだ」

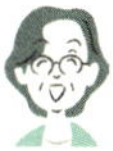

「合剤は便利そうね。効果もありそうだし」

「実は合剤は目薬のいいとこどりではあるんだけれども、２剤分の副作用もあるんだよね。患者さんの経済状況や治療状況に応じて選ぶイメージだね」

「合剤だから必ずしもいいってわけじゃないのね。目薬ってたくさんの種類があるけど、さっき言ってた作用の分類ってどういうことかしら？」

「まず前提として目には眼球の中を巡る房水っていう水が循環して最終的に排出されるというサイクルがあるんだ。このバランスが悪くなると眼圧が上がってしまうんだよね」

「じゃあ、目薬はそのバランスを整える働きがあるっていうことなのね」

「ざっくり言うとそういうイメージかな。**目薬には房水の流れを良くする『排出促進』と房水の産生を抑える『産生抑制』の二つのタイプがある**んだ。お母さんが差しているキサラタンっていう目薬は『排出促進』タイプになるね」

「なるほど。目の中の水の循環を良くしたり、産生を抑えたりすれば眼圧が下がるのね。ところで、目薬の処方はどうやって決めているのかしら？　二つのタイプの目薬を使い分けているのかな」

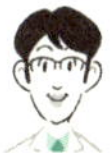

「**医者によって目薬の処方はまちまち**だね。一般的には房水排出促進と産生抑制の目薬を組み合わせて使うことが多いかな。僕の場合は**プロスタノイド受容体関連薬を最初に処方**して進行が早ければ目薬を追加しているよ。それでも目標眼圧に達しないか、視野欠損が進行する場合は、手術（p298）やレーザー治療（p290）を検討していることが多いかな。**基本的には目薬は3～4本ぐらいが使用限度になる**よ」

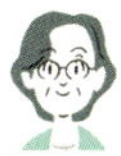

「私の場合は初期だから、先生が様子を見ているって感じなのかな」

目薬の最強の組み合わせ

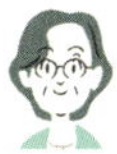

「ところで、目薬のジェネリックってあるじゃない？　値段が安いんだけどあれはどうなのかしら。安いのはありがたいんだけど効き目が悪いって言うじゃない」

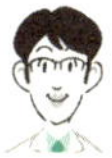

「ジェネリックの目薬は効き目が悪いから安いっていうわけじゃないんだ。主成分の特許が切れていてどの会社でも使えるから、ビジネス的な駆け引きの中で値段が安くなっていったんだよね」

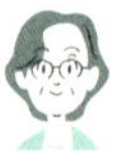

「えっ！　どの会社でもつくれちゃうってこと？」

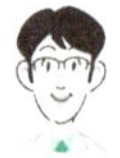

「ざっくり言うとそうなるね。でもジェネリックにはいろいろな種類があるんだ。例えば、**『オーソライズドジェネリック』というのは正規品と成分がまったくいっしょ。**食品売り場に行くとプライベートブランドが売られていて、中身はいっしょだけど、スーパーごとに包装が違うでしょ？　ああいうイメージかな」

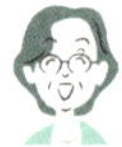

「確かにプライベートブランドは値段が安くてものはいいけどついつい正規品を買っちゃうわよね」

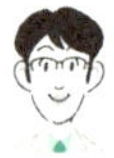

「そこは人それぞれ重視するものが違うから何とも言えないかな。お父さんなら迷わず安いほうを選ぶだろうね。実は**オーソライズド以外のジェネリックは、主成分は同じでもそれ以外の成分が違う**んだ。例えば、キサラタンを配合していればジェネリックの名前はラタノプロストになるんだよね」

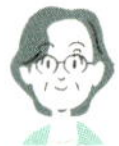

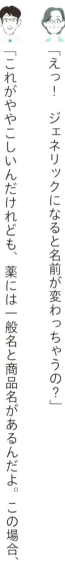

「えっ！　ジェネリックになると名前が変わっちゃうの？」

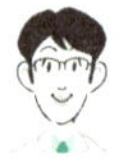

「これがややこしいんだけれども、薬には一般名と商品名があるんだよ。この場合、一般名

がラタノプロストで商品名がキサラタン」

「何言ってるのかさっぱりわからないんだけど」

「例えば、ヤクルトは商品名なんだけど、一般名は乳酸菌飲料になるんだよね」

「スーパーに行くといろんな商品名の乳酸菌飲料があるわね」

「そうそう。それと同じように主成分はいっしょなんだけどその他の配合物は全然違うんだ」

「確かに、乳酸菌飲料ごとに味が違うもんね。それなら、オーソライズドジェネリック以外は効果が薄いから止めたほうがいいってこと?」

「そうとも言えないんだ。実は**ジェネリックのほうが、効果が高いものもある**んだよね。その他にも防腐剤が無添加になっているジェネリックもあるよ」

「そうなんだ。じゃあけっきょくどれがいいのよ」

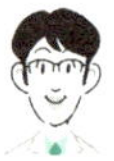

「それは患者さんごとに相性があるから試してみないと何とも言えないんだ。でも、薬価が安くなるのは確実だから、症状が安定している場合はジェネリックを試してみるのもありかもね」

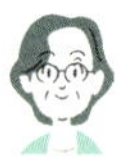

「ちょっと考えてみようかな。ところで、話が変わるけど目薬って一度でたくさん出てくるのとそうでないものがあるのは何でなの？　ボトルも統一すればいいじゃない？」

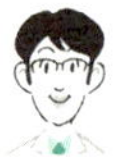

「実はボトルにも特許があるから統一できないようなんだ。そこら辺は大人の事情ってことで」

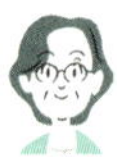

「何だか難しい問題があるのね。私は一番効く目薬がほしいんだけど、どれがいいの？」

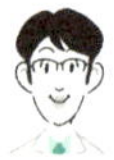

「**一番効果が高いのはルミガン**かな」

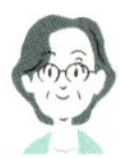

「じゃあ、それをみんなに処方してくれればいいじゃない？」

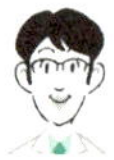

「実はそう簡単な話じゃないんだよね。一般的にはルミガンが眼圧下降効果が高いと言われているけど、患者さんとの相性があるんだ。だから、医者は患者さんの様子を診ながら目薬を選んでいるんだ」

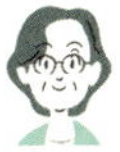

「目薬の処方には何かしらの意味があるってことね。ところで、症状が進むと目薬を何本か差す場合があるじゃない？　その場合はルミガンと何を差せば効果が高くなるの？」

「それも人によって違うかな。医者によっても考え方があるから答えづらいな」

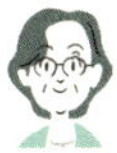

「まずは一般論を教えてちょうだい。あなたのお勧めでいいから」

「うーん強引だなあ。現状で言うと、ルミガンに追加するなら合剤のコソプト（アゾルガ）、グラアルファかな」

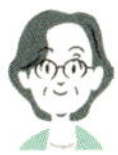

「コソプトって初めて聞いたわ」

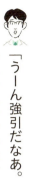

「コソプトはβ遮断薬とＣＡＩの合剤なんだよね。注意点としては、ルミガンを使うと副作用で手術がしにくい場合もあるから、それを考えるとミケルナ・グラアルファ・エイゾプト（または他の目薬）やミケルナ・アイラミド・グラナテックっていう組み合わせも考えられるね。でも、現実的にはアイラミドとグラナテックをつけると調子が悪くなる人が多いから変更することが多いかな」

「じゃあ、先生にルミガンとコソプトをもらえるようにお願いしてみようかしら。あなたが先生とコミュニケーションをとったほうがいいって言うから、先生の飼っている犬のパトラッシュの話をするようになったら仲良くなっちゃったのよ」

「**先生と仲良くなれば、希望の目薬をもらえるってわけでもない**と思うけどなぁ。そう言えば目薬には副作用もあるんだ。ちなみにコソプトのような合剤を差す場合は単剤を2本差しているとカウントすることになるんだ。仮に合剤を2本差すとなると4本も目薬を差していることになるから、その分副作用のリスクも上がるというわけ」

「確かに副作用が出るのは困るわね」

「**医者はけっこういろんなことを考えて目薬を処方している**んだよ。だから、目薬の変更はリスクもあることを覚えといたほうがいいよ。あと目薬についていろいろ説明したけど、名前は覚えなくてもいいからね。ただし、自分が差している目薬の副作用だけは知っておいたほうがいいかな」

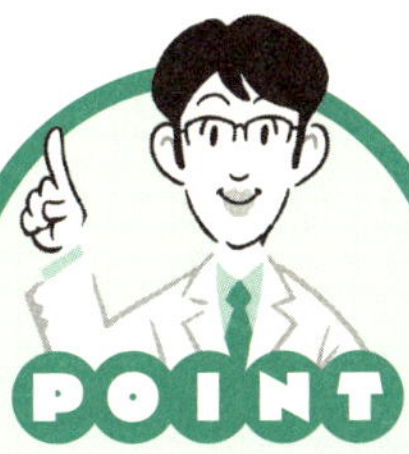

- 目薬には単剤と単剤どうしを混ぜた合剤がある。
- 目薬には房水の流れを良くする「排出促進」と房水の産生を抑える「産生抑制」の二つのタイプがある。
- 目薬はプロスタノイド受容体関連薬を最初に処方することが多いが、処方内容は医者によってまちまち。目薬の本数は3～4本が限度と言われている。
- ジェネリックは正規品と成分が同一の「オーソライズドジェネリック」と主成分以外が異なるジェネリックがある。
- ジェネリックは安いからと言って必ずしも効果が低いものばかりではない。
- 現在もっとも眼圧を下げる効果が高いのはルミガン。ただし、目薬は医者が患者の症状に応じて処方しているため、目薬を患者側が指定しても希望通りにならないことがある。

25 緑内障の治療効果を高める目薬攻略法

目薬の副作用を知る

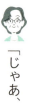

「目薬の副作用って言うけど副作用が出るかどうかは事前にわからないのかしら」

「目薬の副作用は実際に目薬を試してみないとわからないんだよね。目薬によって副作用は異なるし、その症状がその人に出るとは限らないからね」

「じゃあ、目薬選びは根気がいるのね」

「そうなんだよ。実は時間が経ってからアレルギー反応が出るってこともあるしね」

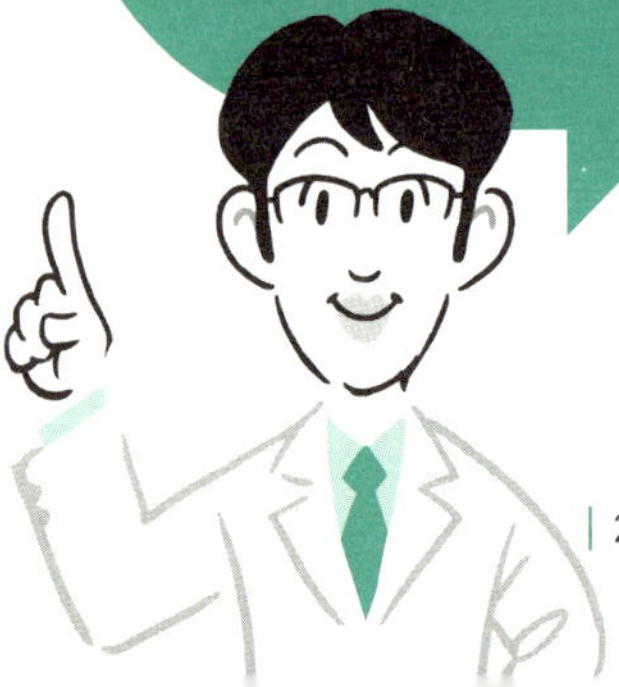

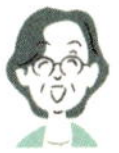
「そう言えば、あなたは子供の頃大丈夫だったのに大学で山梨県富士吉田市の寮に行った時に突然花粉症になったわよね」

「そうそう。アレルギーってある日堰を切ったように出てしまうものなんだ」

「そうなのね」

「だから、目薬は患者さんの様子を見ながらいろいろな調整が必要になってくるんだよ」

「でもクリニックではなかなかそういったことをくわしく教えてくれないわよね」

「確かにクリニックは忙しいから、さらっとしか教えられないよね。最近は薬局で薬のことをくわしく説明してくれるところも増えてきたから聞いてみるといいよ。特に緑内障が専門の眼科の近くにある薬局は目薬についていろいろと教えてくれる場合があるからチェックしてみるといいよ」

「私の先生は緑内障が専門だから近くの薬局に行って聞いてみるわ。ところで目薬の副作用にはどんなものがあるのかしら？」

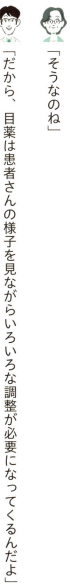

「まず**基本的にすべての目薬は充血したり、ゴロゴロしたりっていうことが起きる可能性がある**んだ。でも、種類によっては副作用がそれほどでもないことがあるから医者に相談してみるといいよ。あとはキサラタン・ルミガン・タプロス・トラバタンズなどの目薬はまつ毛が伸びることもあるね」

「それならいいじゃない。まつ毛の美容液代わりにもなるし」

「実際美容液の代わりとして売られてもいるんだよね。でも、目の周りが黒ずんだり、目の周りの脂肪が落ちてくぼんだりすることもあるんだ」

「黒ずむのは嫌だなあ」

「**黒ずみを予防するためには目薬を差した後に目の周りをしっかり拭いておくこ**とが大切になるよ。あとは**目薬をした後に顔を洗うのも効果的**だよ。ただし、顔を洗うのは目薬をしてから数分後にしないと効果が落ちてしまうから注意してね」

「目薬もいろいろ注意が必要なのね。でも脂肪は落ちるんでしょ？」

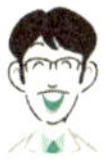
「目薬をお腹に塗ろうとしているでしょ？　お腹には効果がないから」

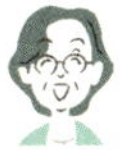
「バレたか。私は必ずお風呂に入る前に目薬をしているから大丈夫ね。目薬って個性があるのね」

治療効果が高まる目薬の差し方とは？

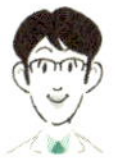
「ところで、目薬はいつもどう差しているの？」

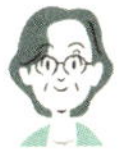
「（目薬を差して、目をパチパチさせてティッシュで拭く）こんな感じかしら」

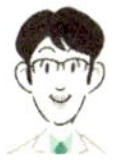
「そうやって目薬を差しているんだ。ふーん」

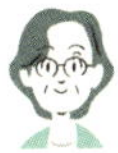
「何か言いたげね。文句あるの？」

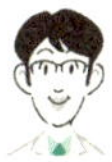
「文句はないけど眼圧は下がってる？」

「それがいまいちなのよね。目薬が合わないのかしら」

「いやそうじゃなくて、目薬をした後に目をパチパチしてティッシュで拭くのがダメなんだよ」

「何で？　パチパチしたほうが効くじゃない？　乙女は涙がこぼれないように気を使うものなのよ」

「乙女の部分は置いといて、**目をパチパチすると、目薬が流れて効果が減る**んだよ。しかも**ティッシュで目を拭くと、せっかく差した目薬を吸い取っちゃう**んだ。だから、目薬をした後に目頭を押さえて鼻から口へと流れていかないようにすることが大切なんだ（図33）。これをすることで、全身への副作用も予防で

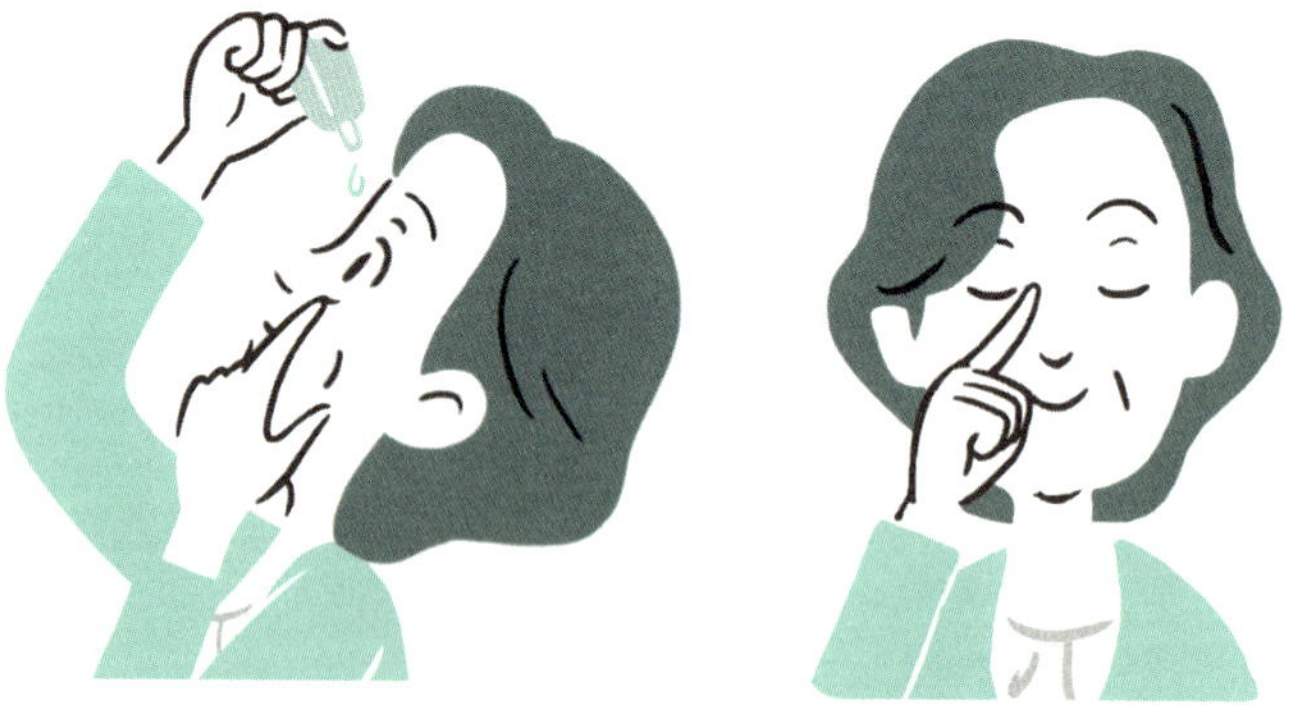

図33 目薬の差し方
下瞼を人差し指で引きながら目を開けて
目薬を1滴入れ、目を閉じ、1分間程度目頭を押さえる。

きるんだよね」

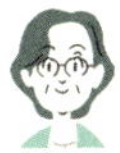
「そうなの？　そんなの初耳よ」

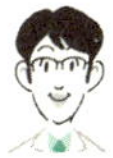
「目薬の差し方って薬局の管轄でもあるから、病院やクリニックでは積極的に指導されないんだよね。**目薬をした後は1分間程度目頭を押さえる**といいよ」

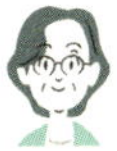
「試してみるわ。じゃあ、次の目薬を差すわね」

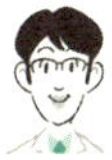
「ちょっと待って。2本目の目薬はすぐに差しちゃダメだよ」

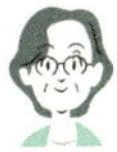
「え、それも何か決まりがあるわけ？　最初に言ってよ」

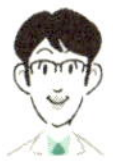
「**目薬が2本以上ある場合は、できれば5分間以上、最低1分間はあけないといけない**んだ」

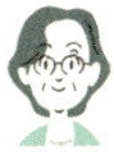
「何で？　すぐ差さないと忘れちゃうわよ」

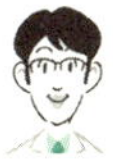
「すぐに次の目薬を差したら前の目薬が流れちゃうでしょ」

「そう言われればそうね。もしかして順番とかもあるの？」

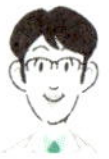

「実はあるんだよ。お母さんの目薬なら気にしなくてもいいけど、**最後にしたほうがいいのはゲル化剤と言われるタイプ**だね。例えば、ミケランＬＡやミケルナといった目薬。**その前に差すのが懸濁タイプ**で、エイゾプト、コソプト、アイラミドといった目薬かな。それ以外はあまり気にしないで大丈夫だよ」

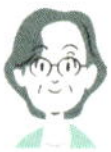

「目薬にもいろいろと注意しなきゃいけないことがあるのね。でもいいこと聞いた。このこと隣の山田さんも知らないと思うのよ。緑内障だから話しておくね」

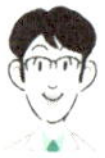

「山田さん、元気にしてるの？」

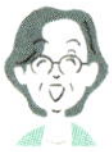

「もう元気も元気よ。バドミントンチームに入ってがんばっているみたい。ママさんバドミントンに入っているみたいなの」

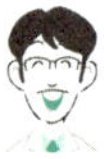

「そうなんだ。山田さんに僕のYouTubeを見るように伝えてよ」

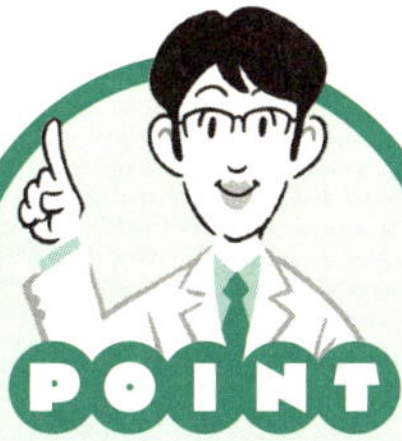

- 目薬には基本的に充血やゴロゴロ感などの副作用がある。
- 目薬の副作用で目の周りが黒ずむ場合は、差した後に目の周りを拭いたり、顔を洗ったりすることで予防できる。
- 目薬後に瞬きをしたり、ティッシュで目薬を拭き取ったりすると、目薬の効果が下がる。
- 目薬後は1分間目頭を押さえると治療効果が高まる。
- 目薬が2本以上ある場合は差す間隔を最低1分間、できれば5分間以上あける。
- 目薬は懸濁、ゲル化剤の順に差す。それ以外の目薬は差す順番は関係ない。

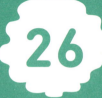

26 クリニックで聞きづらい目薬の疑問

目薬を忘れないようにする方法

「この前の目薬の話を公民館でしたのよ」

「え、みんなに？」

「そうなのよ。みんなでお茶してたから」

「お母さんはそういうの好きだよね」

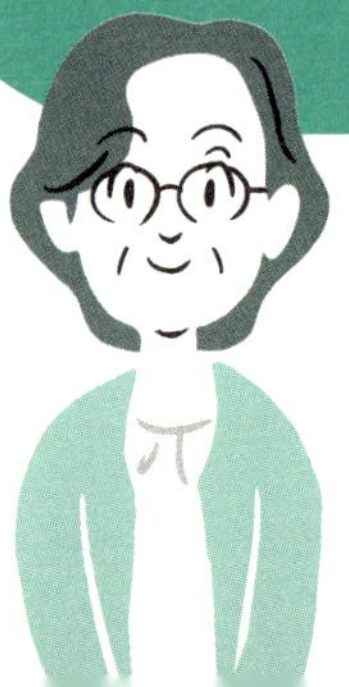

「いわゆる女子会（図34）ってやつよ。あ、その日余ったお菓子があるんだ。食べる？」

「懐かしいお菓子があるな。もらうわ」

「懐かしいってあなた今もこれ売られているのよ。食に疎いんだから」

「すいませんね。それで、みんなに話したんだ」

「そうしたら、みんなから質問が出たから答えてよ」

「質問を受けてきたわけ？　まあいいか。わかったよ」

「えっとね。目薬って忘れちゃったら

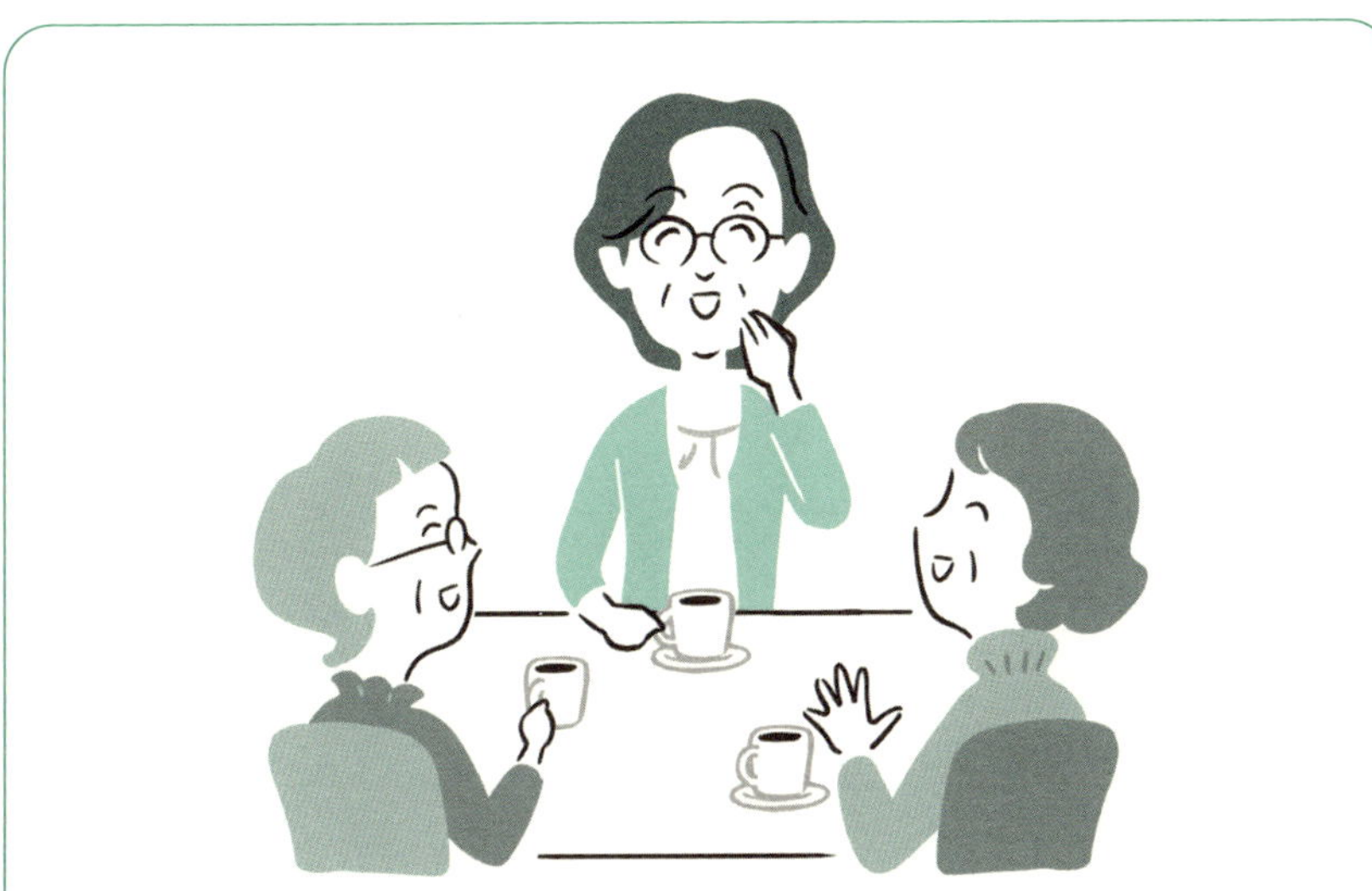

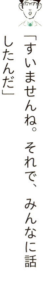

図34 女子会で話す厚子さん

どうすればいいの？　私も経験があるんだけど、朝の目薬を忘れちゃって昼ぐらいに気づくことってけっこうあるじゃない？」

「目薬は気づいた時に差していいよ」

「でも、夜にまた目薬を差すことになるけどいいの？」

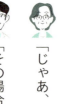

「大丈夫だよ。目薬を差していない時間があるほうが良くないからさ」

「じゃあ、朝に目薬を差したか忘れちゃった時は？　意外とこれもあるのよ」

「その場合は念のため目薬を差しておけばいいよ」

「差し過ぎにならない？」

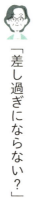

「普段2滴差しちゃうこともあるでしょ？　瞼が荒れなければ、気にしなくていいよ。みんな目薬をけっこう忘れちゃうんだね。それならいい方法があるよ」

「どんな方法なの？」

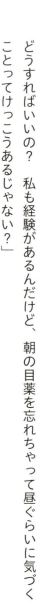

「毎日決まった時間に目薬を差す『時間法』と食事などのルーティンに合わせて目薬を差す『行動法』っていう方法があるんだ。どうやらお母さんの友達は朝の時間に目薬を差すことを忘れている人が多いみたいだから、朝ご飯や歯磨きなんかのタイミングで目薬を差すようにすると忘れにくくなると思うよ」

「それ良さそうじゃない。今度の女子会でみんなに教えとくね」

「また女子会やるんだ」

目薬は1ヵ月使ったら捨てるべき

「ところで目薬って大量に差せば効果がありそうじゃない？　そこのところはどうなのかしら」

「それがあまり意味がないんだ。目薬を一度にたくさん差しても流れちゃうだけだから、コストがかかるだけでいいことはないよ」

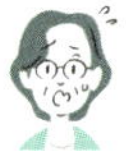

「じゃあ、**目薬は1滴で効く**ってことね。ところで、目薬って1本で何ヵ月ぐらい持つの？　お父さんは『3ヵ月ぐらい持つ』って言うけど、私は1ヵ月ぐらいしか持たないの。私がおかしいのかな」

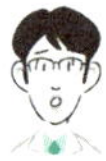

「お母さんみたいに1ヵ月で目薬を1本使う人が一般的かな。っていうか、お父さん絶対目薬差すの忘れてるでしょ……。ちゃんと差すように言っといてよ。ちなみに目薬がどれくらい持つかはメーカーによって異なるかなぁ。平均的に1ヵ月前後だと思う。そう言えば、**目薬は1ヵ月使ったら、新しい目薬に変える**ようにしてよ」

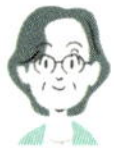

「えっ、もったいないじゃない」

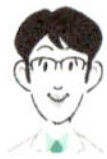

「実は目薬は1ヵ月ぐらいで成分が劣化しちゃうんだ。だから、余っていても新しいものにするぐらいがいいよ」

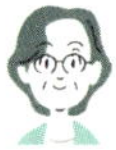

「じゃあ、今使っている目薬がちょうど1ヵ月経つから捨てなきゃいけないのね。そう言えば、目薬が差しづらいって言う友達がいるんだけどどうすればいいのかな？」

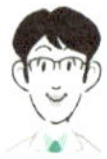

「**目薬をうまく差せない時は点眼補助具を使う**といいよ」

「何それ？」

「これ、これ。これに目薬をはめると差しやすくなるんだ。『らくらく点眼』（図35）って言うんだけど便利だよ」

「でも、それお高いんでしょ？」

「『それがいつもは1万円のところを今日は特別価格の1700円で……』って通販じゃないんだから。まあ2000円以下では買えるよ」

「あんた今日もノリがいいわね。薬局とかに売ってるの？」

「薬局でも売ってるし、ネット通販でも売ってるよ」

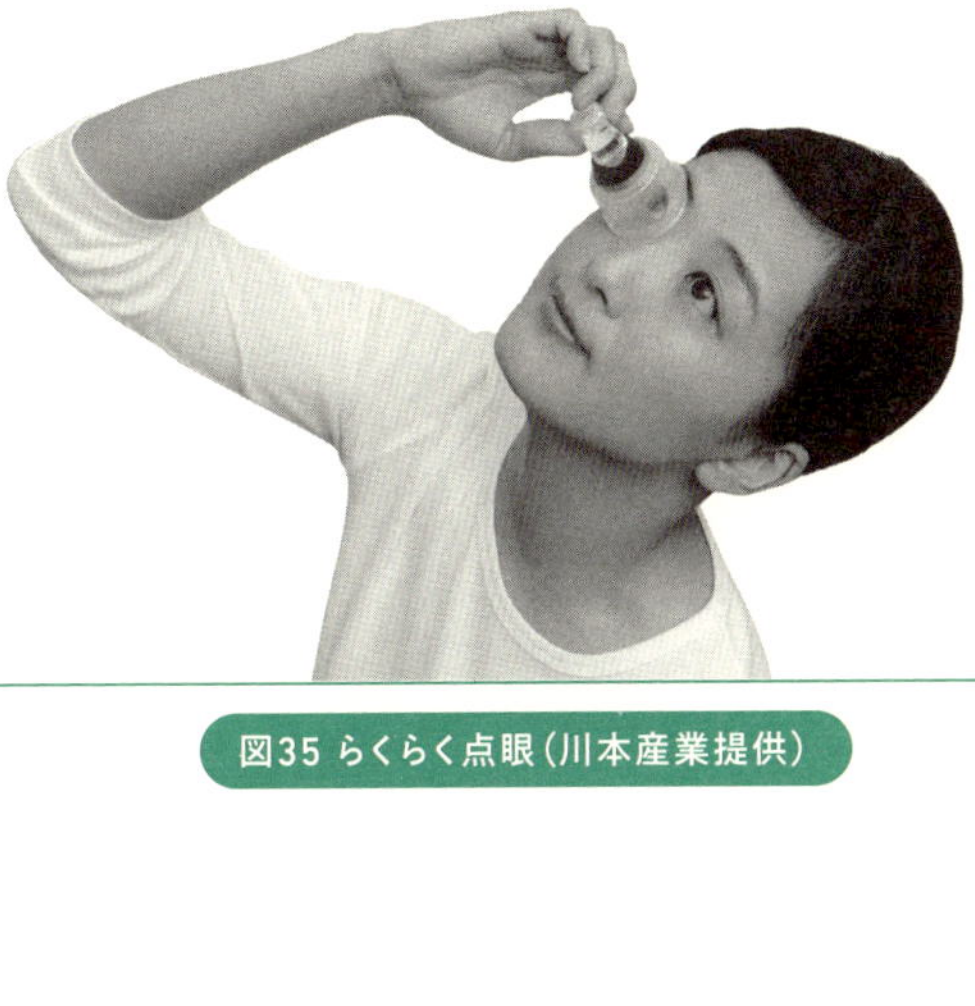

図35 らくらく点眼（川本産業提供）

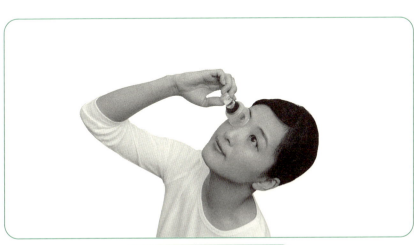

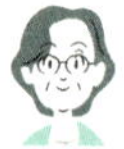

「他にお勧めはないかしら？」

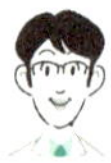

「**清浄綿も用意しておくといい**よ。小分けの包装になっていて濡れているタイプがいいね。アルコールが入っているものはかぶれることもあるから避けたほうがいいよ」

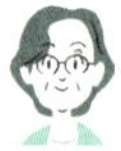

「それって何に使うの？」

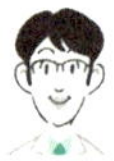

「目薬を差した後に目から溢れた目薬を拭き取るんだよ。実はティッシュで目薬を拭くと、皮膚が傷ついて余計に荒れてしまいやすいし、目薬を必要以上に拭き取ってしまうんだ。でもこれなら吸い取りにくいんだよね。何よりもＦＰ受容体作動薬の目薬を差した後の目の周りの黒ずみも抑えてくれるからお勧めだよ」

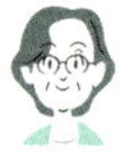

「これも便利ね。早速薬局に行ってみるね」

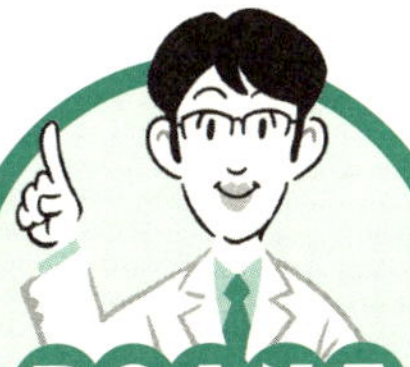

POINT

- 目薬は忘れたら気づいた段階で差す。
- 目薬を差すのを忘れないようにする方法としては、毎日決まった時間に目薬を差す時間法と食事などのルーティンに合わせて目薬を差す行動法がある。
- 目薬は1滴で十分効果がある。
- 目薬は1ヵ月使ったら新しい目薬に変える。
- 目薬が差しづらい時は点眼補助具を使うとよい。
- 目薬後に目から溢れた目薬は清浄綿で拭くとよい。

27 治療効果をズバッと上げる方法

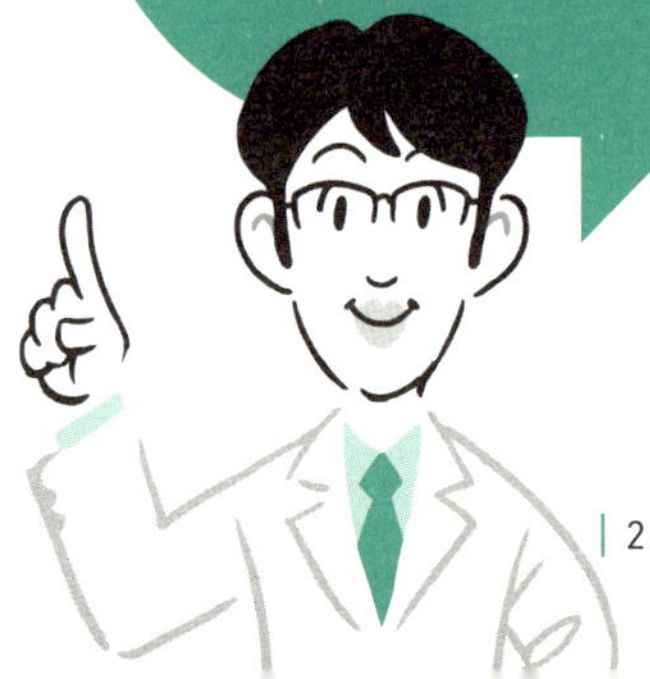

信じる者は救われる

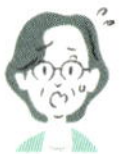

「あなたにいろいろ教えてもらっておいて言うのも何なんだけどさ。いろいろと聞くと逆に不安になってきたわ」

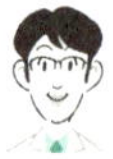

「それは一理あるかもね。確かに、お父さんみたいに人の話をちゃんと聞かない人のほうが幸せそうには見えるよね」

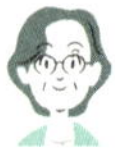

「そうなの。あの人は自分が置かれている状況がわかっていないから。でも、あの人はピンチになると急に焦っちゃうのよね」

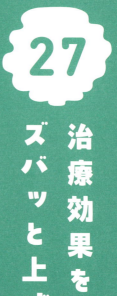

「でもあれは一種の才能かな。反対にお母さんの場合は情報を知ると余計に気になっちゃうタイプでしょ。例えば、医者から『手術を考えましょう』と言われた時に『説明は後日』って言われたら、気が気じゃないでしょ」

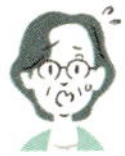

「えー、それヤダなー。Netflixのドラマに集中できなくなるじゃない」

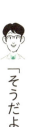

「そうだよね。でも、残念ながら外来ではゆっくり話をすることができないのも現実なんだよね。だから、僕はそういった患者さんたちのためにもYouTubeチャンネルで目の情報を発信しようと思ったんだよね」

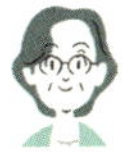

「確かに外来でゆっくり話している先生を見たことがないわね」

「そうなんだよ。患者さんは多いし、定期的な診察も必要だからどうしても話している時間は短くなってしまうんだ。そうすると、患者さんも質問したくてもできない環境になっちゃうんだよね。だから、僕のYouTubeチャンネルでは定期的にライブ配信をして、視聴者の方の疑問に答えるようにしているんだ。最近は僕の動画を熱心に見てくれる視聴者の方も増えてきてとても鋭い質問が飛んでくることがあるんだ。緑内障のことをしっかりと理解していたほうが治療効果は高まるから、時間がある時に覗いてみてよ」

「そうね。今度見てみるわ」

「そう言えばプラセボ効果っていうのがあるんだけど、聞いたことはあるかな？」

「何それ？　知らないわ」

「『**信じていれば救われる**』ってやつ」

「それヤバいやつじゃないわよね？」

「いやいや。医学的にもエビデンスがあるんだって。本物と偽物（塩水）の目薬に番号を振り、医者がランダムに処方した研究では、『本物の目薬で4・1㎜Hg、塩水では1・73㎜Hg眼圧が下がった[*68]』って報告があるんだ」

「そんなに効果があるの？　それなら信じるわ」

「軽いな。だからあまり心配せず、知識は吸収しちゃったほうがいいよ」

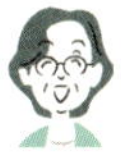
「そう考えると、お父さんみたいに流行りの健康法を信じちゃうほうが緑内障にはいいのかもね。この前もキクチ体操したり、かかと落としたりしてたわ」

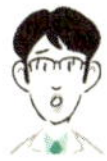
「うーん。お父さんの場合は極端かな」

緑内障の情報の集め方

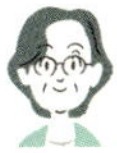
「緑内障の友達にあなたのYouTubeを勧めてみたんだけど、一人の見解だと何とも言えない部分もあるから他の情報も知りたいって言うのよね。どうすればいいかしら？」

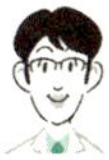
「確かに一人が発信する情報を鵜呑みにするのは良いことではないよね。**僕のYouTubeチャンネル以外でお勧めなのは、緑内障の患者会やグループに入って情報を得る**ことかな。緑内障の患者会は緑内障フレンド・ネットワーク※が有名なんだけど、定期的に会報誌が送られてきたり、講演会が開かれたりしてとても勉強になるよ。会員の交流もあるから緑内障で疑問や不安を感じたら、患者さんどうしで相談することもできるよ」

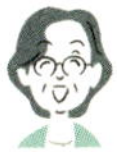
「同じ病気を抱えている人が身近にいるのは心強いわね。それ以外にもＷｅｂ上の患者会も

あるわよね」

「そうそう。とはいえ、Ｗｅｂ上には出所がわからない情報もたくさんあるから、その点には注意しながら情報収集したほうがいいよ」

「どういうこと？　怪しいものを売りつけられたりとかするの？」

「意外と冗談でもないんだよ。怪しい薬で治ると言ってみたり、特定のサプリメントを勧めたりとかいろいろあるんだ。お母さんは昔から怪しいところに首を突っ込む癖があるから気をつけてよ。そこら辺は自己責任でお願いします」

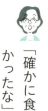

「確かに食事会だと思って行ったら勧誘だったこともあったわね。でも、今振り返ると面白かったな」

「いやいや、普通そういうところに行かないから」

「『これほしい人』って言われたから手を上げると、洗剤がもらえたりするのよ。その洗剤は世界中で高品質だって有名らしいのよ」

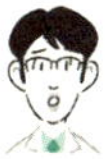

「めちゃくちゃ怪しい……。気をつけなよ」

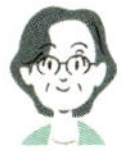

「はい。わかりました」

※緑内障フレンド・ネットワーク事務局
月・木の午前10：00～午後3：00（祝日をのぞく）
電話：03-3272-6971（リョクナイ）
FAX：03-3272-6972
メール：info@gfnet.gr.jp

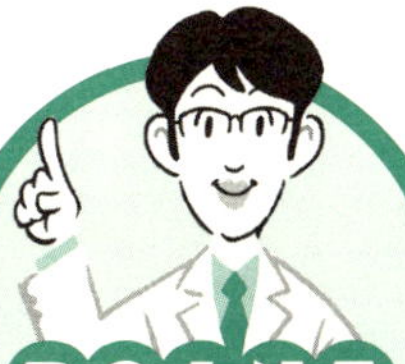

POINT

- **緑内障治療は信じることで治療効果が高まる。**
- **緑内障の情報は著者のYouTubeチャンネルや緑内障の患者会などで集めることができる。**

第6章

手術・最新治療編

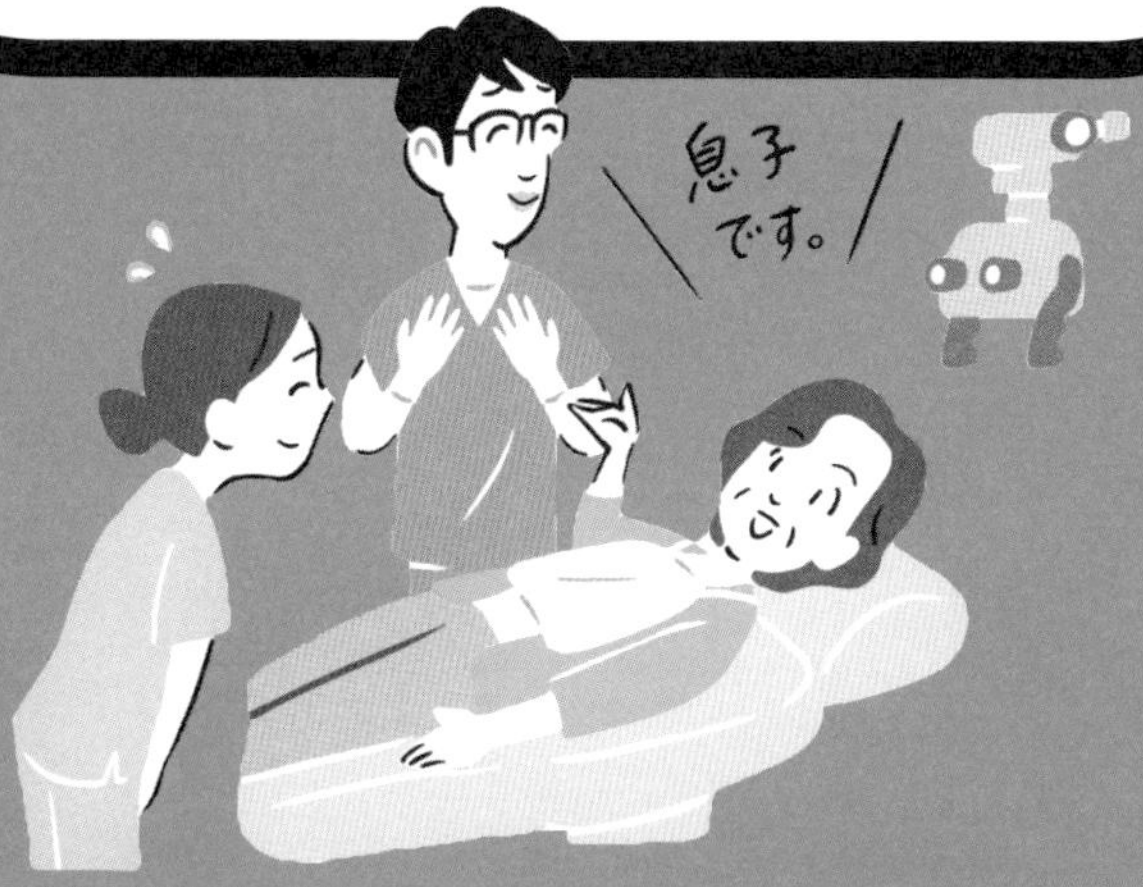

28 レーザー治療は万能？

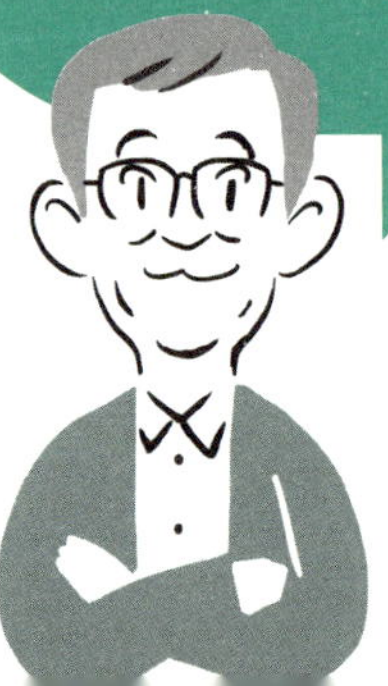

レーザー治療や手術で緑内障は治らない

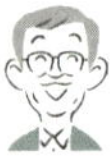

「緑内障は治らないって言うけど、秘密の手術とかあるんだろう？　それでズバッと治しちまおうよ。オレが生活に不自由が出たら、お前に迷惑かけるしな。だから、お願い、教えて！」

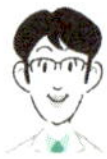

「お願いされても現在の医学では手術で視野が回復することはないんだよ」

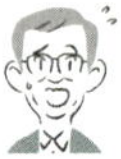

「じゃあ、緑内障の手術はないんだな。諦めるか」

「あるにはあるよ」

「やっぱあるじゃん。早く教えろよ」

「お父さんが言っているのは治すための手術でしょ？　でも、**緑内障の手術は悪化を食い止めるための手術**なんだよ。目薬をしても症状が進んでしまう場合に眼圧をさらに下げるために手術をするんだ。ちなみに、緑内障では症状に応じてレーザー治療と手術のどちらかが検討されるよ」

「レーザーってなんだ？　ウルトラマンのスペシウム光線みたいなやつか。ビビビビ……」

「そうじゃなくて、眼球の目詰まりがある場所に光線を当てて詰まりを取るんだ。レーザー治療をすれば、目薬を減らせるかもしれないから、海外では、目薬よりも先にレーザー治療をやろうという考え方もあるんだ。でも、日本では目薬がメインでレーザー治療は後にすることが多いね」

「それはいいな。お前、ズバッとやってくれよ」

「一見良さそうだけど、レーザー治療は眼球の中の組織にダメージを与えて房水の流れを良くする感じなんだよね」

「緑内障を良くするためにダメージを与えるって矛盾しないか？　オレ痛いのはヤダよ」

「確かにレーザー治療にも一長一短があるんだよね。レーザー治療を受けた患者さんが言うには目にパチンとした痛みがあるけれど、耐えられないほどではないらしいよ。よく脱毛の痛みのようだと聞くんだよね。だから、翌日に響くようなことはないと思うよ」

「そういやお前ヒゲを脱毛したのか？　剃り跡が綺麗になったじゃないか」

「そうそう。YouTubeに動画をアップするようになったら、ヒゲが気になるって言われまくったんだよ。だから、やってみたんだ。ヒゲ剃りも楽になったしいい感じかな。だけど、僕はけっこう痛く感じたかな」

レーザー治療の種類とメリット・デメリット

「ところで、レーザーって種類はあるのか？　ウルトラマンだと年代によってメガスペシウム光線とかネオスペシウム光線とかあるだろ」

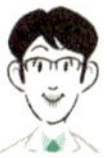

「ウルトラマンにやけにくわしいな。開放隅角緑内障の一般的なレーザー治療はＳＬＴ（選択的レーザー線維柱帯形成術、図36）っていう方法なんだ（「緑内障レーザー治療一覧」参照）。これは**線維柱帯という場所にレーザーを当てて房水の流れを良くして眼圧を下げる治療法**なんだ。それ以外にも開放隅角緑内障に対しては、ＡＬＴ（アルゴンレーザー線維柱帯形成術）、毛様体光凝固術、ＭＬＴ（マイクロパルス線維柱帯形成術）などの術式を用いることもあるんだよ。眼圧が急激に上がる閉塞隅角緑内障に対してはＬＩ（レーザー虹彩切開術、図37）をすることもあるかな」

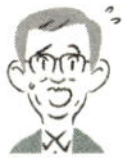

「難しい言葉がたくさん出てきてわかんねーな。もう1回最初から言ってくれ」

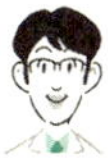

「とりあえず、レーザー治療はＳＬＴだけ知っておけばいいよ」

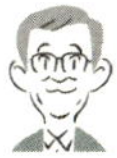

「そう言わずに一応説明してくれよ。もしもの時に知ってたほうがいいだろ」

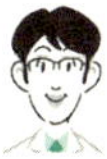

「うーん。そうだけど……。じゃあ、一応説明するわ。毛様体光凝固術というのは眼球の中の**毛様体っていう場所をレーザーで焼く治療法**なんだ。**毛様体は房水をつくり出すからその場所を焼き切ることで房水の量が減って眼圧が下がる**んだ」

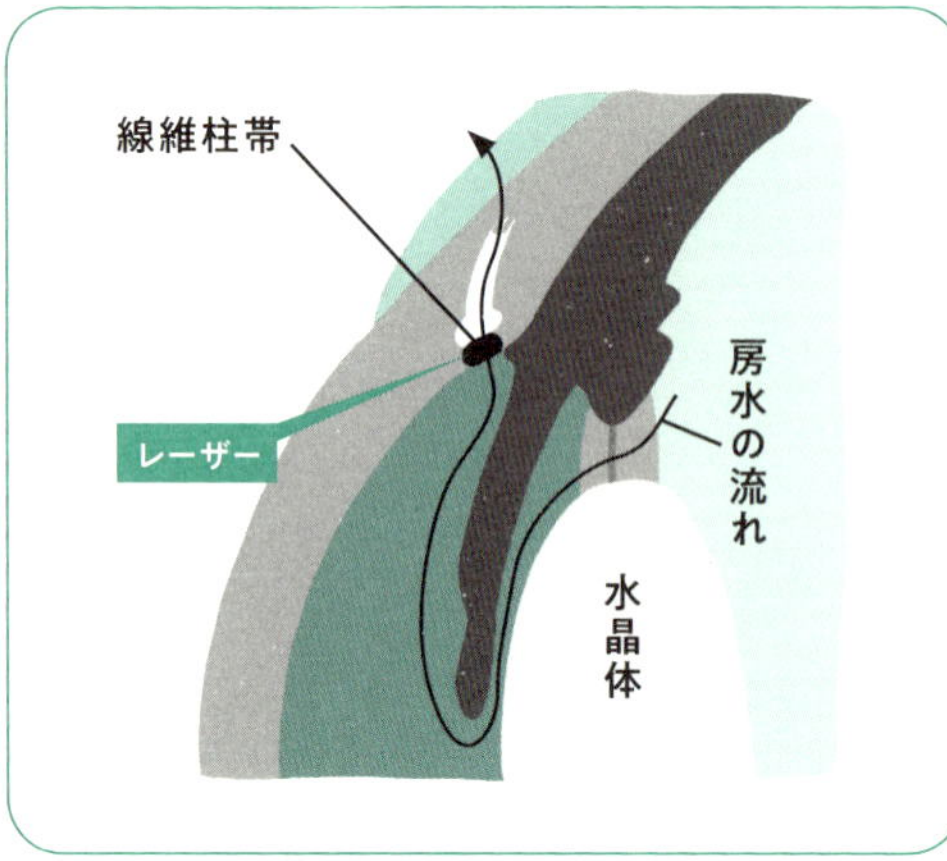

図36 SLT（選択的レーザー線維柱帯形成術）
線維柱帯の詰まりを解消するためにレーザーを当てる。
開放隅角緑内障が対象。
詰まりが解消され、房水の流れが良くなる。

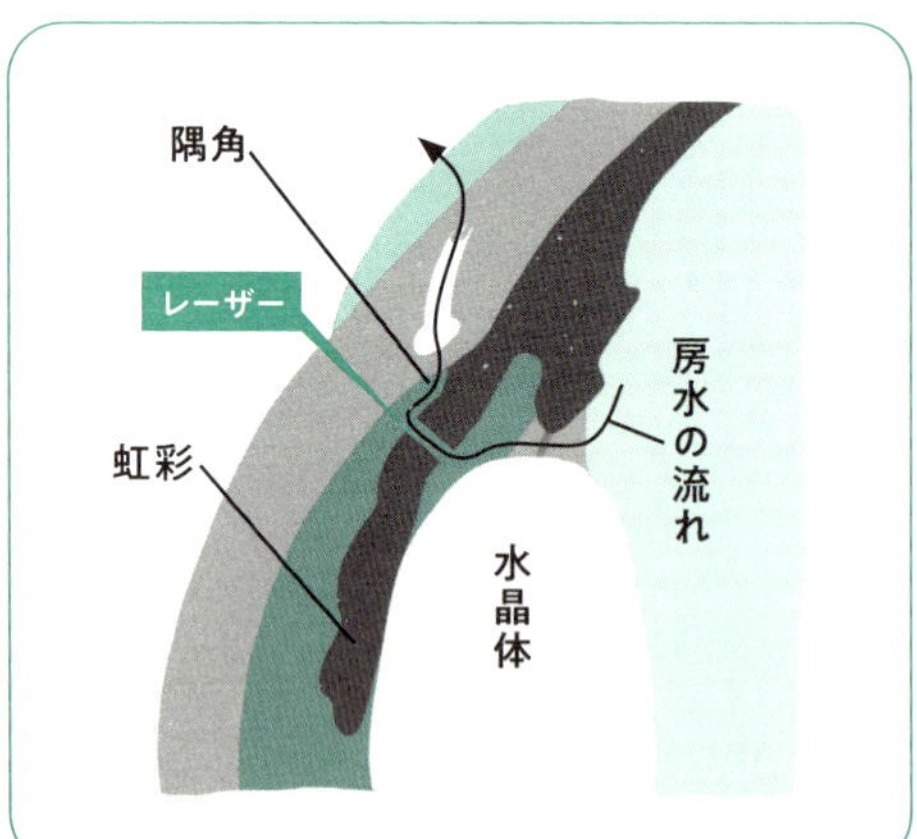

図37 LI（レーザー虹彩切開術）
虹彩にレーザーを当てて小さな穴をあける。
閉塞隅角緑内障が対象。
新しくできた通り道から房水がスムーズに流れるようになる。

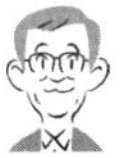

「わかった。眼圧が下がるんだな」

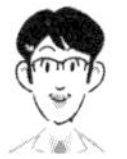

「（多分わかってないな）毛様体を焼き過ぎて困るという時にはマイクロパルスが検討されるんだ。これも毛様体光凝固術と同じように毛様体を焼く方法。あとＭＬＴっていうのはＳＬＴとほぼ同じ術式だと考えればいいよ」

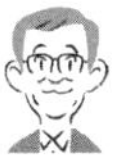

「ということは『眼の中の水の流れを良くするのか、眼の中の水をつくることを抑えるのか』っていう違いだな」

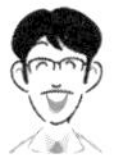

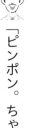

「ピンポン。ちゃんと聞いてたんだ。あとレーザー治療は目薬が合わない人や目薬を差しても緑内障が悪くなる人に使うイメージかな」

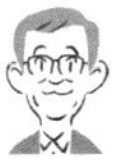

「失礼な奴だな。ちゃんと聞いてるぞ。目薬はたくさんあるんだから、レーザー治療をわざわざ選ぶ必要はないだろ」

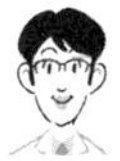

「確かに、目薬の種類はたくさんあるんだけれども、どれも合わない人って意外と多いんだよ。そういう場合は、レーザー治療をすることになるんだ。あとは妊娠中の人は胎児への目薬の副作用を抑えるためにレーザー治療をすることもあるかな」

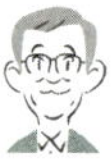

「じゃあ、レーザー治療に統一すればわかりやすいじゃんか。効果があるのなら目薬や手術なんか必要ないだろ」

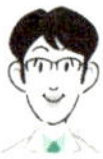

「そうとも言えないんだ。レーザー治療は確かに効果的だけれども、手術に比べれば効果は低いんだ。それに『**レーザー治療は効果が5年持つのが51%程度**[*69]』って言われているんだよね。個人差はあるけど**眼圧を下げる効果も目薬1～2本分しかない**んだ」

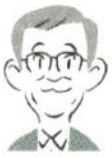

「じゃあ、効果がなくなったら何度もやればいいんじゃないか？」

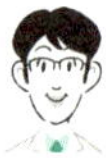

「**確かにレーザー治療は何度もやれるけれども、緑内障が進行したら手に負えないこともあるんだ**。だから、**レーザー治療を何度もするぐらいなら手術を検討したほうがいい**ってこともあるんだよ」

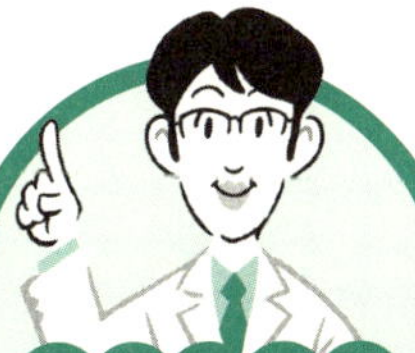

POINT

- 緑内障の手術やレーザー治療は緑内障の悪化を食い止めるために行う。
- 開放隅角緑内障のレーザー治療には線維柱帯にレーザーを当てて房水の流れを良くするタイプと毛様体を焼き切って房水の産生を抑えるタイプの術式がある。
- レーザー治療の効果が持続する期間は5年が約半数。目薬1〜2本分の眼圧下降効果がある。
- レーザー治療でも緑内障の症状が進む場合は手術を検討する。

29 緑内障手術と白内障手術の関係性とは？

緑内障手術と白内障手術はセット？

「ところで手術はどういった時にするんだ？」

「進行が早かったり、状態がすでに悪かったり、患者さんが若くて積極的な治療が必要だったりする時に手術を検討するかな」

「じゃあ、医者に言われるまでは手術のことは知らなくてもいいんだな」

「それでもいいけれども一応手術についても知っておいたほうがいいと思うよ」

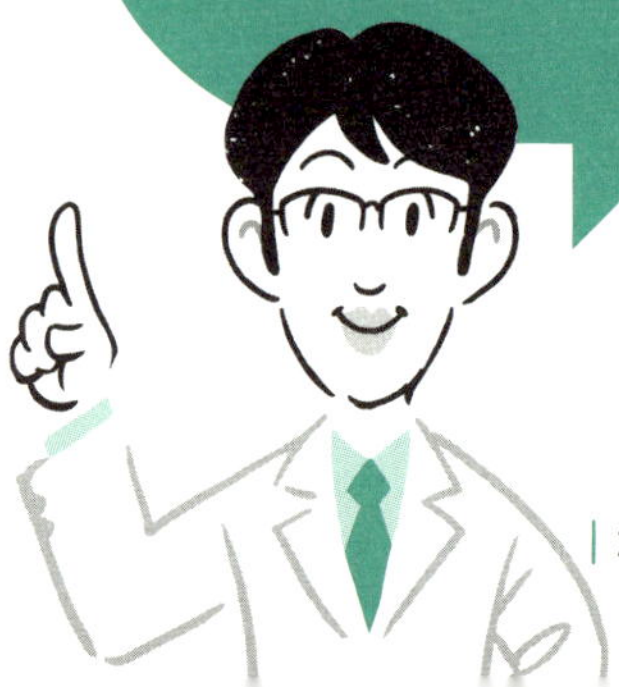

「何でだ？　症状が悪い人だけがやるものだろ？」

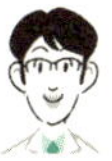
「実はそうでもないんだよ。最近の**MIGS**《ミグス》（低侵襲緑内障手術）っていう手術は緑内障がそれほど進行していない人でもやることがあるんだ」

「緑内障が悪くないのになんで手術をする必要があるんだ？」

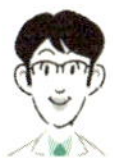
「例えば、**白内障手術をする時に追加で緑内障手術をできる**んだよ」

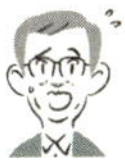
「お前ついでで手術なんてするなよ。怖いじゃないか」

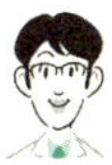
「いや、それにはきちんとした理由があるのよ。白内障って眼球の中のレンズが白くなるだけじゃなくて大きくなるんだよね。だから、眼球の中の隅角を押して狭くしてしまうんだ。そこで、白内障手術はこのレンズを取り出して薄い人工のレンズにするわけ（図38）」

「それと緑内障がどう関係があるんだ」

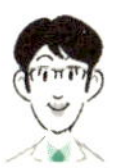
「白内障手術で薄いレンズを入れると、眼球内のスペースが広がって視神経への負荷が軽く

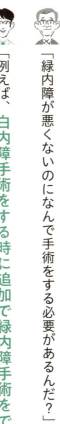

なるし、眼圧も下げることができるんだ。通常発作的に眼圧が上がる閉塞隅角緑内障の場合に白内障手術をすることがあるんだけど、開放隅角緑内障でも眼圧を下げる効果が認められているよ」

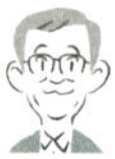

「それなら、ズバッとやっちまおうよ。オレも早くやってくれよ」

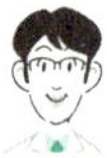

「とはいえ、手術にはリスクがあるし、目薬で視野が悪化していない人がやる必要はないよ。白内障手術が必要になった時に考えればいいかな」

白内障手術前

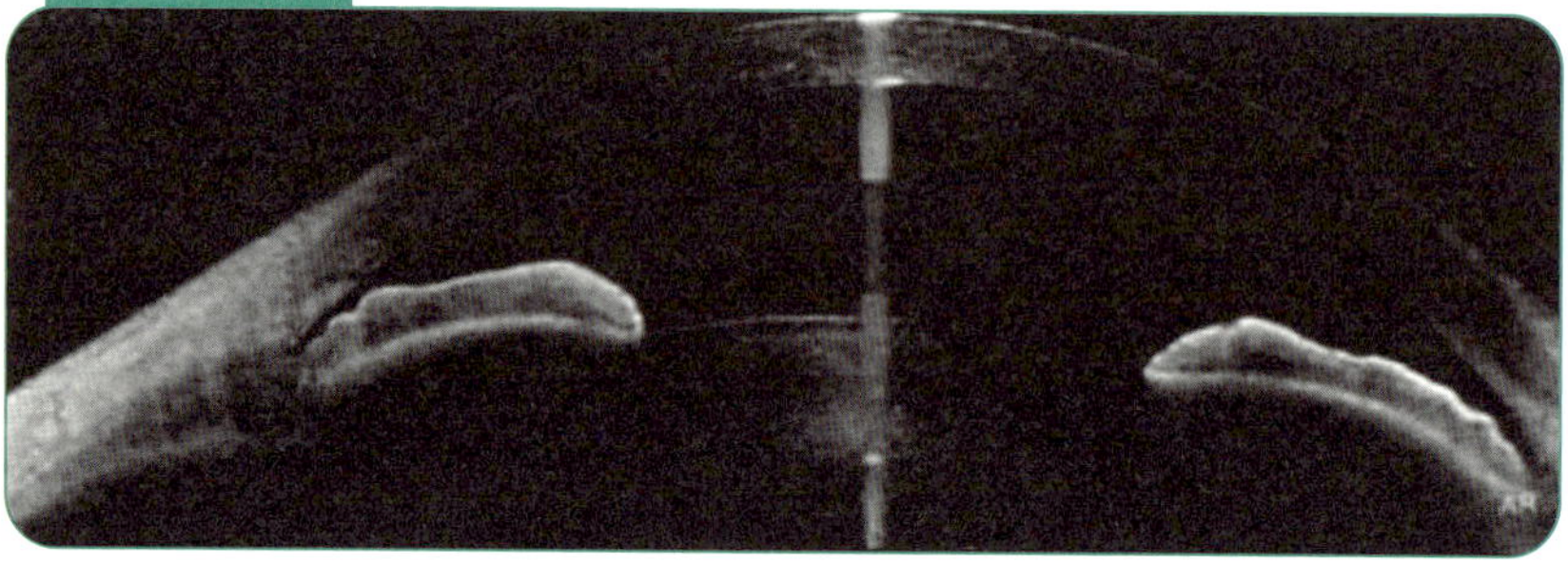

白内障手術後

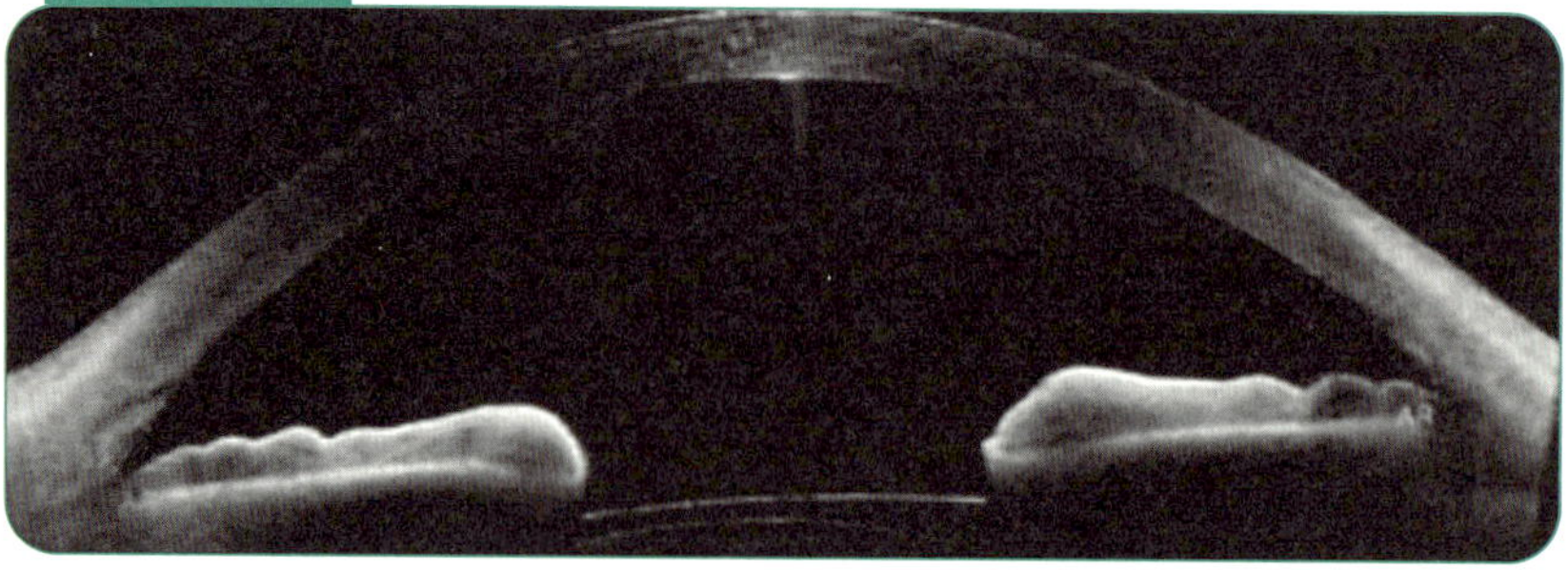

図38 白内障手術（著者提供）
人工のレンズを入れることによって、眼球内のスペースが広がる。

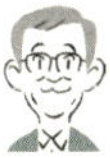

「じゃあ、オレは関係ないな」

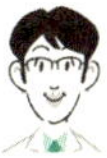

「実は『白内障は80代で99・9%がなる』[*70]と言われているんだ。もし、白内障手術を受けることになったら、MIGSを検討できるから知っておくといいよ。医者によってはそのことを教えてくれないこともあるからね」

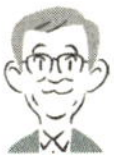

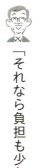

「情報は大切だな。ところで、MIGSって手術は入院が必要なのか？」

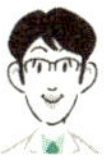

「MIGSは日帰りでやるくらい比較的手軽な手術なんだ」

「それなら負担も少なそうで安心だな」

緑内障手術の最終手段とは？

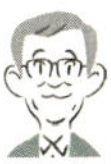

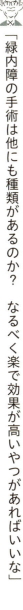

「緑内障の手術は他にも種類があるのか？　なるべく楽で効果が高いやつがあればいいな」

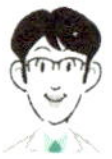

「それが手術は一長一短なんだよね。ちなみに緑内障手術は大まかに三つあるんだ（「緑内障手術一覧」参照）。一つ目は**比較的簡単でその代わり効果が低い手術。具体的には眼球の中の線維柱帯を切開するトラベクロトミー**（線維柱帯切開術、図39）やさっき説明したMIGSがあるんだ。ちなみに、MIGSの中には角膜を切って専用の器具で線維柱帯を切るトラベクトームやマイクロフック、カフークと、チタン製の小さいチューブを埋め込んで房水の流れを良くするi Stent inject W（図40）っていう術式もあるんだよね」

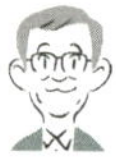

「手術にもいろいろな種類があるんだな」

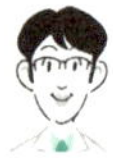

「i Stent inject W は比較的副作用が少ない手術ではあるけど、異物感や視力低下、出血や炎症、チューブが詰まるといったリスクはあるから注意が必要なんだ」

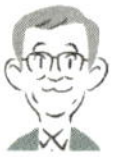

「副作用は少ないとはいえ、視力低下とか出血したらたまったもんじゃないな」

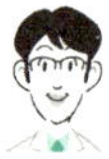

「だから、手術はリスクを承知のうえでいたし方なくやるってイメージなんだ。二つ目は**やや大がかりな手術だけどその代わり効果も比較的高い手術。バルベルト**や**アーメド**という極小チューブとプレートというタンクを眼球に埋め込むチューブシャント手術（図41）という方法や**線維柱帯を切除する方法でチューブを埋め込むエクスプレス**（図42）というものがあるんだ」

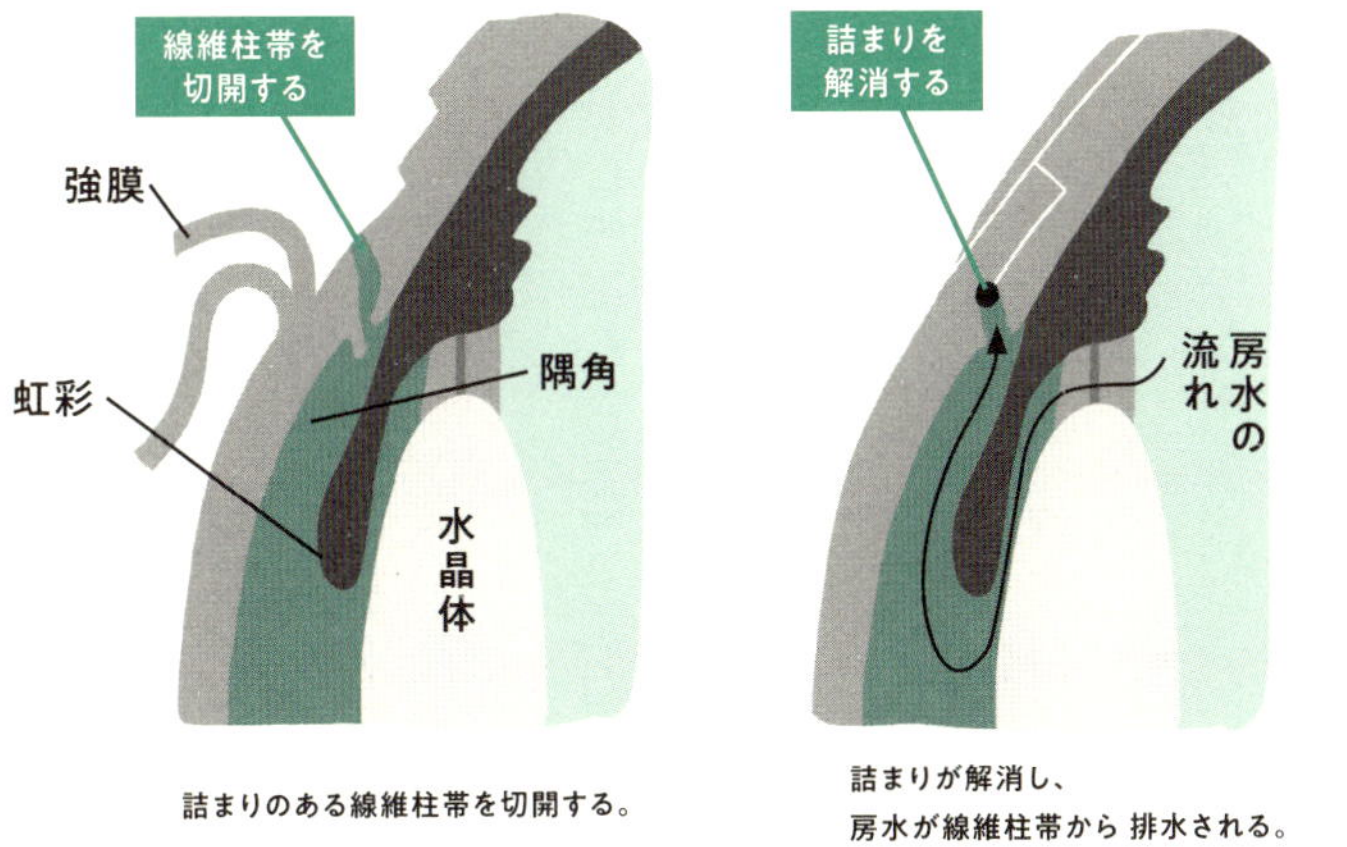

図39 トラベクロトミー（線維柱帯切開術）

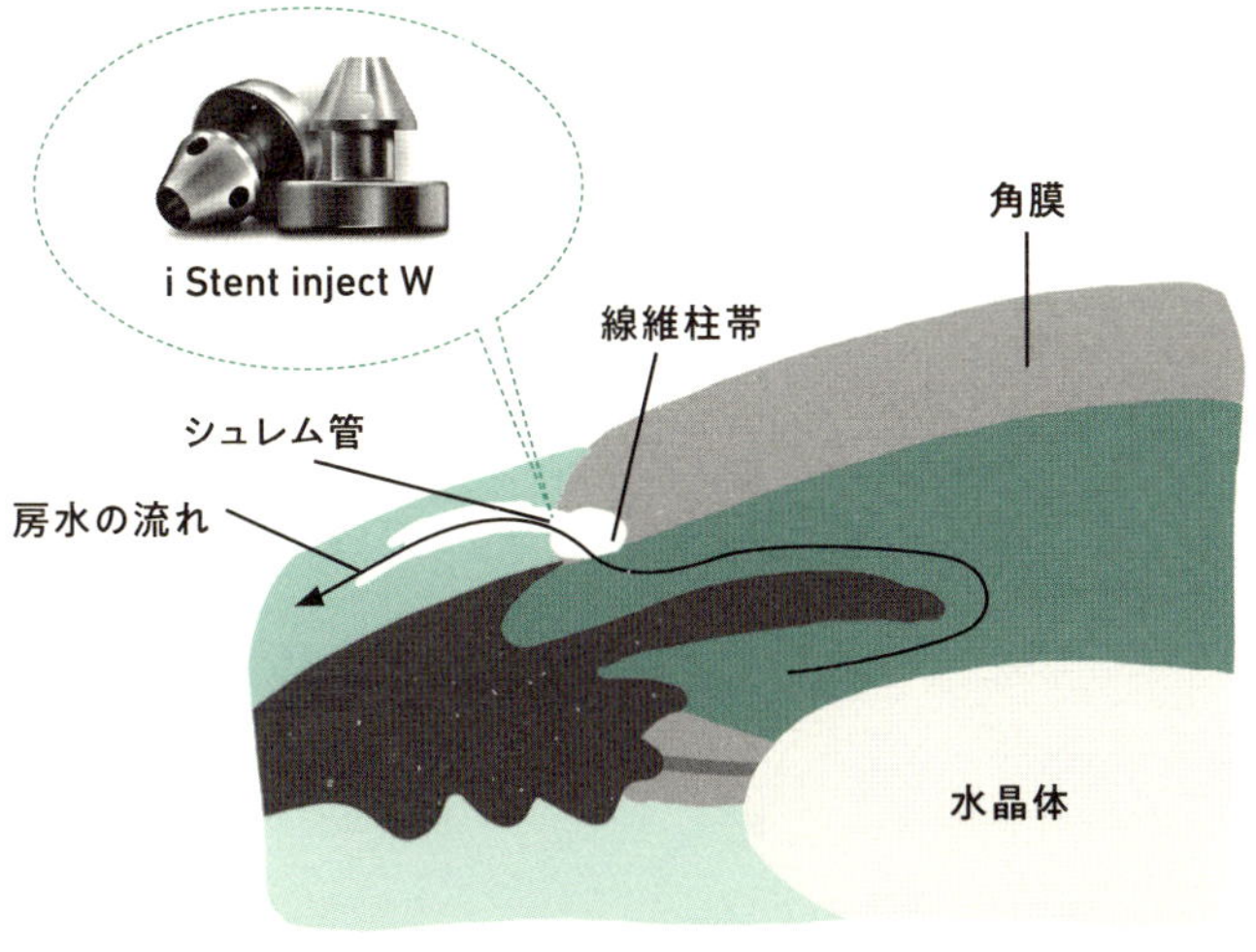

図40 i Stent inject W（グラウコス・ジャパン提供）
シュレム管にi Stent inject Wというチタン製のチューブを埋め込む。

「チューブとタンクを埋め込むなんてかっこいいな。オレもやってもらいたいな」

「ファッション性でやるもんじゃないから。そういやおじいちゃんが入院して点滴している時も『最近疲れやすいから俺にもやって』って言ってたよね」

「そんなことあったな」

「三つ目は**最終手段としてエクスプレスと同じ線維柱帯を切除する方法でトラベクレクトミー**（線維柱帯切除術、図43）という手術があるんだ。**この手術はすべての緑内障手術の基本で効果はもっとも高い**んだけど、副作用のリスクもそ

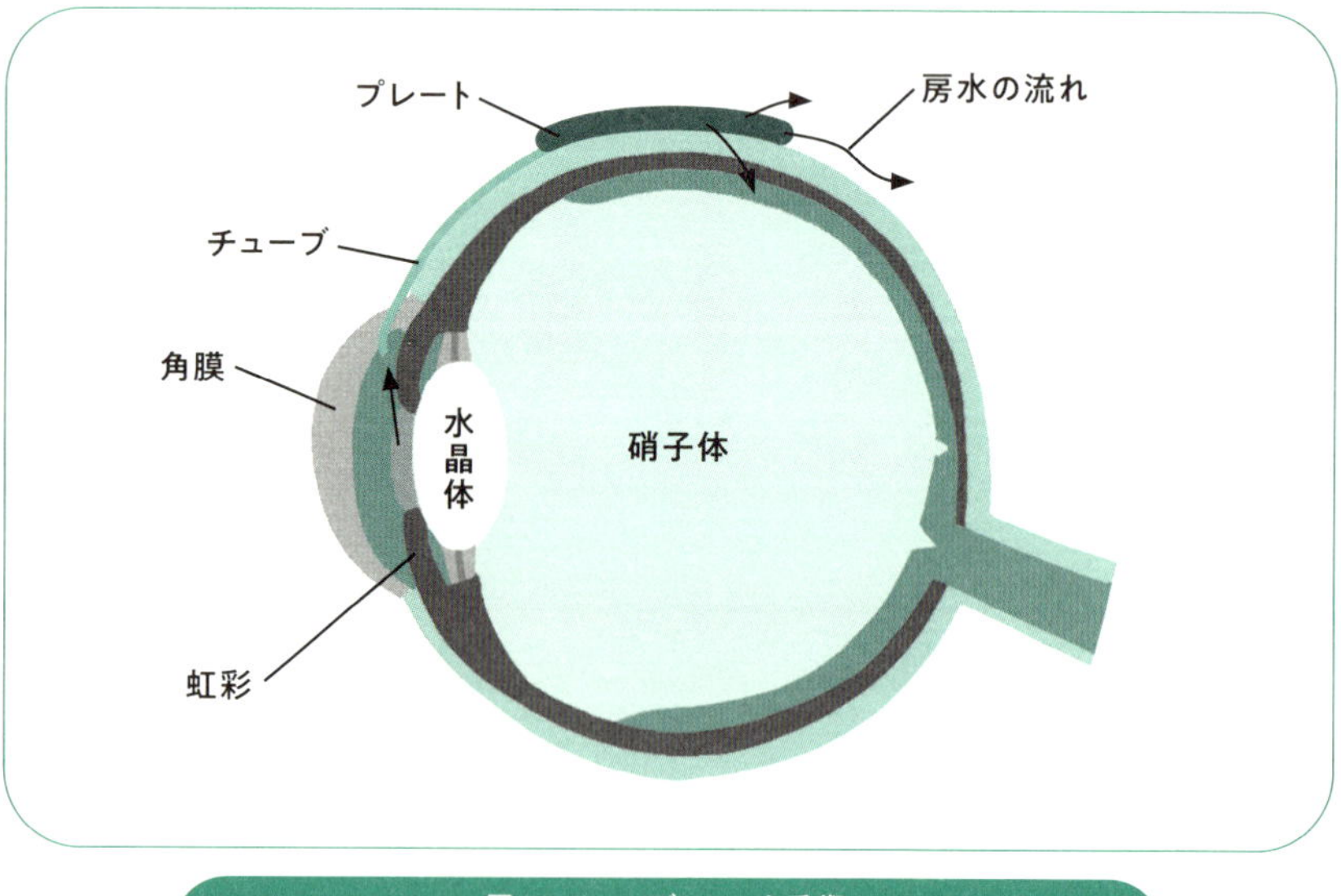

図41 チューブシャント手術
眼球の中にチューブとプレートを挿入して房水が流れるようにする。

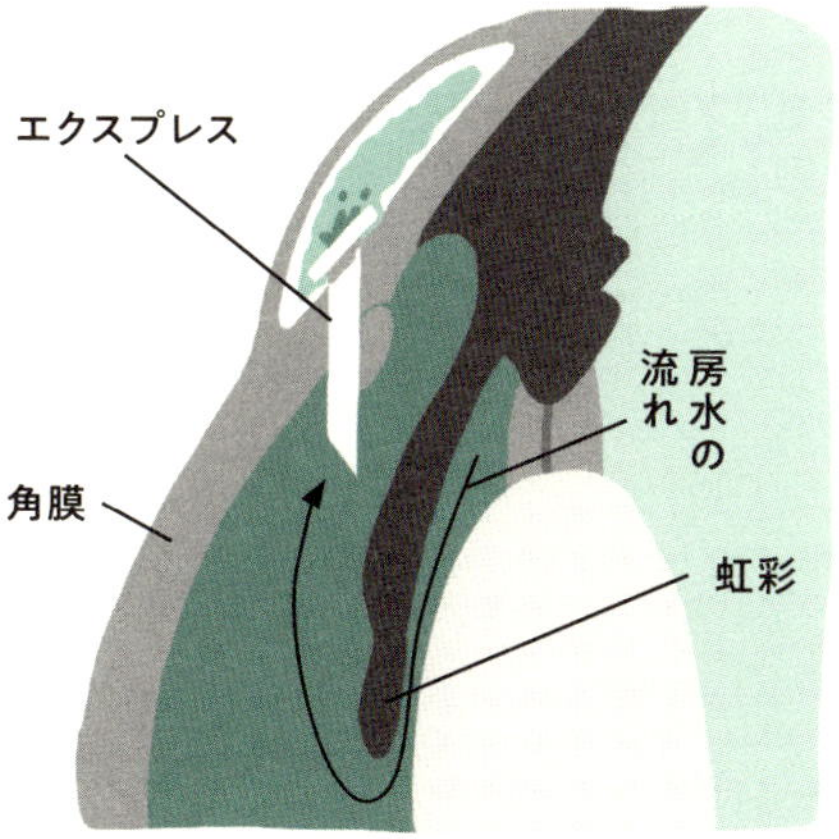

図42 エクスプレス
エクスプレスというチューブを眼球の中に入れ、房水が流れるようにする。

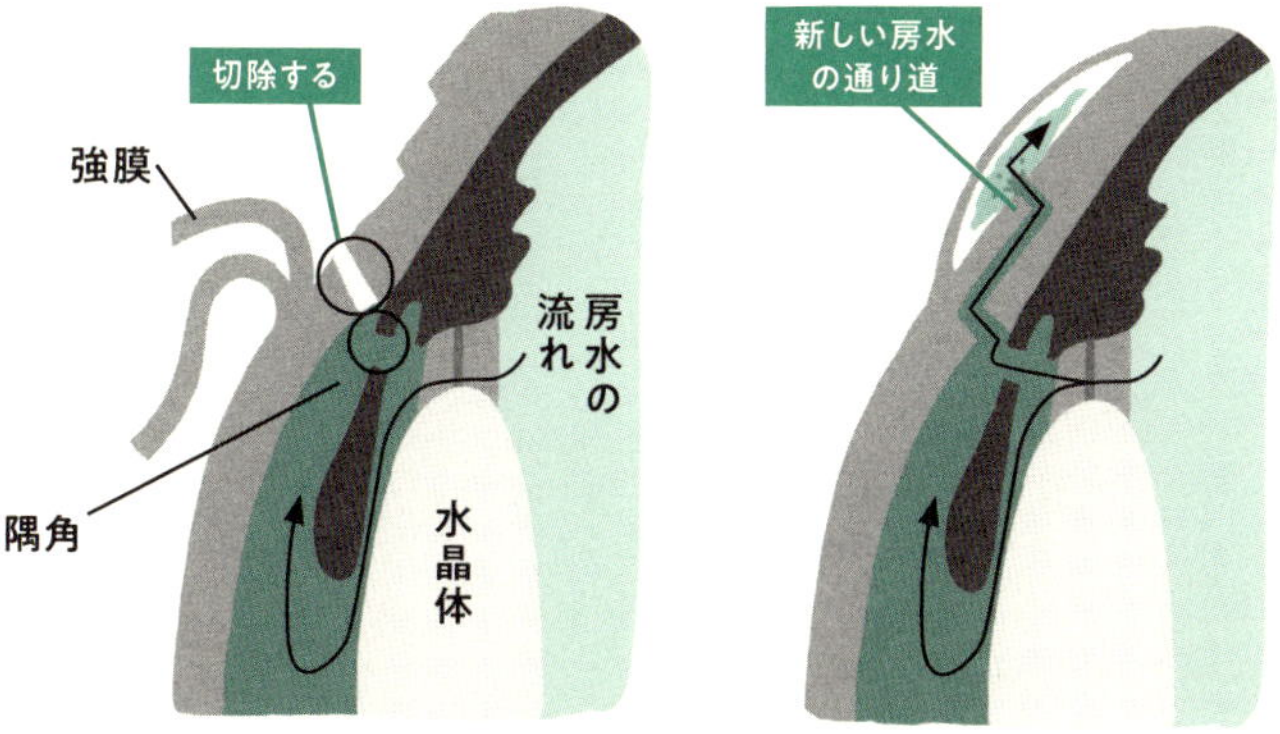

強膜と虹彩に小さな穴をあけて
房水の通り道をつくる。

新しい房水の通り道から排水される。

図43 トラベクレクトミー（線維柱帯切除術）

れなりに高いんだ。あとはコンタクトレンズが使えなくなるので注意が必要だね」

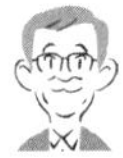

「なんか旅行会社みたいな名前だな」

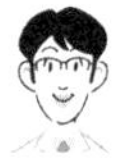

「それにトラベクレクトミーは手術をした後に見えにくくなったり、ゴロゴロしたりといった不調は出てしまうんだよね。だから、医者もできればやりたくない手術なんだ」

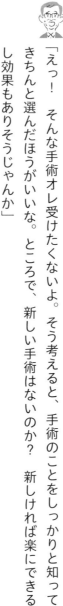

「えっ！　そんな手術オレ受けたくないよ。そう考えると、手術のことをしっかりと知ってきちんと選んだほうがいいな。ところで、新しい手術はないのか？　新しければ楽にできるし効果もありそうじゃんか」

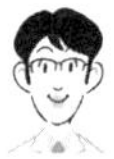

「トラベクレクトミーの仲間であるマイクロシャント、ＭＩＧＳの一種であるhydrusという手術があるよ。その他に海外でしかできないXenっていう手術もある。今まで説明した緑内障の手術がもっと手軽にできるようになったようなイメージかな」

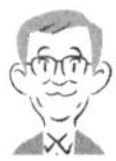

「最新手術と言ってもあんまり変わんないんだな。そう言えば、最近瞼が腫れて見えにくいんだがこれも緑内障のせいか？」

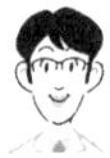

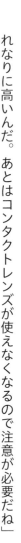

「どれどれ（目を見る）。それはあるかもね。緑内障の目薬の副作用で瞼が下がって見えづら

くなることがあるんだ。**眼瞼下垂と言うんだけど手術で瞼を上げれば見やすくなるよ**」

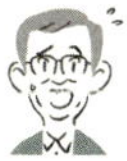
「そんなことしたら目が閉じなくならないか？　オレ寝られないのはヤダよ」

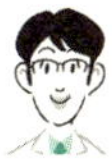
「心配しないで大丈夫。手術である程度まで上げるだけだから」

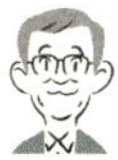
「そうか。その手術は美容外科でやるのか？　整形手術みたいなもんだろ」

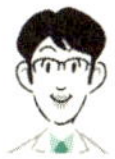
「眼科でやれるよ」

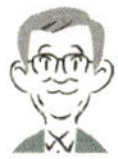
「そうなのか？　テレビのコマーシャルでは『瞼を上げるなら美容外科へ』って言っているぞ」

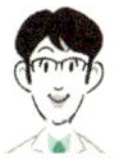
「眼科なら保険診療でできるけど、美容外科だと自費診療になってしまうんだ。瞼が下がることで見え方に影響すれば保険診療で手術してもらえるよ」

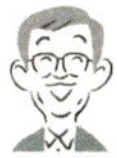
「それはいいな」

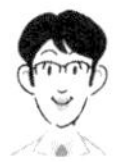
「瞼の手術は日帰りが多いかな。ただ、出血しやすいから血栓症予防の薬を飲んでいるなら要注意だね」

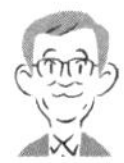
「オレは酒しか飲んでないぞ」

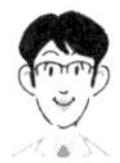
「お酒はほどほどにね。それなら安心して手術を受けられるね。どうやってみる？」

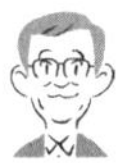
「（瞼を上げてみる）確かに見やすくなるな。うーん。あれ、これって見た目変わるのか？」

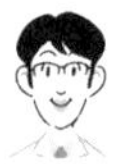
「瞼を上げるから多少は変わるよ」

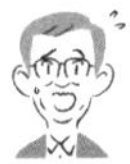
「それもイヤだな。今まで顔で売ってきたから、突然顔が変わるのもどうかと思うしな」

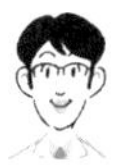
「わかったよ。眼瞼下垂の手術は緊急性がないし、無理にやるものじゃないからね」

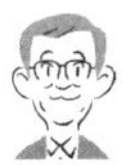
「そういやお母さんがお前の病院で手術するって言ってたぞ。あれ、明日か？」

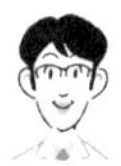
「今頃思い出したんだ」

白内障手術当日

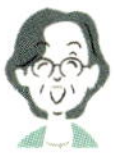

「あなたの病院ってこうなってるのね。病院なのにお昼ご飯がおいしかったわ」

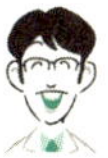

「そうそう。うちの病院はご飯がおいしいんだよ。ってことで今日の手術は予定通りやるね。白内障手術とi Stent inject Wでいいよね」

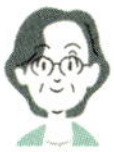

「はいはい。って看護師さんたちに挨拶しておかないとね。いつもお世話になっています」

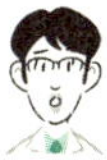

「そういうの、大丈夫だから」

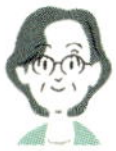

「いつもうちのバカ息子が本当にご迷惑かけて……。うちの息子足臭いでしょ?」

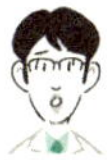

「言い過ぎだから。もう手術室行きましょうか」

手術室にて

「あー。本当に手術室なのね（図44）。Netflixのドラマのセットみたい」

「はいはい。じゃあ、椅子を倒すね。少し上に移動してもらえるかな」

「歯医者さんみたいね。ってちょっと緊張するわね」

「楽にしていていいから。じゃあ始めるね」

「あんた麻酔しなさいよ」

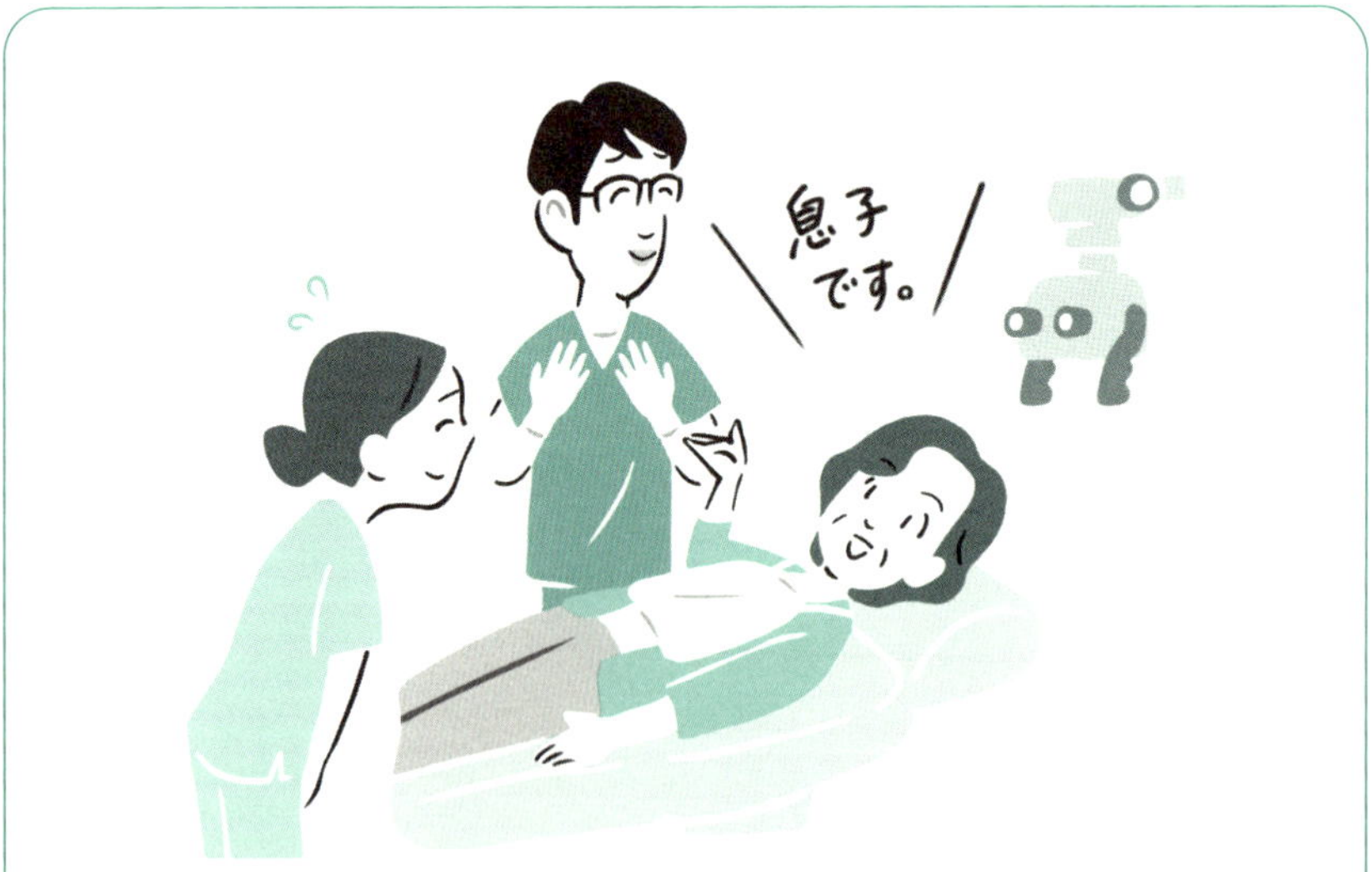

図44 手術室で平松先生を紹介する厚子さん

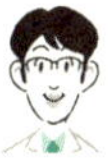
「さっき目薬したでしょ」

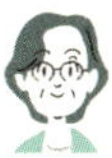
「え、あれだけなの？」

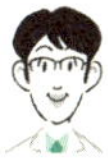
「今から追加するから」

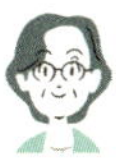
「痛いのヤダから麻酔の目薬をケチらないでよ」

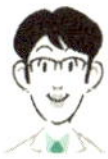
「はいはい。始めるよ」

手術後

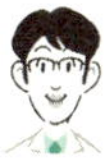
「はい。お疲れ様」

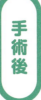

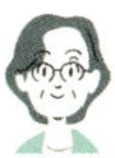
「えっ！　もう終わったの？　あなた患者が親だから手を抜いてるでしょ？」

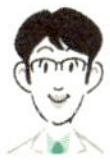
「やってる、やってる。大丈夫だから」

「まあいいわ。あ、手術室の看護師さん。いつもうちのバカ息子がお世話になっています……。うちの息子足臭いでしょ？」

「だからそれいらないから……」

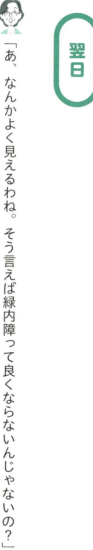

翌日

「あ、なんかよく見えるわね。そう言えば緑内障って良くならないんじゃないの？」

「いや、白内障を同時に治したからそれで見やすくなったんだよ」

「そういうことね。あ、ちょっとゴロゴロするわね。これ大丈夫なの？　やっぱり手を抜いたでしょ？」

「大丈夫。視力も上がっているし眼圧も落ち着いているから心配しないでね」

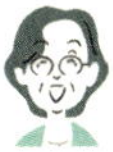

「安心したわ。あ、この方が視力検査してくれたのよ。視能訓練士さん、いつもうちのバカ息子がお世話になっております……。うちの息子足臭いでしょ？」

「もういいから」

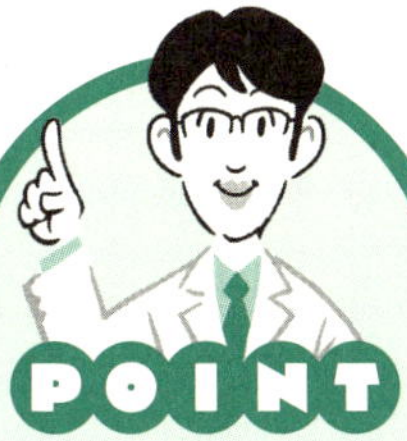

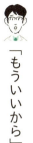

- 緑内障手術は進行が早かったり、状態がすでに悪かったり、患者が若くて積極的な治療が必要だったりする時に検討する。
- 白内障手術をする際に緑内障手術のMIGSを行うことができる。
- 緑内障手術は比較的手軽で効果が低い線維柱帯を切開するトラベクロトミーやMIGS、やや大がかりで比較的効果が高いチューブとプレートを眼球に入れるバルベルトやアーメド、線維柱帯を切除してチューブを埋め込むエクスプレス、大がかりで効果が高い線維柱帯を切除するトラベクレクトミーなどがある。
- 眼瞼下垂の手術をすると見えやすくなることがある。

30 ここまで来ている緑内障の最新治療

目薬を毎日差さなくても良い日が来る？

「お前の話を聞いてきたけど、けっきょく緑内障治せないんだろ？　お前ダメじゃん」

「ダメっていうか現在の医療では難しいことは確かだよ」

「お前を当てにできないなと思ってＷｅｂを見ていたら、緑内障をズバリ治すやつがあるみたいなんだよ。『秘密の1点眼』ってやつなんだ。これもみんなが治ると困るから医者が秘密にしてるんだろ」

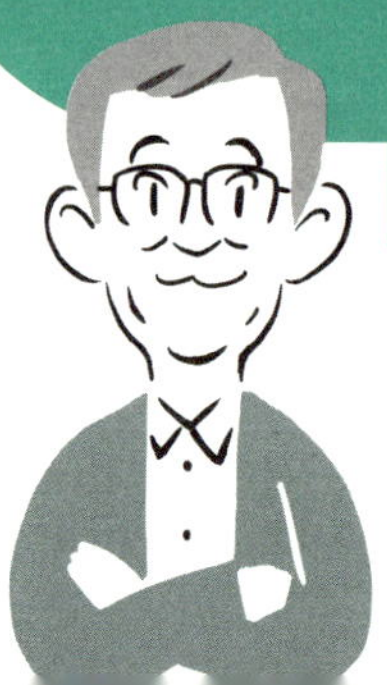

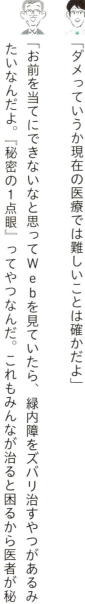

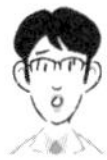
「Ｗｅｂ上にはよくそういう噂はあるけれども、本当に治る薬があっても医者は隠さないよ」

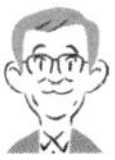
「なんでそう言い切れるんだ。さてはお前医者の味方だな？」

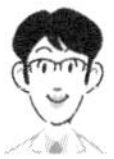
「僕も一応医者だけどね。考えてみてよ。もし、すごく良くなる治療があったら、抜け駆けしてたくさんの人に試すでしょ？」

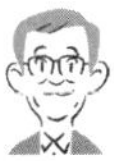
「確かにな。オレが医者なら抜け駆けするな。じゃあ代わりに何かいい治療法はないのか？最新の治療法とかあるんだろ」

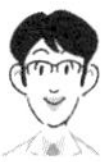
「最新治療はあるにはあるんだけどねぇ」

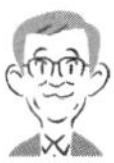
「やっぱりお前秘密にしてるんだな。いいから教えてくれよ」

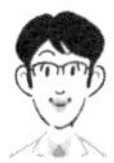
「実は最新だからと言っていいとは限らないのが医療なんだよ」

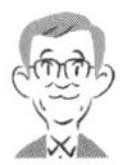
「最新だったらいいに決まってるだろ？　洗濯機なんかも新しいほうが汚れをよく落としたり、早く洗濯できたりするだろ」

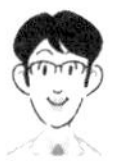
「洗濯機と違って、実は新しい治療はしばらく様子を見たら意外とダメだったっていうこともあるんだよ」

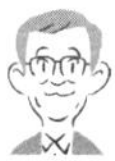
「そうなのか？　じゃあ最新治療はダメなんだな」

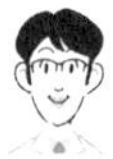
「そうとも言えないけど、リスクはそれなりにあることを知っておいたほうがいいよ」

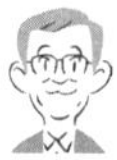
「そうなんだな。とりあえずどんな治療法があるのか教えてくれよ」

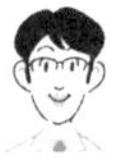
「わかったよ。まずすでに使われている最新治療から紹介しようか。徐放剤っていう治療法があるよ」

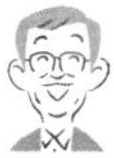
「おお！　なんか良さそうじゃんか」

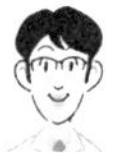
「目薬って毎日するの大変でしょ？　今日差したかなって思うことがあるでしょ」

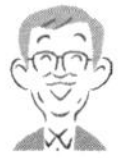
「あるある。確かに目薬を差したかわからなくなる時があるな。だから目薬がなかなか減らないんだよな」

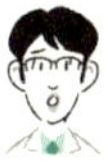

「それダメだよ。目薬はちゃんとしてよ。そこで、お父さんのような人の悩みを解消してくれるのが徐放剤なんだ。だから、**徐放剤は眼球に薬を埋め込むことで、少しずつ溶けて効く仕組み**なんだ。**毎日目薬を差す必要がなくなる**んだよね。目がかぶれやすかったり、充血したりする人にはお勧めなんだ」

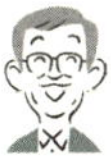

「毎日目薬をしなくていいのは楽ちんだな」

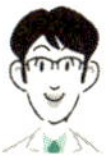

「特にお父さんにお勧めだね。徐放剤は目薬をたくさんしている人ほど、メリットがあるんだ。これを使えば、他の目薬を差す余裕も出てくるしね」

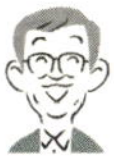

「そうすれば効果が上がりそうだな」

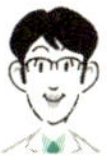

「そうなんだよ。アメリカではすでに使われているから、そのうち日本にも入ってくるかな」

視神経に栄養を与える治療法とは？

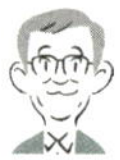

「他にズバッと治るやつはないのか？」

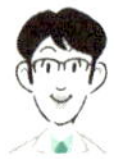

「今後期待される治療法（表8）としては再生医療・遺伝子治療・人工臓器なんかもあるね。視神経のダメージを改善する目薬も開発中だからいずれ実用化されると思うよ。あとはＢＤＮＦを使った治療法かな」

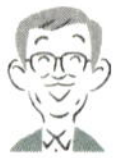

「英語か？　暗号みたいで秘密の治療っぽいな」

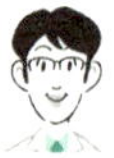

「ＢＤＮＦはBrain-derived neurotrophic factorの略称で『脳由来神経栄養因子』と言うんだ。これは神経の外部から栄養を与えてくれるタンパク質のことを言うんだ」

表8 未来の緑内障治療の例

徐放剤
再生医療（iPS 細胞、ES 細胞、MSC 細胞）
遺伝子治療
人工臓器
視神経のダメージを改善する目薬
BDNF（脳由来神経栄養因子）
AI に代表される診断系の技術の向上

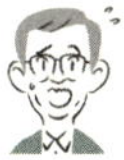

「何か難しいな。どういう治療法なんだ」

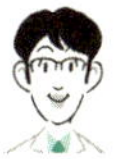

「これまで緑内障は眼圧を下げる治療しかできなかったんだけど、これは**視神経に栄養を与えることで緑内障の進行を抑える**という治療法なんだ。研究でも『正常眼圧の緑内障の人はＢＤＮＦが少ない[*71]』ことがわかっているんだよ。実は『視神経のダメージの原因は眼圧以外にＢＤＮＦの欠乏があるのでは？[*71]』と言われているぐらいなんだ」

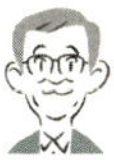

「それでズバッと治したいな」

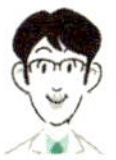

「**ＢＤＮＦは他の病気の治験が進められているから、そのうち実用化される可能性が高い**と思うよ」

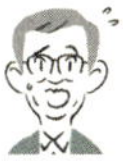

「まだ時間がかかるのか……。いつ頃使えるようになるんだ？」

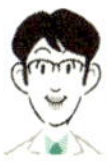

「それはわからないな」

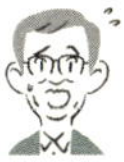

「やっぱお前使えないな。どういう流れで使えるようになるのか教えろよ。そんなにオレは待てないぞ」

「そんなこと言われても……。まずは、実験で使える薬なのかどうかを検討したり、マウスで動物実験をしたりするんだ。その後でそれを人体にも使うんだよ。最初はフェーズ1といって健康な人に使ってみて副作用があるかないかを見てから、フェーズ2で実際の患者さんに使って用法・用量を確定するイメージかな」

「それで使えるようになるのか？」

「その後、フェーズ3でより多くの患者さんに使ってみて、フェーズ4まで来たら、実際にほぼ使えるかな」

「時間がかかるんだな。じゃあＢＤＮＦは今どの段階なんだ？」

「まだすぐ使えるという感じじゃないね」

「微妙だな。あとは山中教授のすごい治療はどうなんだ？」

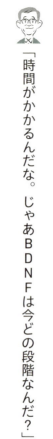

「**ｉＰＳ細胞**ね。ｉＰＳ細胞は体の中から細胞をとってつくるんだけど、人間のどんな部位にもなれる受精卵のような性質を持っているんだ。それを使って目の細胞をつくろうとしているんだよね。薬の開発で言うと、ｉＰＳ細胞を使えば目の病気を抱えている人の細胞

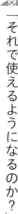

を増やして、薬の効き目を研究することもできるんだ」

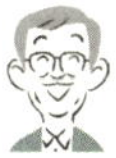

「だったらそれに取り換えればいいじゃん。良かった。これでズバッと治るな」

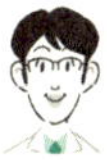

「そう単純ではないんだよ。現状は網膜色素変性症の治療で使われていてｉＰＳ細胞でつくった網膜をシート状にして埋め込んで視力が改善したという段階なんだ。緑内障は視神経で複雑な構造だからもう少し先になると思うよ」

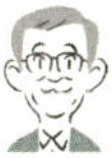

「そうか。視神経はどういう構造になっているんだ？」

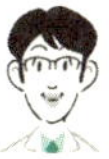

「視神経は立体構造になっているから移植が難しいんだよね。ちなみに再生医療には**ＥＳ細胞**や**ＭＳＣ細胞**なんかもあるからそちらにも期待できるかな」

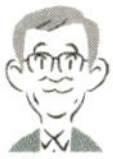

「どんな治療法なんだ」

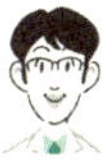

「ＥＳ細胞（胚性幹細胞）は他人の受精卵を使った細胞で、ＭＳＣ細胞（間葉系幹細胞）は成人の身体の心臓・血管・神経などをつくることができる細胞なんだ。特に『ＭＳＣ細胞は動物実験で緑内障に近い視神経症という病気に対して視神経が再生する』[*72]こともわかっているんだ。さらには『ＭＳＣ細胞を使えば人間の視力が回復するかもしれない』とも言わ

れているよ。だけど、移植率がまだまだ低いのが課題かな」

「他にも期待できるものはあるのか？」

「**遺伝子治療**も期待ができるかな」

「トウモロコシみたいに遺伝子を組み換えるのか？　なんかヤバそうだな」

「遺伝子治療と言うと遺伝子全体を組み換えることを想像するかもしれないけど、現実的には一部の細胞の遺伝子を組み換えて視神経を保護する物質をつくれるようにしたり、神経細胞以外の細胞を神経細胞のように活性化させたりする程度なんだよね。実際にアメリカでは**網膜色素変性症の遺伝子治療薬が販売されている**から安全性は担保されているよ。あと期待できるのは人工網膜かな」

「網膜だと緑内障には関係ないんじゃないか？」

「確かに緑内障は網膜の病気じゃないんだけど、この場合の人工網膜は脳に直接投影する方法だから視神経に問題があっても効果があるんだ。**人工網膜の研究では『失明に近い人の視力が回復した』**[*73]という報告もあるんだ」

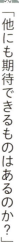

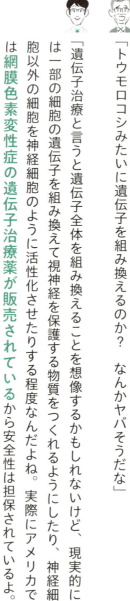

「サイボーグみたいでカッコいいな。オレもやってもらおうかな」

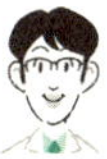

「決してＳＦのような話じゃなくてもう現実に発売しているのもあるんだよ。とはいっても日本では一般的には行われていないけれども」

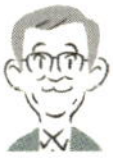

「じゃあ、それがあれば緑内障が進んでも見えるようになるんだな」

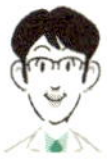

「**今の段階だとものがあるかないかを判別できる程度だけど、研究が進めばもっと見やすくなる**んじゃないかと思うよ。未来の治療に期待したいね。あとはＡＩの研究も盛んだね」

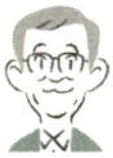

「ＡＩってなんだ？」

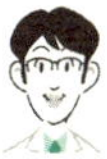

「人工知能と言われるもので、人間の代わりにコンピューターが判断してくれる仕組みかな」

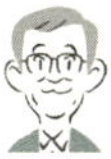

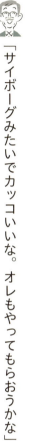

「何でコンピューターが判断してくれると緑内障が良くなるんだ」

「これまでは医者が『お父さんにはこの目薬がいい』って決めてきたわけだけど、それって怪しいところもあるでしょ。医者のスキルや経験によるところも大きいし」

「効かない薬を出しているってことか？　特にお前に言われたら怪しいな」

「はいはい。でもＡＩをクリニックに導入すれば、たくさんの人のデータを集めた**ビッグデータをＡＩが分析することによってお勧めの目薬がわかるようになる**んだ。すると、どんな医者でもきちんとした治療提案ができるようになるから患者さんにとってはとてもメリットが大きいんだ」

「YouTubeチャンネルのお勧め動画みたいな感じか。最近お前のYouTubeが出るようになっちゃったんだけどどうやれば消えるんだ」

「いやいや消さないでよ。緑内障のお役立ち情報を発信しているから僕のYouTubeもたまには見てよ」

「じゃあ、たまには見てみるか。あ、ちょっと待てよ。ＡＩが進歩したら医者いらないだろ。お前仕事なくならないのか」

「確かにそういったことになりかねない部分もあるけど、今まで医者一人が担ってきた負担が減ってその分患者さんと向き合う時間が増えるからプラスの側面もあるんだ。治療も大幅に効率化できるから医者と患者さんの両方にメリットがあると思うな」

「お前、楽観的だな。AIが進歩したらどうなるかわからんぞ。でも大丈夫。仕事がなくなったらオレとYouTubeやろうよ。オレとお母さんとお前とで動画配信したら金の盾間違いなしだな（図45）」

「そういうのいらないから」

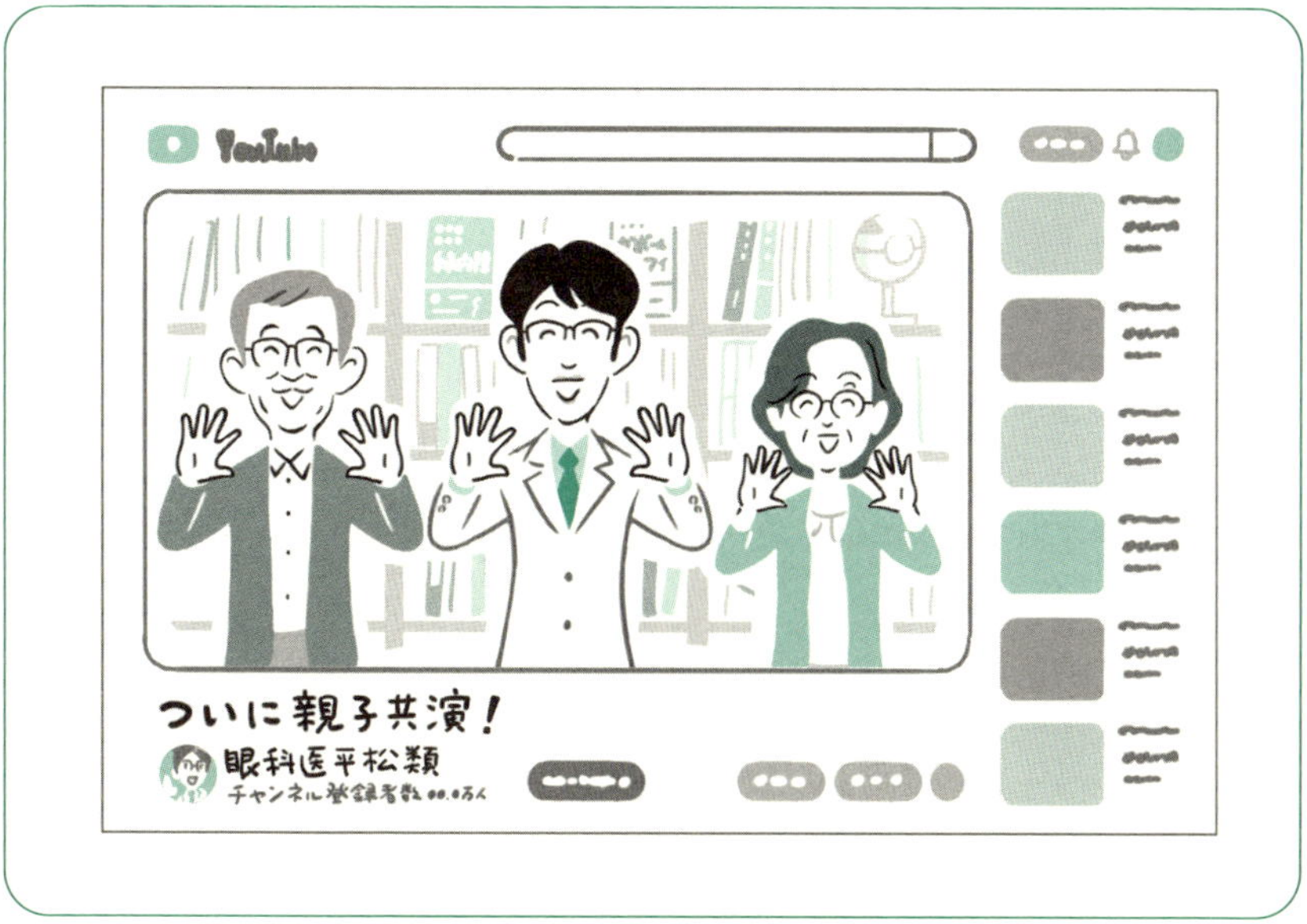

図45 YouTubeチャンネルで話す平松親子

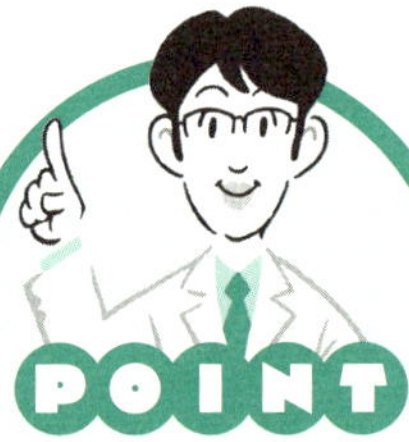

- 眼球に薬を埋め込むことで、少しずつ溶けて効く徐放剤が開発されており、近い将来目薬を毎日差さなくても良い日が来る可能性がある。
- 視神経に栄養を与えることで緑内障の進行を抑えるBDNFを用いた治療法が開発段階にある。
- 再生医療にはiPS細胞をはじめ、ES細胞、MSC細胞などがあり、緑内障にもいずれ応用される可能性がある。
- 遺伝子治療はすでに網膜色素変性症の遺伝子治療薬が開発されている。
- 人工網膜は失明に近い人の視力が回復したという報告があり、研究が進めばもっと見やすくなるのではないかと期待されている。
- ビッグデータをAIが分析することによってお勧めの目薬がわかるようになる。

あとがき

ここまでお読み頂きありがとうございます。本来ならば主治医があなたに寄り添ってすべての悩みごとや疑問に答えたほうが正確な情報を伝えることができるはずです。なぜなら、緑内障の治療は患者さんの状態に応じてどうしても個別具体的な対応や判断が出てきてしまうからです。

しかし、多忙を極める病院やクリニックでは、そこまでできる医者は本当に限られています。だからこそ本書では緑内障を患っている両親との会話を再現することで、みなさんが日頃感じている治療の疑問にお答えし、病院やクリニックでは教えることのない本当のところをお伝えすることにしました。

父と母の会話は実際にあったエピソードも交えていますが、話の流れ上フィクションの部分もあります。実際の二人はもうちょっとちゃんとしているかもしれません。ということで実際よりは少しコミカルな二人ではありますが、本の内容を見て「みなさんの役に立つなら出しなさい」と快諾してくれました。改めて父と母には感謝したいと思います。

そしてこの本を読んでくれたあなたにも感謝です。確かに本書の内容は役立つし、読みやすい本になっているという自負はあります。しかし、実際にあなたが手に取ってくれなければそれは意味がないことです。この本の内容をすべて理解するのは難しくてもある日「そういう話があったな」と思い出して見返して頂けたら嬉しいです。

本書は病院やクリニックが教えない情報を厳選して紹介していますが、「家族に緑内障のことを知ってもらいたい」と思っている方にも役立つ内容になっています。また、親が緑内障だけれど、きちんと病気のことを理解していないから不安だという方にもお勧めできる内容に仕上げられたと思います。

この本がベースにあればより良い治療ができるし、あなたの緑内障は必ず良い方向に向かうと私は信じています。

参考文献

＊1 McMonnies CW. Glaucoma history and risk factors. J Optom 2017; 10: 71-78.

＊2 Sawada A, et al. Progression to Legal Blindness in Patients With Normal Tension Glaucoma: Hospital-Based Study. Invest Ophthalmol Vis Sci 2015; 56: 3635-3641.

＊3 Iwase A, et al.; Tajimi Study Group, Japan Glaucoma Society. The prevalence of primary open-angle glaucoma in Japanese: the Tajimi Study. Ophthalmology 2004; 111: 1641-1648.

＊4 Morizane Y, et al. Incidence and causes of visual impairment in Japan: the first nation-wide complete enumeration survey of newly certified visually impaired individuals. Jpn J Ophthalmol 2019; 63: 26-33.

＊5 植田俊彦，他．緑内障における患者教育が眼圧下降とその持続に及ぼす効果．あたらしい眼科 2011; 28:1491-1494.

＊6 Kashiwagi K, et al. Persistence with topical glaucoma therapy among newly diagnosed Japanese patients. Jpn J Ophthalmol 2014; 58: 68-74.

＊7 Ohn K, et al. Presence and severity of migraine is associated with development of primary open angle glaucoma: A population-based longitudinal cohort study. PLoS One 2023; 18: e0283495.

＊8 Ahn MW, et al. Relationship between intraocular pressure and parameters of obesity in ocular hypertension. Int J Ophthalmol 2020; 13: 794-800.

＊9 Lee JY, et al. Relationships between Obesity, Nutrient Supply and Primary Open Angle Glaucoma in Koreans. Nutrients 2020; 12: 878.

＊10 Lin HC, et al. Association of Geroprotective Effects of Metformin and Risk of Open-Angle Glaucoma in Persons With Diabetes Mellitus. JAMA Ophthalmol 2015; 133: 915-923.

＊11 Zhou S, et al. Racial and Ethnic Differences in the Roles of Myopia and Ocular Biometrics as Risk Factors for Primary Open-Angle Glaucoma. Invest Ophthalmol Vis Sci 2023; 64: 4.

＊12 Zhang S, et al. Axial Elongation Trajectories in Chinese Children and Adults With High Myopia. JAMA Ophthalmol 2024; 142: 87-94.

＊13 Biswas S, et al. The influence of the environment and lifestyle on myopia. J Physiol Anthropol 2024; 43: 7.

＊14 Anderson DR. Collaborative normal tension glaucoma study. Curr Opin Ophthalmol 2003; 14: 86-90.

＊15 Hasegawa Y, et al. Yogurt Supplementation Attenuates Insulin Resistance in Obese Mice by Reducing Metabolic Endotoxemia and Inflammation. J Nutr 2023; 153: 703-712.

＊16 Zhao D, et al. Diabetes, glucose metabolism, and glaucoma: the 2005-2008 National Health and Nutrition Examination Survey. PLoS One 2014; 9: e112460.

＊17 Choi JA, et al. Fasting plasma glucose level and the risk of open angle glaucoma: Nationwide population-based cohort study in Korea. PLoS One 2020; 15: e0239529.

＊18 Vergroesen JE, et al. MIND diet lowers risk of open-angle glaucoma: the Rotterdam Study. Eur J Nutr 2023; 62: 477-487.

＊19 Li J, et al. The MIND diet, brain transcriptomic alterations, and dementia. Alzheimers Dement 2024 Aug 11. doi: 10.1002/alz.14062.

＊20 Nagata C, et al. Dietary soy and natto intake and cardiovascular disease mortality in Japanese adults: the Takayama study. Am J Clin Nutr 2017; 105: 426-431.

＊21 Jackson RL, et al. Emerging evidence of the health benefits of S-equol, an estrogen receptor β agonist. Nutr Rev 2011; 69: 432-448.

＊22 Adıgüzel E, et al. A marine-derived antioxidant astaxanthin as a potential neuroprotective and neurotherapeutic agent: A review of its efficacy on neurodegenerative conditions. Eur J Pharmacol 2024; 977: 176706.

＊23 Kuwata H, et al. Meal sequence and glucose excursion, gastric emptying and incretin secretion in type 2 diabetes: a randomised, controlled crossover, exploratory trial. Diabetologia 2016; 59: 453-461.

＊24 Kinouchi R, et al. A low meat diet increases the risk of open-angle glaucoma in women-The results of population-based, cross-sectional study in Japan. PLoS One 2018; 13: e0204955.

＊25 Braakhuis A, et al. The Association between Dietary Intake of Antioxidants and Ocular Disease. Diseases 2017; 5: 3.

＊26 Enogieru AB, et al. Rutin as a Potent Antioxidant: Implications for Neurodegenerative Disorders. Oxid Med Cell Longev 2018; 2018: 6241017.

＊27 Gong W, et al. Chlorogenic acid relieved oxidative stress injury in retinal ganglion cells through IncRNA-TUG1/Nrf2. Cell Cycle 2019; 18: 1549-1559.

＊28 Madeira MH, et al. Caffeine administration prevents retinal neuroinflammation and loss of retinal ganglion cells in an animal model of glaucoma. Sci Rep 2016; 6: 27532.

＊29 Pasquale LR, et al. The Relationship between caffeine and coffee consumption and exfoliation glaucoma or glaucoma suspect: a prospective study in two cohorts. Invest Ophthalmol Vis Sci 2012; 53: 6427-6433.

＊30 Chieng D, et al. The impact of coffee subtypes on incident cardiovascular disease, arrhythmias, and mortality: long-term outcomes from the UK Biobank. Eur J Prev Cardiol 2022; 29: 2240-2249.

＊31 Wu CM, et al. Frequency of a diagnosis of glaucoma in individuals who consume coffee, tea and/or soft drinks. Br J Ophthalmol 2018; 102: 1127-1133.

＊32 Yoshida M, et al. Association of life-style with intraocular pressure in middle-aged and older Japanese residents. Jpn J Ophthalmol 2003; 47: 191-198.

＊33 Han YS, et al. Alcohol consumption is associated with glaucoma severity regardless of ALDH2 polymorphism. Sci Rep 2020; 10: 17422.

＊34 Razeghinejad MR, et al. The Water-Drinking Test Revisited: An Analysis of Test Results in Subjects with Glaucoma. Semin Ophthalmol 2018; 33: 517-524.

* 35 Nakanishi-Ueda T, et al. Inhibitory Effect of Lutein and Pycnogenol on Lipid Peroxidation in Porcine Retinal Homogenate. J Clin Biochem Nutr 2006; 38: 204-210.
* 36 Manabe K, et al. Effects of French maritime pine bark/bilberry fruit extracts on intraocular pressure for primary open-angle glaucoma. J Clin Biochem Nutr 2021; 68: 67-72.
* 37 Steigerwalt RD, et al. Effects of Mirtogenol® on ocular blood flow and intraocular hypertension in asymptomatic subjects. Mol Vis 2008; 14: 1288-1292.
* 38 Gizzi C, et al. Mirtogenol® supplementation in association with dorzolamide-timolol or latanoprost improves the retinal microcirculation in asymptomatic patients with increased ocular pressure. Eur Rev Med Pharmacol Sci 2017; 21: 4720-4725.
* 39 Ohguro H, et al. Effects of black currant anthocyanins on intraocular pressure in healthy volunteers and patients with glaucoma. J Ocul Pharmacol Ther 2013; 29: 61-67.
* 40 Ohguro H, et al. Two-year randomized, placebo-controlled study of black currant anthocyanins on visual field in glaucoma. Ophthalmologica 2012; 228: 26-35.
* 41 Lem DW, et al. Carotenoids in the Management of Glaucoma: A Systematic Review of the Evidence. Nutrients 2021; 13: 1949.
* 42 Zhao W, et al. Sensitized heat shock protein 27 induces retinal ganglion cells apoptosis in rat glaucoma model. Int J Ophthalmol 2020; 13: 525-534.
* 43 Lee JA, et al. Associations of sleep duration with open angle glaucoma in the Korea national health and nutrition examination survey. Medicine (Baltimore) 2016; 95: e5704.
* 44 Qiu M, et al. Association Between Sleep Parameters and Glaucoma in the United States Population: National Health and Nutrition Examination Survey. J Glaucoma 2019; 28: 97-104.
* 45 Roehrs T, et al. Sleep, sleepiness, sleep disorders and alcohol use and abuse. Sleep Med Rev 2001; 5: 287-297.
* 46 Han X, et al. Associations of sleep apnoea with glaucoma and age-related macular degeneration: an analysis in the United Kingdom Biobank and the Canadian Longitudinal Study on Aging. BMC Med 2021; 19: 104.
* 47 Buys YM, et al. Effect of sleeping in a head-up position on intraocular pressure in patients with glaucoma. Ophthalmology 2010; 117: 1348-1351.
* 48 McMonnies CW. The significance of intraocular pressure elevation during sleep-related postures. Clin Exp Optom 2014; 97: 221-224.
* 49 Qureshi IA. The effects of mild, moderate, and severe exercise on intraocular pressure in glaucoma patients. Jpn J Physiol 1995; 45: 561-569.
* 50 Ferreira NS, et al. Psychological Stress and Intraocular Pressure in Glaucoma. A Randomized Controlled Trial. Ophthalmol Glaucoma 2024; 2024 Jul 15. doi: 10.1016/j.ogla.2024.07.004.
* 51 Shi H, et al. Effects of Laughter Therapy on Improving Negative Emotions Associated with Cancer: A Systematic Review and Meta-Analysis. Oncology 2024; 102: 343-353.
* 52 Dada T, et al. Effect of Mindfulness Meditation on Intraoc

ular Pressure and Trabecular Meshwork Gene Expression: A Randomized Controlled Trial. Am J Ophthalmol 2021; 223: 308-321.

＊53 Durrie D, et al. Computer-based primary visual cortex training for treatment of low myopia and early presbyopia. Trans Am Ophthalmol Soc 2007; 105: 132-140.

＊54 Fausto BA, et al. A systematic review and meta-analysis of older driver interventions. Accid Anal Prev 2021; 149: 105852.

＊55 日本眼科学会，日本眼科医会，日本近視学会，日本弱視斜視学会，日本小児眼科学会，日本視能訓練士協会．小児のブルーライトカット眼鏡装用に対する慎重意見．令和３年４月14日．https://www.gankaikai.or.jp/info/20210414_bluelight.pdf

＊56 Sato M, et al. Sector-specific Association of Intraocular Pressure Dynamics in Dark-room Prone Testing and Visual Field Defect Progression in Glaucoma. Ophthalmol Glaucoma 2024; 7: 372-379.

＊57 Sedgewick JH, et al. Effects of different sleeping positions on intraocular pressure in secondary open-angle glaucoma and glaucoma suspect patients. Clin Ophthalmol 2018; 12: 1347-1357.

＊58 Benedetto S, et al. E-readers and visual fatigue. PLoS One 2013; 8: e83676.

＊59 Lee EJ, et al. Effect of Smartphone Use on Intraocular Pressure. Sci Rep 2019; 9: 18802.

＊60 Dai J, et al. Investigating the Impact of Sun/UV Protection and Ease of Skin Tanning on the Risk of Pseudoexfoliation Glaucoma: A Mendelian Randomization Study. Invest Ophthalmol Vis Sci 2023; 64: 4.

＊61 Ambrosini G, et al. Exploring the relationship between accommodation and intraocular pressure: a systematic literature review and meta-analysis. Graefes Arch Clin Exp Ophthalmol 2024 Jul 22. doi: 10.1007/s00417-024-06565-z.

＊62 Sun L, et al. Dual effect of the Valsalva maneuver on autonomic nervous system activity, intraocular pressure, Schlemm's canal, and iridocorneal angle morphology. BMC Ophthalmol 2020; 20: 5.

＊63 Aderounmu AB, et al. Twenty-Four-Hour Intraocular Pressure Pattern In Glaucoma Suspects in an African Population. J Glaucoma 2023; 32: 1058-1063.

＊64 Anderson DR, et al.; Collaborative Normal-Tension Glaucoma Study Group. Natural history of normal-tension glaucoma. Ophthalmology 2001; 108: 247-253.

＊65 日本緑内障学会緑内障診療ガイドライン改訂委員会．緑内障診療ガイドライン（第５版）．日本眼科学会雑誌 2022; 126: 85-177.

＊66 Melchior B, et al. What is the Optimal Frequency of Visual Field Testing to Detect Rapid Progression Among Hypertensive Eyes?. J Glaucoma 2023; 32: 721-724.

＊67 Liu K, et al. Improved Dry Eye Symptoms and Signs of Patients With Meibomian Gland Dysfunction by a Dietary Supplement. Front Med (Lausanne) 2021; 8: 769132.

＊68 Araie M, et al. Phase 2 Randomized Clinical Study of Netarsudil Ophthalmic Solution in Japanese Patients with Primary Open-Angle Glaucoma or Ocular Hypertension. Adv

Ther 2021; 38: 1757-1775.
*69 Swain DL, et al. Five-year outcomes of selective laser trabeculoplasty: A retrospective study. Front Med (Lausanne) 2022; 9: 1039195.
*70 厚生科学研究費補助金 総合的プロジェクト研究分野 21世紀型医療開拓推進研究（ＥＢＭ研究分野）．科学的根拠(evidence)に基づく白内障ガイドライン策定に関する研究．平成13年度総括・分担研究報告書．
*71 Sato K, et al. Reduced Plasma BDNF Levels in Normal Tension Glaucoma Compared to Open Angle Glaucoma. J Glaucoma 2023; 32: 734-737.
*72 Yi W, et al. Effective treatment of optic neuropathies by intraocular delivery of MSC-sEVs through augmenting the G-CSF-macrophage pathway. Proc Natl Acad Sci U S A 2024; 121: e2305947121.
*73 Stanga PE, et al. Electronic retinal prosthesis for severe loss of vision in geographic atrophy in age-related macular degeneration: First-in-human use. Eur J Ophthalmol 2021; 31: 920-931.

著者略歴
平松 類（ひらまつ るい）
二本松眼科病院副院長。医学博士・眼科専門医。緑内障手術トラベクトーム指導医。「日本の名医５０人」「名医はこの人ブラックジャックを探せ」でも紹介される。「おはよう日本」「あさイチ」「名医のTHE太鼓判！」「主治医が見つかる診療所」「ジョブチューン」などTV出演多数。Yahooニュースの眼科医として唯一の公式コメンテーター。YouTubeチャンネル「眼科医平松類」は28万人以上の登録者で緑内障の最新情報を発信中。著書に30万部突破の『1日3分見るだけでぐんぐん目がよくなる！ ガボール・アイ』、ロングセラー『自分でできる！ 人生が変わる緑内障の新常識』など。

イラスト　鈴木 勇介
デザイン　鳴田 小夜子（KOGUMA OFFICE）
DTP　飯村 大樹
校正　佐藤 鈴木
編集　奥村 友彦

医者の家族は知っている！
人生が変わる緑内障の超本質

2025年1月15日　第1刷発行
2025年2月10日　第2刷発行
著　者 平松 類
発行者 須永 光美
発行所 ライフサイエンス出版株式会社
〒156-0043　東京都世田谷区松原6-8-7
TEL 03-6275-1522（代）　FAX 03-6275-1527
https://lifescience.co.jp
印刷所 大村印刷株式会社

Printed in Japan
ISBN 978-4-89775-488-8 C2047
©Rui Hiramatsu 2025

JCOPY 〈(社)出版者著作権管理機構 委託出版物〉
本書の無断複写は、著作権法上での例外を除き禁じられています。
複写される場合は、そのつど事前に、(社)出版者著作権管理機構
（TEL 03-5244-5088、FAX 03-5244-5089、e-mail: info@jcopy·or·jp）の許諾を得てください。